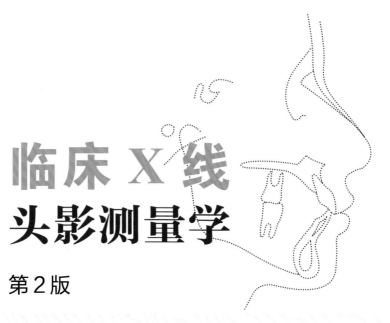

临床 X 线
头影测量学

第2版

主　编　田乃学　卢海平　刘　怡

副主编　柳胜杰　于吉冬

主　审　滕起民　周彦恒　吴建勇

编　者（以姓氏笔画为序）

于吉冬　马丹丹　卢海平　田乃学

冯剑颖　刘　怡　刘思颖　吴梦婕

张梦涵　柳胜杰　俞沣洋　姜　宏

傅露斯

人民卫生出版社
·北京·

图书在版编目（CIP）数据

临床X线头影测量学 / 田乃学，卢海平，刘怡主编
. —2版. —北京：人民卫生出版社，2021.6（2024.4重印）
ISBN 978-7-117-31672-9

Ⅰ. ①临… Ⅱ. ①田…②卢…③刘… Ⅲ. ①头部－
X射线诊断 Ⅳ. ①R816.1

中国版本图书馆CIP数据核字（2021）第095333号

| 人卫智网 | www.ipmph.com | 医学教育、学术、考试、健康，购书智慧智能综合服务平台 |
| 人卫官网 | www.pmph.com | 人卫官方资讯发布平台 |

临床X线头影测量学
Linchuang X Xian Touyingceliangxue
第2版

主　　编：田乃学　卢海平　刘　怡
出版发行：人民卫生出版社（中继线010-59780011）
地　　址：北京市朝阳区潘家园南里19号
邮　　编：100021
E - mail：pmph @ pmph.com
购书热线：010-59787592　010-59787584　010-65264830
印　　刷：北京盛通印刷股份有限公司
经　　销：新华书店
开　　本：889×1194　1/16　印张：17
字　　数：441千字
版　　次：2016年9月第1版　2021年6月第2版
印　　次：2024年4月第2次印刷
标准书号：ISBN 978-7-117-31672-9
定　　价：199.00元

打击盗版举报电话：010-59787491　E-mail：WQ @ pmph.com
质量问题联系电话：010-59787234　E-mail：zhiliang @ pmph.com

谨以本书献给我们的良师益友

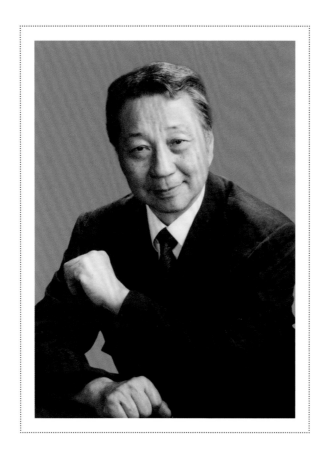

傅民魁教授

（1937—2015）

我国杰出的口腔正畸学家

口腔医学教育家

X线头影测量开拓者

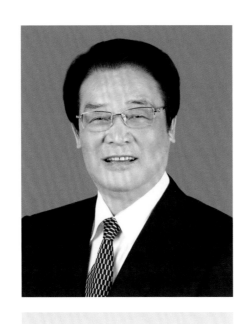

田乃学

浙江中医药大学口腔医学院客座教授

1982 年自学考上原北京医科大学口腔医学院正畸学专业硕士研究生。1985 年毕业后就职于原浙江医科大学口腔系，于 1986 年创立原浙江医科大学口腔正畸科。现任浙江中医药大学口腔医学院客座教授。

田乃学师从我国口腔正畸学泰斗黄金芳教授、傅民魁教授。他与傅民魁教授合著的《口腔 X 线头影测量理论和实践》在相当长一段时期是相关领域唯一的教科书，是我国数代口腔正畸人的启蒙教材。田乃学还曾研发我国第一副直丝弓托槽，制作第一副 Begg 矫治技术标准教学模型，他与傅民魁教授合著的《口腔正畸方丝弓细丝弓矫治技术》也是我国最早的固定矫治技术专著，为我国口腔正畸固定矫治技术的引进和发展做出了重要贡献。

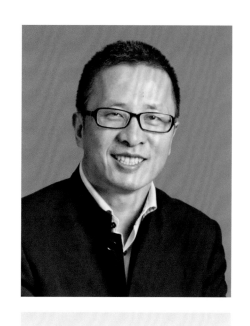

卢海平

口腔临床博士，主任医师，教授

1988年毕业于原浙江医科大学口腔系，1994年毕业于原北京医科大学口腔医学院获口腔医学临床博士学位。师从口腔正畸学泰斗傅民魁教授。

浙江博凡口腔创始人，浙江中医药大学口腔医学院原院长，中华口腔医学会第五届副会长，中华口腔医学会民营口腔医疗分会第三届主任委员，中华口腔医学会口腔正畸专委会第七届副主任委员，浙江省口腔医学会副会长，傅民魁口腔正畸研究中心副主任，美国 Tweed 国际基金会正畸研究和培训中心教官，英国爱丁堡皇家外科学院口腔正畸专科院士及考官，国际牙医师学院院士，世界牙科联盟（FDI）牙科执业委员会委员。主编专著 4 本，主译专著 1 本，副主编专著 1 本，参与编写 7 本专著。在国内外期刊发表论文 35 篇。获国家发明专利 2 项。

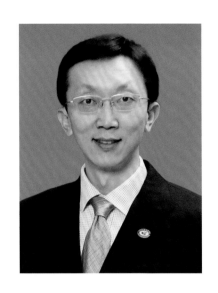

刘 怡

口腔正畸学博士，主任医师，副教授，研究生导师

1996 年毕业于原北京医科大学口腔医学院，博士研究生师从口腔正畸学泰斗傅民魁教授，研究颞下颌关节疾病与正畸的关系，并多次受维也纳大学 Rudolf Slavicek 的指导，建立多学科口颌功能紊乱的诊疗与正畸干预原则。2008 年获国家留学基金委公派，赴美国南加州大学从事三维影像学研究，专注于 CBCT 影像的临床分析与应用，三维多源数据整合与建模等领域。

现任中华口腔医学会国际部部长、中华口腔医学会口腔医学计算机专委会委员、中华口腔医学会口腔正畸专委会委员，中国整形协会口腔美容整形美容分会委员，世界牙科联盟联络和支持委员会委员，美国南加州大学访问学者，美国正畸学会、世界正畸联盟、世界牙科研究会会员。

《中华口腔医学》《中华口腔正畸学》《北京口腔医学》以及 *Orthodontics and Craniofacial Research* 等 8 种杂志审稿人。发表文章 50 余篇，参编专著及教材 6 部。获 5 项国家专利，主持国家 863 课题 1 项，国家自然基金 1 项，省部级科研基金 1 项。

第 2 版前言

X线头影测量的精准包括描图和定点精准,是一个普遍性的难题,缺乏了精准也就无从谈起可比性和可靠性。很多人虽然学过X线头影测量的课程,但仍未能正确掌握描图和定点,因此测量偏差极大,这对提高临床诊断、治疗水平极为不利。

X线头影测量的精准归根结底就是一个可比性问题。它既包含了纵向比较的可比性,又包含了横向比较的可比性。纵向比较的可比性,即同一个描图人同一张头颅X线片,在不同时期描的描迹图应能高度重叠;横向比较的可比性,即同一张X线片,不同的人所描的描迹图也能高度重叠,众所周知,这是更难的目标。因此,需要有一个统一的、规范化的描图方法和相应的教学方法。在第2版中我们抛砖引玉系统地提出了一套描图规范,并创新改革了相应的教学方法,提出了五个统一,即统一的、规范化的描图方法;统一的教学课件;统一的教学用X线片;统一示教,避免分组示教的不一致;统一答图,用于对照检查,避免分组老师的指导不一致。在教学实践中取得了较好的效果。

此外,第2版中还对X线头影测量理论和实践中存在的一些问题进行了深入分析,并提出了我们的理论、观点和方法。由于我们才疏学浅,难免会有疏漏出错,期盼各位先进同仁不吝赐教,共同推进X线头影测量事业的发展,让更多的临床医师受益。

田乃学　于良渚

2021 年 5 月

9

第1版前言

1931 年，美国的 Broadbent 和欧洲的 Hofrath 分别提出 X 线头影测量技术，是根据 X 线头颅定位影像的特定解剖结构进行寻（循）迹描记，并确定一些标志点，然后对根据标志点测定出的角度、线距及线距比进行分析，或者是将两张或多张定位影像的描迹图根据一定的点和线进行重叠。由此可以：①了解颅、颌、面、牙软硬组织的结构情况及其相互关系，使我们能从牙、颌、面的表面形态转而深入了解其内部结构；②通过分析牙颌畸形患者的定位 X 线头影像，可进一步了解畸形的机制，有助于口腔正畸医师作出正确的临床诊断和矫治设计方案；③通过矫治前后的测量分析比对，还可了解矫治过程中和矫治后牙、颌、面的变化情况，并借此了解和评判矫治器的作用机制；④ X 线头影测量也常作为对儿童颅面生长发育的一种研究手段。半个多世纪以来，X 线头影测量技术一直是口腔正畸科、正颌外科、关节病等临床诊断、治疗设计及研究工作的一个重要手段。此外，X 线头影测量技术还可用于人类学、考古学的研究，以及法医侦查工作。

在我国，X 线头影测量的发展从 20 世纪 60 年代初到现在已有 50 多年，可以说前几十年主要是用于各大院校的研究工作。而真正用于临床还是这十来年的时间，特别是近几年大批临床医师踊跃学习，将头影测量作为临床诊断和帮助制订矫治设计方案的工具，这势必将大大提高临床的治疗水平，形势令人欣喜！但是我们也看到很多初学者仍然对在头颅定位侧位片上描图和定点感到困难，同时也发现在头影测量的理论和实践中存在着大量误区，这些误区的存在造成了混乱，降低了头影测量结果的可比性与可靠性。

本书尝试用头颅定位侧位影像原图、干头骨、影像描迹线和完整头影描迹图四图对照比较，一一讲解，以帮助初学者认识、掌握各组织结构的影像特征和标志点的定位方法，同时结合理论和实践新增介绍精准描迹的具体方法。本书同时还从六个方面梳理了各种存在的误区，并从理论和具体方法上进行了分析，力求为修正误差提高精度贡献一份微薄的力量。由于能力有限可能存在各种谬误，盼各位同仁不吝赐教！

目　录

第一章　X 线头影测量发展简史

第二章　头颅定位 X 线摄像

第三章　描迹图的描迹与构建

第四章 头颅放射解剖学与描迹

第五章 头颅定位侧位影像的常用测量标志点

第六章 X线头影测量平面

第七章 X线头影的常用分析法

第八章 头颅正位片的测量分析

第九章　X线头影测量误区解析

第十章　关于X线头影测量的可靠性问题

第十一章　计算机 X 线头影测量与 CBCT 的应用

附　录　数字化 X 线头影测量——几何画板技术

参考文献

第一章

X 线头影测量发展简史

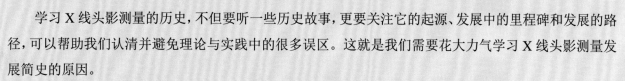

　　学习 X 线头影测量的历史，不但要听一些历史故事，更要关注它的起源、发展中的里程碑和发展的路径，可以帮助我们认清并避免理论与实践中的很多误区。这就是我们需要花大力气学习 X 线头影测量发展简史的原因。

　　本章中有 9 张照片得到了 Lysle E.Johnston 教授的授权，在此表示感谢！

第一节　头影测量的起源

历史学上讲到"起源",通常涉及三个维度,即起源地、起源年代和起源的学科。头影测量由颅颌面部测量和面部美学两个方面组成。颅颌面部测量起源于距今4 600多年前的艺术与科学,而面部美学起源于2 500多年前以毕达哥拉斯学派为代表的古希腊文明。

人体测量学,包括颅颌面部测量,最早是由古埃及人开创的,时间可追溯到公元前2600年。当时的艺术家在对人体进行绘画、雕塑等创作时,创造性地使用了经纬线来辅助确定人体包括颅面部的理想比例。到了公元前2100年至公元前1077年古埃及艺术发展的黄金时代,经纬线被更加精细的网格系统(grid system)所取代(图1-1)。在网格系统中,颅面部的各个标志性的解剖结构都被赋予了特定的坐标值。这种做法正是西方文明史上"数为万物本源"思想的萌芽,也是早期艺术与科学相结合的典范。

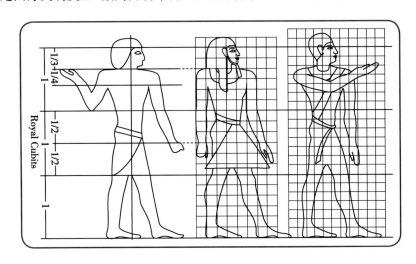

图1-1　古埃及经纬线系统和网格系统的发展历程

古埃及人最朴素的审美观带给我们两大影响:第一,侧貌是最美的,因为侧面轮廓最具起伏感,所谓"五凸三凹",这是西方美学史崇尚侧貌审美的根源,也是为什么今天口腔正畸在矫治前后都那么看重侧貌轮廓评价的原因;第二,所谓美好特征的集合,就是今天"平均脸(average face)"概念的原型。

随着历史的发展,古希腊文明逐渐取代了古埃及文明,极大地传承与发展了艺术与科学的结合。毕达哥拉斯学派首次探讨了"美"的本质,认为"数"是万物本源,事物的性质是由某种数量关系决定的,由此他们提出了"美是和谐"的观点,这个和谐的秩序体现在人体上就是各解剖结构之间特定的比例关系。为了寻找这个比例关系,许多艺术家投入了测量理想人体比例的事业中,他们设计了一系列复杂的公式来构建人类的理想躯体及面部,由此催生了人体测量学这门学科的产生。

人体测量学真正得到长足的发展,是在公元14—16世纪的文艺复兴时期。莱昂纳多·达·芬奇作为将艺术与科学完美结合的典范,毕生致力于用数学语言来描述自然万物,这也包括尝试通过一系列数学公式来解释和定义面型及美貌。在他流传于后世的手稿中,我们发现他其实已经使用了很多现代头影测量技术里面使用的解剖标志点,比如眉间点、鼻根点、蝶鞍点、前鼻棘点和颏前点,他甚至还曾尝试定义颅底平面(图1-2)。

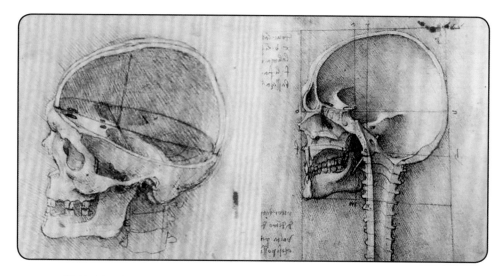

图 1-2　莱昂纳多·达·芬奇的手稿,表明他其实已经开始定义并使用了很多现代头影测量技术中使用的解剖标志点

　　现代解剖学的奠基人之一——阿尔布莱希特·丢勒,在著作 *Four Books on Human Proportion* 中,测量并研究了数百例人体样本的比例,试图通过统计的方法构建一套基于平均值的,且包括颅面部的人体美学典范。他详述了不同性别的人脸各个解剖标志点之间长度、宽度、高度的测量值、均值及比例关系,并且开创性地通过扭曲网格系统,来达到改变一个人面型的目的(图 1-3)。

　　归纳起来看,西方文明对面部美学和头影测量理念发展的贡献主要有以下五点:

　　第一,探索了人体及颅面部的理想比例,他们的探索成果成为今天我们研究颅面理想比例的基础与典范。

　　第二,网格系统的发明,为人体测量学打下了良好的基础,并演化成我们今天头影测量学中的网格分析法(mesh analysis)。

　　第三,侧貌审美的偏好,深深地影响到西方人和今天头影测量评价面部美学的习惯和偏好。

　　第四,古埃及时期就已萌芽的"平均脸"雏形,是我们今天基于平均值的头影测量学的基础与根源。

　　第五,以达·芬奇和丢勒为代表的人体测量学先驱们当年使用的许多解剖标志点和参考平面,都逐渐演变为现代头影测量学的参考标志。

　　18 世纪,由知识分子领导的启蒙运动席卷了整个欧洲,在文克尔曼、康德、鲍姆嘉通等美学大师的倡导下,传统的希腊式审美观重新风靡了整个欧洲大陆。其中,"希腊式侧貌"一时间成为了整个西方世界对颅面部审美的标杆。《观景阁的阿波罗(Apollo Belvedere)》这尊雕塑,则是对希腊式侧貌的最完美的诠释(图 1-4)。黑格尔认为,"希腊式侧貌的特征在于额和鼻子的特殊配合:额和鼻之间的线条是笔直的或微曲的,额和鼻连接起来,中间不断,这条线与连接鼻根和耳孔的横平线相交成直角。在理想的美的雕刻里,额和鼻在线条上总是形成这种关系。并且他还应该有一个微缩的下唇和锐利的颏唇沟。"由此可见,当时的人们在评价侧貌时,已经开始注意额、鼻、唇、颏唇沟的形态,以及额鼻连线与鼻耳平面间的成角关系了。

　　希腊式审美观随着战火蔓延到了大洋彼岸的新兴国度——美国。彼时美国人刚刚独立,对于欧洲传统文化尚有强烈的留恋,因此,在包括总统托马斯·杰弗逊在内的一批人的帮助和倡导下,这种审美理念在 19 世纪早期的数十年内受到了狂热的追捧和支持,这其中也包括我们口腔正畸学界的很多先驱们。口

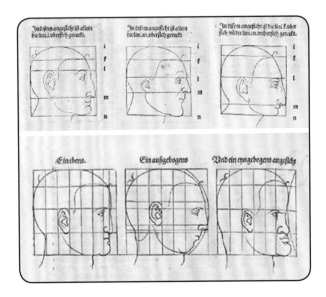

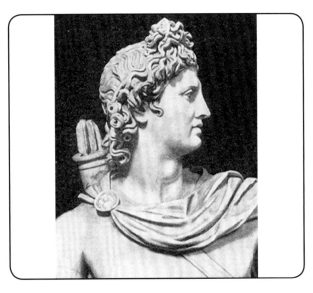

图1-3　阿尔布莱希特·丢勒在著作 Four Books on Human Proportion 中尝试通过扭曲网格系统,来达到改变一个人面型的目的

图1-4　《观景阁的阿波罗(Apollo Belvedere)》所展示的标准化的希腊式侧貌,曾是风靡整个西方世界的审美标杆

腔正畸学的鼻祖 Angle 大师就曾是"阿波罗式侧貌"的狂热推崇者,但遗憾的是,阿波罗的这种平直的面下 1/3 形态与他所倡导的非拔牙理念相悖,最后他不得不放弃了对这种理想侧貌的追求。

再后来,随着二战的结束,美国成为世界头号强国,这股审美思潮也随之扩展到了世界各地。可以说,现代头影测量深受古埃及、古希腊传统审美观的影响。

第二节 人类学研究对头影测量的启迪

X线头影测量技术追溯起来,其始于人类学研究。对于人类学研究,头颅的形态、结构及各部分的大小揭示了人类进化和种族、性别、年龄等特征。人类学研究对头颅的测量是利用干头骨进行的,称为颅骨测量术(craniometry)。为使干头骨的测量值更为准确,并有统一的标准,当时使用了颅支持器(craniostat)(图1-5),这种颅支持器只能应用于头骨,而不能应用于活体,但它即是头颅定位仪的前身。

1780年,荷兰解剖学家Camper采用了角度测记方法进行了颌部凸度的头骨测量研究,他可能是第一个利用角度进行测量的人,而瑞典解剖学家Retzins则将人种进行了直颌型与突颌型的区分。

1882年,在德国Frankfort的第13届国际人类学会议上,确定了1872年由van Thering倡导的水平线作为头颅测量的标准定位平面,即由左右外耳道上缘与眶下缘所构成的平面——眶耳平面(图1-6)。由于会议在德国Frankfort召开,所以眶耳平面又被称为Frankfort平面(Frankfort Horizontal plane,即FH平面),就这样成为了X线头影测量的水平基准平面,奠定了X线头影测量技术的基础。

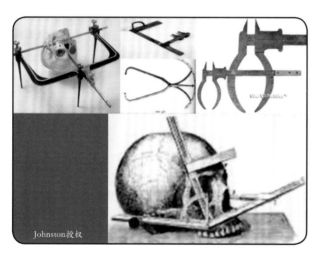

图1-5 颅支持器
早先的颅骨测量术只能针对干头骨测量

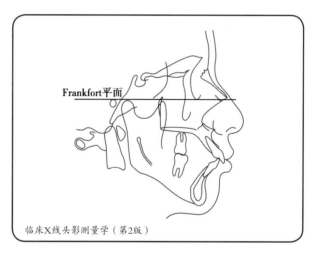

图1-6 眶耳平面(FH平面)

1893年C.A.Hamman开始收集人类头骨,其后T.W.Todd(图1-7)继C.A.Hamman担任Henry Wilson Payne解剖学教授,T.W.Todd与C.A.Hamman一共收集了3 100副人类头骨。但T.W.Todd认为研究去世的儿童头骨时,应注意因病早逝的儿童多伴有缺陷。至此他开始考虑以X线摄影来进行正常儿童的骨骼测量。

早期的口腔正畸医师们从人类学研究方法中得到了启迪,很多学者如van Loon、Simon、Hellman、Schwary等,在他们的病例分析中都引入了人类学测量方法。一般认为,van Loon(1915)第一个将人类学方法应用到口腔正畸学中,他将患者面部取模灌注成石膏模型,然后根据Frankfort平面定位,将牙𬌗模型插入,研究牙𬌗与面型的关系(图1-8),因此,可见当时口腔正畸学家已将观测范围从牙𬌗扩大到了颜面。

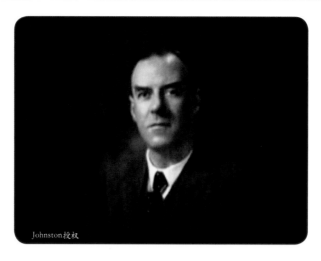

图 1-7　T.W.Todd

Simon(1924)将牙列与眶耳平面、正中矢状平面及眶平面结合起来,以研究牙列与面型的相互关系,提出了著名的 Simon 分类法,并提出尖牙应位于眶平面上的定律(图 1-9),他还研究出一种照相术,将侧面轮廓与眶耳平面、眶平面结合。

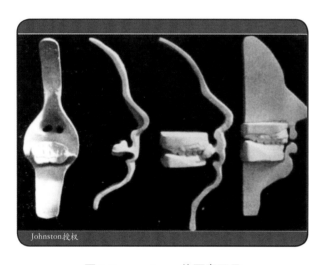

图 1-8　van Loon 的石膏面具

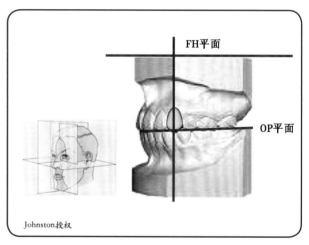

图 1-9　Simon 提出尖牙应位于眶平面上的定律

Hellman 在 20 世纪 20—30 年代将人类学测量技术应用于口腔正畸学,先后进行了头影测量、活体面部软组织的测量研究。他应用活体测量的绝对数值,制订了一些与面部长、宽、高有关数值的平均值及标准差,对面部长、宽、高的相互关系作了量的估计,预示了现代所应用的 X 线头影测量的某些方法,但由于面部测量的标志点均位于体表,因而这一测量方法无法显示出颅颌面深部的结构情况。

第三节　第一个里程碑式贡献

1895 年德国科学家伦琴发现了 X 射线(图 1-10),这对 X 线头影测量的发展是第一个里程碑式的贡献,以后该技术很快地就被应用到医学中,继而进入了口腔正畸学领域。

但是历史有时也会作弄人,有学者提出,特斯拉比伦琴更早发现 X 射线(图 1-11)。探讨谁比谁早发现或许是历史学家的责任,但 X 射线的发现确实对医学的发展贡献甚大,也直接导致了 X 线头影测量技术的诞生。

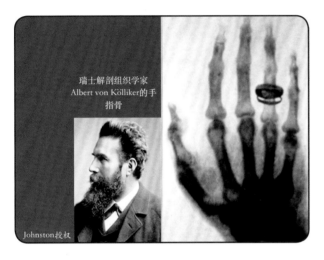

图 1-10　X 线片示瑞士解剖学家 Kölliker 的手指骨

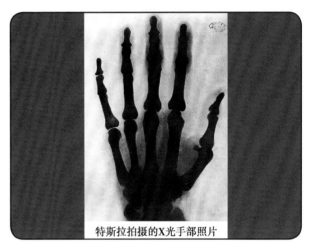

图 1-11　特斯拉拍摄的自己手部 X 线片

首先是人类学家将 X 射线技术应用于头骨的测量,可以说此时在欧洲开始出现 X 线头影测量的研究。Pacini 于 1922 年最先使用远距离 X 射线进行牙颌摄影。他认为这样的测量较之以前直接在头骨上获取测量值的方法要好得多。但当时 Pacini 与助手们固定颅骨的方法是目测法,使颅骨正中矢状平面与胶片相平行,用颅支持器来稳定颅骨,并用绷带等使其固定在胶片盒上。Pacini 在 X 线片上确定了一些常用的人类学测量标志点,如下颌角点(Go.)、鼻根点(N.)、前鼻棘点(ANS.)等。他还对 X 线影像的标志点作了规定,如蝶鞍点(S.)、耳点(P.)等借用了人类学测量中的一些线距测量,此时角度也开始被用来作为测量项目。

在 20 世纪 20 年代末期,已有很多的正畸学者致力于 X 线头影侧位像的摄取及其在口腔正畸学中的应用。如 Simpson、Martin、Sidney 等人,就定位、靶距离以及测量方法等作了一系列的研究。这些早期的 X 线摄影技术的主要兴趣多在于调节机器以获得较好的软组织侧面影像,而将骨结构放在次要地位。这时的侧位像摄制以及分析研究,只看到了侧面外形,还未深入到骨骼结构的研究中。同时头颅的定位缺乏科学性,摄取的各个头颅 X 线侧位片之间无可比性。因此,当时这种简单的且不精确的方法还不能称为 X 线头影测量术。

第四节　X线头影测量的传奇故事

X 线头影测量技术在美国的发展是一部由大量金钱堆砌成的传奇故事，也包含了美国俄亥俄州克利夫兰市两个豪门家族的悲剧故事及他（她）们的慈善之举。

第一个悲剧是美国电力工业的奠基人 Charles F.Brush（1849—1929）家族的故事。Brush 既是一个企业家，又是一个发明家。1889 年，Brush 制造的风力发电机，使他成为了美国的巨富。1928 年 Brush 又相继发明了弧光灯和开圈式发电机，都让他大发其财。但是成功事业的另一面却是家族的悲剧。1927 年 5 月，Brush 年仅 34 岁的独生子死于血液中毒，此时 Brush 已年届 78 岁，"白发人送黑发人"使其悲痛万分。于是，他拿出 50 万美金，成立 Brush 基金会来做健康慈善事业，这在当时是一笔巨资。2 年后，即 1929 年 Brush 去世，享年 80 岁。同年 Brush 基金会开始了"发育健康调查"项目，其内容即为研究儿童的正常生长发育过程。而项目的负责人就是 T.W.Todd，这使得 Todd 的天赋才干得到了发挥。从 1929—1942 年，该研究项目总共收集了 4 000 名儿童的资料。

第二个悲剧是 Frances Payne Bolton 家族的故事。1940 年 Frances Payne Bolton 继任其丈夫席位，以共和党员身份当选第 76 届美国国会议员。自此从 1940 年 2 月 27 日至 1969 年 1 月 3 日连任 14 届美国国会议员。期间从 1953—1957 年和 1963—1965 年，她与儿子 Oliver Payne Bolton 一同任国会议员，这是美国历史上仅有的国会议员母子档，一时成为佳话。

1919 年，尚未任国会议员的 Frances Payne Bolton 在怀第 4 个孩子时，染上了可怕的流感，她幸存了下来，但却失去了唯一的女儿，这对她的精神造成了巨大的打击。1928 年，她的儿子 Charles Bingham Bolton 在喝醉酒后误跳入抽干水的游泳池，摔断了脖子而造成下半身瘫痪。而巧的是 C.B.Bolton 正是 B.H.Broadbent 医师的正畸患者。大儿子的意外瘫痪再一次给了 Frances Payne Bolton 巨大的精神打击，在通过催眠术的治疗痊愈后，她捐出巨资在凯斯西储大学成立了 Charles Bolton 基金，期望为儿子寻求治疗方法。

从 1929 年开始到 1959 年结束，历时 30 年，Bolton 研究收集了大量的数据，计有 6 000 名实验对象，总计采集了 40 多万张 X 线片和 50 000 个牙模。为感谢 Bolton 基金的慷慨资助，以 Bolton 命名了一个标志点和 Bolton 三角。

除了 Brush 和 Bolton 以外，还曾陆续有标准石油、通用电气、英美烟草及美法车业等大企业慷慨捐助头影测量的研究。1929 年是水到渠成的关键一年，既有各路的大笔资助，又逢 X 射线的积极开发利用，X 线头影测量技术迎来了新的时代。

第五节　第二个里程碑式贡献

X 线头影测量的第二个里程碑式的发展是 1931 年头颅定位仪的发明，目前一致公认美国的 Broadbent 和德国的 Hofrath 奠定了 X 线头影测量的定位基础。

最初，Broadbent（图 1-12，图 1-13）受到其他学者的启示，想到矫治前后的 X 线头颅侧位像可利用某些基线重叠起来，以便揭示更多的由正畸治疗引起的牙颌变化，而要获得这样的 X 线侧位片需要有标准技术。1920 年，Broadbent 又从解剖学家 T.W.Todd 关于"对解剖的研究应不仅限于尸体"的观点中受到很大启发，开始致力于头颅定位仪（cephalostat）的研究，以便在活体上进行测量。他的研究得到了 Bolton 基金的赞助（因此他命名了 Bolton 点、Bolton 平面和 Bolton 三角作为纪念）。

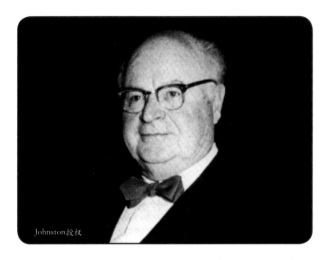

图 1-12　Birdsall holly Broadbent（1894—1977）

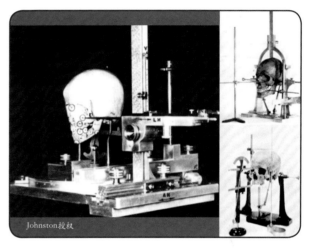

图 1-13　Broadbent 早年用头骨定位架拍摄干头骨的照片

1925—1926 年，Broadbent 使用头颅定位仪拍摄活人的头部（图 1-14，图 1-15）。

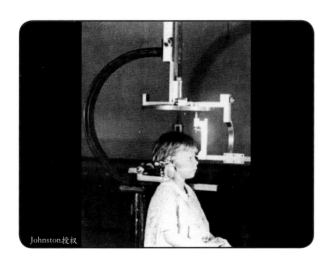

图 1-14　Broadbent 使用头颅定位仪拍摄活人头部

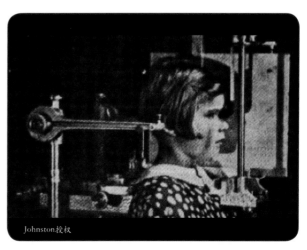

图 1-15　1929 年的头颅定位仪（图中为 Broadbent 的女儿 Ann）

1931年Broadbent在Angle Orthodontist上发表了一篇题为《一种新的X线技术及其在口腔正畸中的应用》的著名论文,介绍了他使用的头颅定位仪及摄片方法。同年,德国的Hofrath在德国文献上也发表了使用定位头颅X线片研究错𬌗的技术,所不同的是Broadbent使用的方法是左侧颅面靠近胶片,所拍X线片是面部朝右;相反,Hofrath的方法是右侧靠近胶片,射线源位于颅面的左侧,所拍X线片是面部朝左。但两者的原理一样。Broadbent和Hofrath的工作确定了X线头影测量的定位方法,使其具有科学性,并开始了X线头影测量在口腔正畸临床和研究工作中的应用。

第六节　X线头影测量的发展路径

X线头影测量于1931年由Broadbent和Hofrath提出后,经过多年的不断研究探索,先在颅面生长发育及组织结构分析的研究工作中得到了较广泛的应用。如1941年Brodie发表的一篇题为《人头部3个月到8岁的生长形态》(图1-16)的著名论文,就是以X线头影测量作为研究手段的。

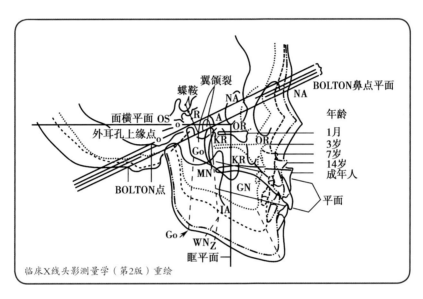

图 1-16　Brodie以重叠法研究颅面部生长

自20世纪40年代中至50年代末,口腔正畸医师们提出了数十种系统的X线头影测量分析法,如Tweed、Wylie、Riedel、Downs、Steiner、Ricketts等,用于牙颌颅面结构的分析及畸形的诊断。这些测量方法大致分为两种:一种是以数学的方法,如角度、线距、线距比来描述颅颌面的形态结构,所以它们首先是用来研究正常𬌗群体的牙颌颅面结构,提出各测量方法的正常𬌗平均值,以此作为与异常牙颌颅面结构的对照分析诊断之用。由于颅面结构存在着种族差异,因而,各国都建立了自己国家种族及不同民族正常𬌗X线头影测量的平均值和标准差。另一种则将同一个体在不同时期的定位侧位影像描迹图,依据特定的结构或标志点及线条进行重叠,以观察牙、颌、面生长发育的变化或矫治前、中、后的变化。可以看出头影测量的发展路径有两种:一是数学测量,代表人物有Tweed、Wylie、Riedel、Downs、Steiner、Coben等;二是重叠图形形态比较法,代表人物有Broadbent、Brodie、Johnston等。而在数学测量中又可分为两种路径:一种是平均值标准差,各民族各地区都建立了不同牙龄期的平均值和标准差,个体正常与否的诊断需与正常𬌗平均值标准差进行比较;而另一种则不依靠与平均值标准差进行比较,是依靠每个个体自身各组织结构的协调比例进行诊断,如Sassouni分析法、Di Paolo的四边形分析法等,则为个体化分析法。不可否认,前一种依靠平均值标准差进行测量比较仍是主流。应该看到,Johnston的图形重叠法不但是形态比较,通过增加共同参照线和牙齿的长轴,又可测量矫治前后或生长发育导致的上下颌骨和牙齿移动的距离与方向变化的量。Johnston将重叠图形形态比较法与数学测量作了完美结合,这是一个伟大的创举。

在我国，X线头影测量于20世纪60年代中期开始应用在口腔正畸的研究和临床工作中。傅民魁教授以《144名正常骀中国人的X线头影测量研究》作为其研究生研究课题，对北京地区正常骀人的牙颌颅面结构进行研究，应用了一些常用测量分析法，初步得出了我国正常骀人群的测量平均值标准差，为在我国开展此项技术奠定了基础。20世纪80年代初报道了上海地区，1985年报道了哈尔滨地区，其后还相继报道了成都地区、西安地区和太原地区等正常骀人群的X线头影测量研究。20世纪80年代，一些正畸医师以X线头影测量作为重要手段对各类牙颌畸形，如前牙深覆盖、反骀、深覆骀、开骀及唇腭裂儿童的牙颌颅面结构和异常生长趋势进行了研究，并对正常骀人群和美貌人群软组织侧貌进行了大量研究分析。特别要提到的是滕起民教授，近年来一直在全国各地孜孜不倦地推广Tweed矫治技术和头影测量技术，为头影测量逐渐走进临床作出了巨大贡献。

可喜的是，20世纪以来，X线头影测量技术已从各大院校的研究工作走向了口腔正畸临床工作，目前X线头影测量技术作为临床患者鉴别诊断和矫治设计的重要手段正越来越得到重视。各医院的口腔正畸专科医师特别是民营医疗机构的医师对掌握X线头影测量技术，以期提高诊断和矫治设计水平的热情越来越高。在我国，X线头影测量技术真正在临床上普及并发挥作用的时代正在到来。

1958年丹麦皇家牙科学院首先提出了电子计算机X线头影测量方法，但当时并未能普遍开展。直到20世纪70年代初，电子计算机X线头影测量才开始在美国广泛应用。将X线头影测量数字化，明显提高了测量效率，为大样本的研究提供了有利的条件。

20世纪80年代初，田乃学、于晓惠在原北京医科大学(现北京大学)口腔医学院读研究生期间，与计算机专业人员一起建立了国内首套电子计算机X线头影测量系统(图1-17)，并应用于口腔正畸研究工作和临床诊断分析。当时还对结合定位侧位片和后前位片上的标志点而建立颅颌三维影像作了一些设想。

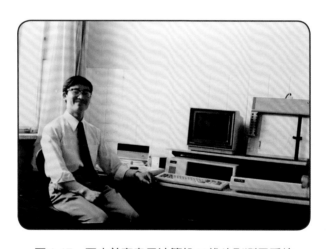

图1-17　国内首套电子计算机X线头影测量系统

近年来，数字化的发展体现在硬件和软件两个方面。目前硬件的发展即数字化X线摄片机所摄X线片头部各组织结构，包括软硬组织影像均越来越清晰，这对提高组织结构的辩识度和测量精度十分重要；同时用于描图、定点和测量的软件也越来越多、越来越便利。屏幕数字化定点测量必将成为主流。但数字化软件只是描图测量的工具，目前它还无法自动识别头颅影像中的各组织结构，当然也就不可能自动精准描图。因此对临床医师和研究者来讲，不仅要学好头颅放射解剖学，更要掌握好手工精准描图，否则就不可能用好屏幕数字化定点测量。

锥形束CT的出现为口腔正畸三维头影测量的未来发展带来了契机,但是三维头影测量的发展仍受到三维数据整合这一关键技术的制约。同时,其应用还受到头颅在三维空间再定位、三维空间定点困难、三维头影测量项目及标准有待建立等问题的影响。因此,目前二维X线头影测量技术仍将是临床诊断和矫治设计的重要工具。

第七节　小　　结

X 线头影测量的发展归纳起来有两大起源地、两大里程碑式贡献和两大发展路径,而发展路径中的数学测量又进一步发展分为两个路径。

1. 头影测量包含颅颌面部测量和面部美学。而颅颌面部测量起源于古埃及的艺术与科学,面部美学则起源于古希腊文明。

2. 头影测量是由很多国家、很多学校、很多学者共同长期努力的结果,是由多学科共同结合而成的,如艺术、数学、哲学、人类学、考古学、解剖学、物理学、放射解剖学、统计学与口腔正畸学等学科。

3. X 射线的发现是对颅面测量发展为 X 线头影测量的第一个里程碑式的贡献。

4. 1931 年由美国 Broadbent 和德国 Hofrath 分别发明创制的头颅定位仪,使他们的工作完善了头影测量的定位方法,所拍摄的 X 线定位片才具有可比性,这是头影测量发展过程中第二个里程碑式的贡献。

5. 头影测量技术的发展分为两种路径,一是数学测量,二是图形重叠形态比较法。

6. 数学测量技术的发展又分为两种路径,一种是建立各国、各民族分男女和不同牙龄期的平均值标准差,并与之对照比较进行诊断;另一种则不依靠与平均值标准差进行比较,而是依靠个体自身各组织结构的协调比例进行诊断,称为个体化诊断。

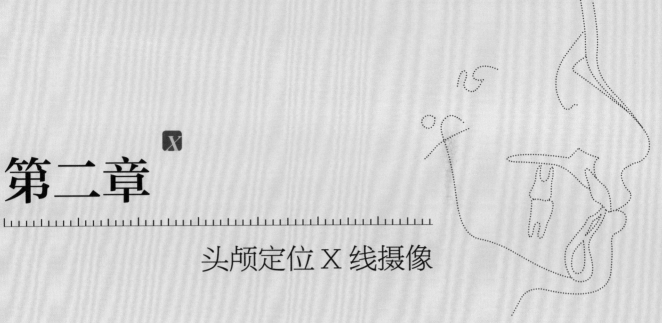

第二章

头颅定位 X 线摄像

第一节　头颅定位仪及其定位原理

一、头颅定位仪

用作头影测量的X线头颅影像，必须在头颅定位仪（cephalostat）的严格定位下拍摄，因为只有在排除了因头位不正而造成的误差后，各测量结果才有比较分析的价值。自1931年Broadbent和Hofrath分别使用美国版和欧洲版的第一架头颅定位仪以来，出现了许多不同类型的头颅定位仪。种类虽多，但其定位的原理基本一致。只是近年来的产品，其结构更趋精密准确。沿袭至今，美国和其他一些国家生产的定位X线机所摄头颅定位影像面部朝右，而欧洲生产的数字X线机在摄片时面部朝左，则成像后的影像面部也朝左（图2-1，图2-2）。

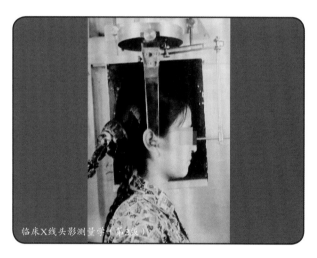

图2-1　20世纪60年代初，北京医科大学（现北京大学）口腔医院仿制的Morgolis式头颅定位仪

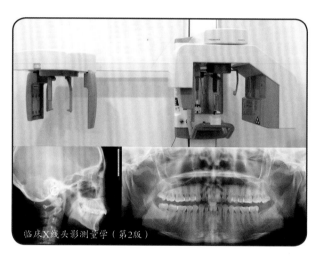

图2-2　头颅定位仪及所摄X线影像

二、头颅定位仪的定位原理

头颅定位仪的定位原理在于其左右耳塞及眶点指针三者构成一方向与地平面平行的恒定平面。摄像时，使两耳塞进入左右外耳道，然后调整头部位置，使眶点指针抵于眶下缘，这样就把患者头颅固定于一个相对恒定的位置（图2-3）。图2-4所示为患者拍摄头颅定位侧位片时，头颅定位仪的左右耳塞与X射线中心线成三点一直线（图2-5）。每次拍摄时，头位均恒定于此不变，这就保证了所摄X线片相互间的可比性。从这个意义上讲，没有头颅定位仪就没有X线头影测量。

由于拍摄头颅定位侧位片的患者多为儿童，眶点指针有一定危险性，因此，近年来生产厂家都将眶点指针改为额托来固定头位，当左右耳塞进入外耳道后，需要患者两眼平视来维持眶耳平面与地平面平行，然后用额托抵住鼻根部以维持头位稳定。故从某种意义上来讲，近年来生产的以额托代替眶点指针的定位仪（图2-6），其定位原理是定位仪结合自然头位的方式来保持头位的恒定。

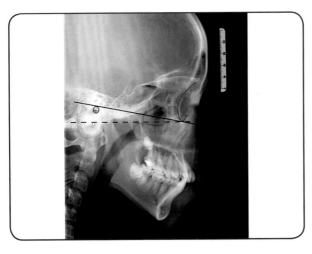

图2-3　构成眶耳平面(FH 平面)的不是耳塞影像,而是左右解剖外耳道上缘

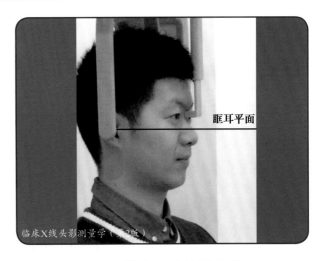

图2-4　眶耳平面与地平面平行

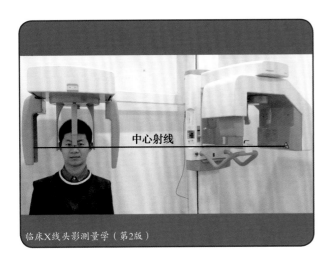

图2-5　左右耳塞与中心射线成直线

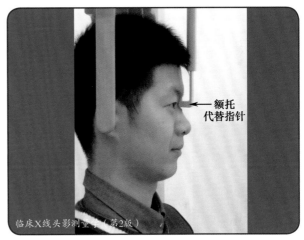

图2-6　额托代替眶点指针

　　头颅定位仪的顶盘一般都有刻度并能旋转,当需要投照后前位片时,只需转动90°即可。

　　在头颅定位仪的使用过程中,对其精确度应随时维护,定期检查。定位仪固定不稳或耳杆、耳塞受碰撞后,左右耳塞与 X 射线中心线不呈三点一直线,就会影响测量的精度。对此可用以下方法进行检查:从定位仪上取下两侧耳塞,投照耳杆的 X 线像,观测两侧耳塞孔影像是否呈同心圆;若有偏移,则需调整到同心重合后再使用。

第二节 X线摄像与放大误差

X线头影像的真实和清晰及可比性是头影测量精确无误的首要保证,为此则须注意以下几个问题:

一、投照距离与放大误差

X线由球管射线源射出时呈辐射状,使投照物体的影像放大。X线球管至投照物的距离越大,则射出的X线越接近平行,投照物体的影像放大也就越小(图2-7)。因此,在X线头颅摄影时要求有较大的投照距离,以减少影像的放大误差。球管至投照物正中矢状平面的距离一般不小于150cm(图2-8,图2-9)。

而投照物与胶片间的距离也是决定X线影像清晰度和真实性的重要因素。物-片距越小,则X线影像的放大和失真度就越小(图2-10)。

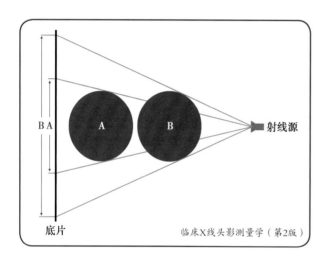

图2-7 球管至投照物距离越大,投照物的影像放大就越小(A、B投照物同等大小)

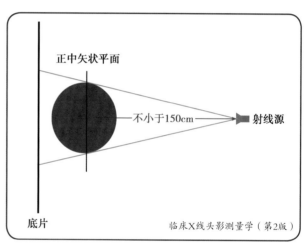

图2-8 球管射线源与投照物正中矢状平面距离一般不小于150cm

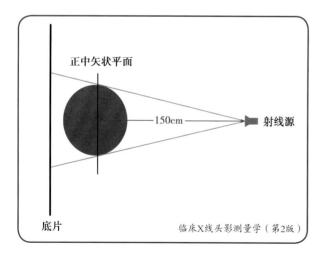

图2-9 欧洲射线源与投照物正中矢状平面距离为4′11″(150cm)

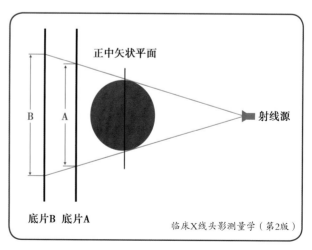

图2-10 物-片距越小,影像的放大就越小

但是由于 X 线头颅摄影时，X 线不可能达到完全平行的要求，而头部正中矢状平面与胶片间又必然存在一定距离。因此，X 线头影像必然有一定的放大误差。当然这种放大误差只对线距发生作用，而角度测量则不会发生直接改变。但是，如果形成角度的三个点的位置误差不一致，则也会影响角度测量值的大小。由于摄片时，球管、头位与胶片三者距离恒定不变，故各 X 线片的放大误差率基本一致，以头部正中矢状平面为准，可用下面的公式来计算：

$$放大误差率\ r = \left(\frac{D}{D-d} - 1\right) \times 100\%$$

D 为 X 线球管至胶片的距离，d 为头部正中矢状平面至胶片的距离（图 2-11）。

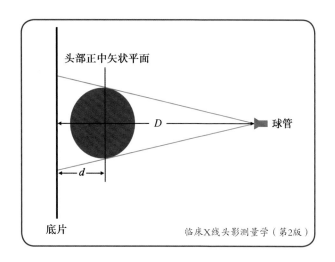

图 2-11 D 为球管至胶片的距离，d 为正中矢状平面至胶片的距离

上面讲的是以头部正中矢状平面计算的放大误差。由于头颅左右两侧组织结构距离球管及胶片的距离有大小，因此，左右两侧结构的放大误差不一样，距球管近（亦即离胶片远）的右侧结构的放大误差要大于左侧（图 2-12）。这也就是在头影像上常看到双重影像的原因。

二、放大误差的四种临床表现形式

1. **放大误差的第一种临床表现形式** 图 2-12 所示的是左右相对应的组织结构其放大影像呈一个套一个的双重影像，这也是通常在讲解的表现形式，但在临床上却很少表现。

2. **放大误差的第二种临床表现形式** 摄片时当头位朝右，那么围绕中心射线的上下左右的组织结构，特别是中心射线右边的颅颌牙等均是头影测量的重要组织结构，其中以头颅正中矢状平面为轴呈左右对称的组织结构，虽然左右两侧距离中心射线大致相等，但其右侧结构离感光板远，所以这些右侧结构不但放大误差比左侧相应结构大，而且"跑"得距中心射线更远，即右侧影像在左侧影像的前方——右边，如眶缘、颧牙槽嵴、升支后缘、磨牙等。了解这个原理有助于我们分辨左右两侧的相应组织结构。

3. **放大误差的第三种临床表现形式** 事实上放大误差不但跟投照物与球管、胶片的距离有关，在同一矢状平面上围绕中心射线通过的四周结构，无论是上下还是左右，离中心射线越远，放大误差就越大

（图2-13）。即放大误差不但跟投照物与球管、胶片的距离有关，同一矢状平面上还跟投照的组织结构与中心射线的距离有关，这是容易疏忽的地方。人体是以正中矢状平面为轴，而左右对称。在同一矢状平面上前后则无对称结构，加之不同个体或同一个体矫治前后所摄头颅定位侧位片条件一致，故影响不大。当然了解这种相关特性有助于我们在头影像上寻找辨识相关的组织结构，了解离中心射线越远，组织结构的影像也"跑"得越远。

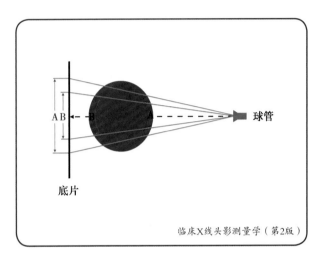

图2-12　右侧结构距胶片距离远，放大误差也大，这是在X线定位侧位片上常看到双重影像的原因

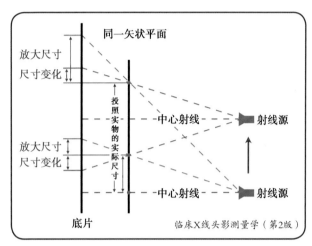

图2-13　放大误差不但跟投照物与球管、胶片的距离有关；同一矢状平面上还跟投照组织结构与中心射线的距离有关。无论是上下还是左右，离中心射线距离越远放大误差就越大。中心射线位置若变动，各结构放大误差也随之变化

4. 放大误差的第四种临床表现形式　摄片时一旦中心射线位置发生变动，各组织结构的放大误差均会发生变化，从而不同时间所拍侧位片则会缺乏可比性。因此，摄片时X线中心射线在左右两侧的投照点应该恒定，以保证不同时期所摄X线头颅侧位片在同一矢状平面上，距中心射线不同距离的各组织结构，每次摄片其放大误差一致，也只有这样，在不同时期所拍X线片才有可比性。

三、体位

摄片时患者的体位有两种：一是让患者坐在头颅定位仪下的直背式椅子上，调整患者体位，使其两肩松弛。调节左右耳塞进入两侧外耳道，使其不过松或过紧。使眶点指针抵于一侧眶下缘，至于是左侧还是右侧眶下缘无大的区别。但近年来生产的产品都不设座椅，也无扶手，患者需直立于定位仪下，在无任何依靠的情况下，有时会感到人有稍微的晃动，两侧耳塞在外耳道内也有一定程度的前后左右移动，这对不同状态时拍摄的侧位片的一致性有些影响。

摄片时患者的另一种体位即自然头位（natural head position，NHP）。关于自然头位的定义有很多，有些学者认为自然头位是人自然直立，两眼平视前方，即视轴保持与地平面平行的头位；也有学者认为是人在没有任何外部干扰情况下最自然放松的头部姿势位（natural head posture）。Solow等总结了获取自然头位的方法：自然直立；头部颈部自然放松；两眼平视正前方2m外直镜中自己的眼睛，使视轴与地平面保

持平行；拍片时在头面部前挂一铅垂线，作为垂直基准平面。有研究再从蝶鞍点（S.）向垂直基准平面作垂线，被称为真性水平面（true horizontal plane，THP）；并与前颅底平面（SN 平面）、全颅底平面（Ba-N 平面）和眶耳平面（FH 平面）相比较，表明自然头位具有较好的可重复性，因此，采用自然头位下拍摄的 X 线头颅侧位片结合真性水平面（THP）来作为基准平面，更有临床指导意义。

作者认为不管是什么头位，包括自然头位、自然姿势位，只要是拍摄用作测量分析的侧位片，都要求有一个头颅各组织结构与中心射线的恒定位置关系问题。这是因为放大误差不但跟投照距离、胶片的距离有关，同一矢状平面还与中心射线的距离有关。在肯定真性水平面（THP）的可重复性高这一优点的同时，同样应顾及放大误差的恒定性。因此，不但头颅右侧中心射线的投入点要相对恒定，头颅左侧的投出点也要相对恒定。只有左右两侧中心射线的投照位置都相对恒定，才能同时保证头颅正中矢状平面及其左右两侧各组织结构在每次拍摄时与中心射线的距离相对恒定，放大误差基本一致。这样才能保证所拍摄的侧位片具有可比性。那么用什么设备来帮助中心射线在头颅两侧的投照点保持相对恒定呢？在无更好的设备出现之前，头颅定位仪上的左右耳塞仍然是最实用的辅助设施，左右耳塞与中心射线本身成三点一直线，是保证中心射线与头颅左右两侧及各个矢状面的组织结构的距离保持相对恒定的基本要求。

作者认为自然头位，即当患者摄片时头颈部做到了自然放松状态，但这并不能保证一定是"正常"头位。有些患者可能生理性或习惯性斜颈，虽然患者以为这是自己最放松、最"自然"的头位，但可能使左右两侧结构处于倾斜状态。这里有以下几种情况：一是纵向比较，即同一个体矫治前后的比较，或是同一个体在不同生长期所摄侧位片的比较。假设该病例在各个时期的斜颈程度没有发生变化，那么各期所摄侧位片仍然存在一个问题，即如何保证每次中心射线都相对恒定在同一部位。有学者提出只用一侧耳塞以帮助中心射线的定位，那么这算不算是对头部姿势位（NHP）的一种干扰？二是同一个体在生长发育过程中"斜颈"程度逐渐加重，每次拍片都用一侧耳塞帮助确定中心射线的位置，那么由于斜颈程度加重，另一侧的中心射线的通过位置就发生了较大改变。该侧各组织结构与中心射线的距离发生改变，放大误差也随之改变。各期侧位片之间的可比性是否也随之降低。三是横向比较，斜颈患者在自然放松状态下所摄侧位片的各测量指标，与正常貌美貌人群定位侧位片所得统计学均值有没有可比性？我们不应该认为中心射线的投照位置恒定在一侧就可以了，它在左右两侧的位置都应该恒定，这是保证左右两侧的组织结构与中心射线的距离都保持相对恒定的必要保证。四是斜颈状态下拍摄的侧位片，亦即一个立体头颅在偏转倾斜状态拍摄的二维影像，其很多标志点还是在那个我们定义的位置上吗？有些个体朝左偏，有些朝右偏；有些斜上，有些斜下，很多在正中矢状平面上的标志点也还在那个位置上吗？

那么，可否在自然头位定义不变的情况下：即自然直立，头部颈部自然放松，两眼平视正前方 2m 外直镜中自己的眼睛，使视轴与地平面保持平行，拍片时在头面部前挂一铅垂线的同时，为保证中心射线的相对恒定位置，让左右耳塞进入患者外耳道，保持中心射线与左右耳塞呈三点一直线，除了与我们心目中追求的"自然"似乎有些不协调，难道一定与真性水平面也冲突吗？但不管是否协调，是否冲突，只要是拍摄用于测量分析的侧位片，那么保持中心射线在左右两侧位置相对恒定，使每次所摄侧位片在同一矢状平面的放大误差前后基本一致则是必须的。

此外，在摄片时还应要求患者两侧后牙轻轻合上，面部和唇、颏肌肉都应放松，正常呼吸不做吞咽动作，为帮助患者放松唇、颏肌肉，可一边叮嘱一边用手轻拍患者唇部、颏部和面部。

四、X线头颅定位侧位片

X线头颅定位侧位片(图2-14)要求清晰不失真,软、硬组织均要清晰;左右耳塞影像基本重叠;眶耳平面跟胶片底边大致平行;读片和定点时,特别是经验目测法定点时,应将眶耳平面(FH平面)与读片人呈90°摆放,这是因为一些要求在纵横方向上"最突、最凹、最上、最下"的标志点都是相对于眶耳水平平面而言的。目前数字化头颅影像在做线距测量时,应1:1打印,然后画描迹图并测量,或者直接由电脑计算。

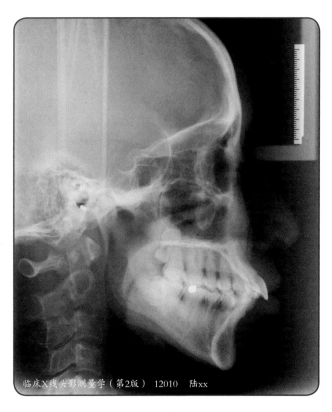

图2-14　X线头颅定位侧位片

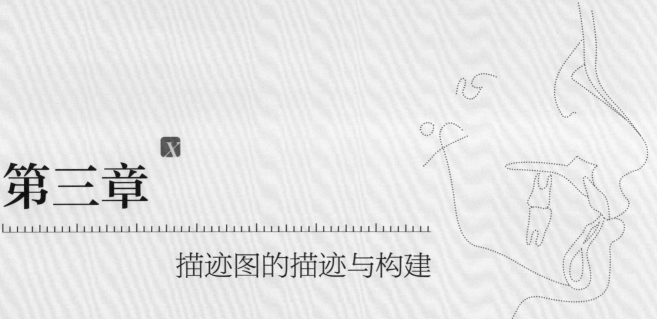

第三章

描迹图的描迹与构建

近来有学者提出记录影迹的方法是构图（建）而不是描图（迹），推翻了世界各国一直沿用的描图（tracing）一词，引起了混乱。我们认为判断两者的对错主次，首先应该分别明确两个用词的定义和真实内涵，才能作出正确判断。作者尝试用哲学的抽象方法来定义并明确这两个用词的内涵。

"描图的基本原则是遵循通常的解剖关系"。头影测量描图实际上描的是颅颌面牙各组织结构在二维影像上呈现的影迹。这需要根据各组织结构的解剖关系仔细地去辨认寻找，并用描图的方法去忠实地客观地记录各组织结构的影迹。所以我们把描迹的头影图称为描迹图。

但是有时某些部位的组织结构由于 X 线片拍摄的质量欠佳，或者由于一些组织结构的重叠，而无法看清。这就需要我们凭借丰富的描图经验，并根据各组织结构的解剖关系，以及对解剖形态的熟悉去进行构建，也称构图。这实际上是一个借助周边看得清楚的组织结构，而进行逻辑推断的过程。实际上双重影像的均分就是一种逻辑推断的过程。从以上两个用词的定义和内涵来看，由于描图的忠实性和客观性，其作用是主要的。同时也应强调正确的构建（构图）是对描迹的必要补充。相比较承担"忠实记录"责任的描迹（tracing），构建（construction）的主观成分会更大一些。

第一节　手工描迹所需工具

X线头影测量手工描图通常需要准备如下工具(图3-1)：

X线头影定位片：要求清晰、头位无大的偏差。

读片灯：超薄型，可调节亮度，有些读片灯在周边有尺度。

描图纸：国内目前通用的是硫酸描图纸，它是一般工业设计院所用的描图纸；另一种是醋酸描图纸，其透明度更好。

其他：硬质铅笔、橡皮、尺子和量角器。

当然，如果是在计算机屏幕上进行数字化定点，就不需要这些工具了，但是定点还必须由人工来确定。计算机目前能出的还是一些模块式的描绘图，而不是头影组织结构的描迹图。

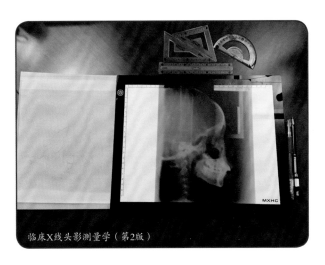

图3-1　X线头影测量常用手工描图测量工具

第二节 Johnston 均分法

Johnston 说:"标志点定位可以在描图纸上,也可以在计算机屏幕上进行,计算机屏幕上的数字化定点很快将成为所有头影测量分析的主流,但不先学好描图就不可能学会数字化定点。"而且以头颅正中矢状平面为轴,左右两侧颅颌牙由于离胶片的距离不一样,因而放大误差也不一样,从而在二维 X 线头颅定位侧位像上就会产生大小不一的双重影像。所以不管是在描图纸上还是在计算机屏幕上,对于双重影像都要均分取中,以降低放大误差带来的影响。

一、Johnston 均分法的均分原理

Johnston 用图例来说明均分法能将放大误差降到最低(图 3-2～图 3-4)。

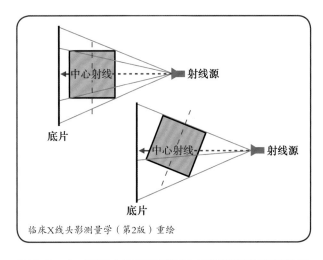

图 3-2 上、下两个示例均显示左右两侧结构离胶片的距离不一样,所以左右两侧结构的放大误差是不一样的。如果不均分双侧影像,而只取一侧影像,其误差就会很大,其影像要么很小,要么就很大

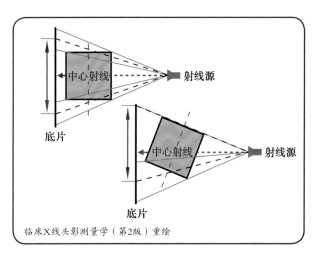

图 3-3 均分两个示例的左右两侧结构的影像,均分后两个示例影像的长度(大小)相同。可见均分双侧结构的影像,还可将位置的变动对长度测量即放大误差的影响降到最低

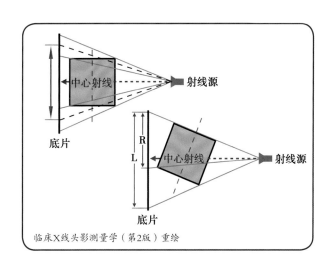

图 3-4 右下方示例表明如果不均分双侧影像则会产生很大误差

二、Johnston 均分法的操作

　　Johnston 用图解的方法来讲解如何均分双侧组织结构的影像（图 3-5～图 3-27），这样显得更简便清楚。本节中根据 Johnston 的均分原理和操作步骤，依照我们临床病例的头颅影像进行讲解。

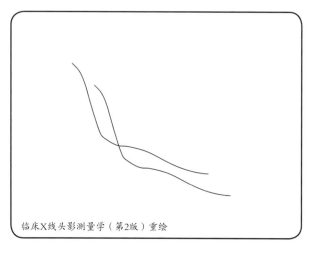

图 3-5　如何均分双侧组织结构的影像——下颌升支和下颌体下缘

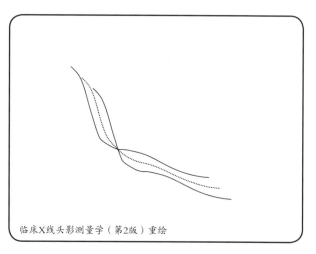

图 3-6　可否直接在双侧组织结构之间画线？回答是否定的，首先是所画之线位置被抬高了，并没在双侧影像的中间，也就是说标志点被抬高了

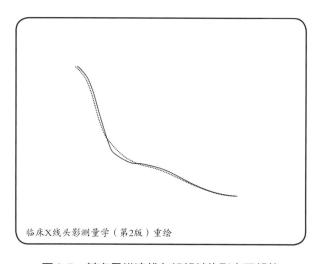

图 3-7　其次是描迹线与组织结构形态不相符

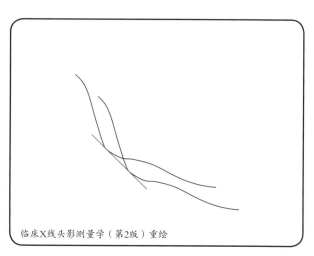

图 3-8　Johnston 提示"先利用切线连接双侧标志点"

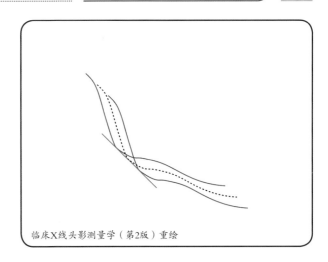

图 3-9 "再利用双侧的标志点在切线上确定中点,然后基于该点画均分线"

作者认为 Johnston 只用两句话就把均分法的要点交代清楚了,实属精辟。但同时也要指出,从几何学来讲,"切线"在多数情况下是无法连接到两侧标志点的,切线可以连接切点,而不是特定的标志点。均分法要取中的是两侧标志点"连线"的中点。

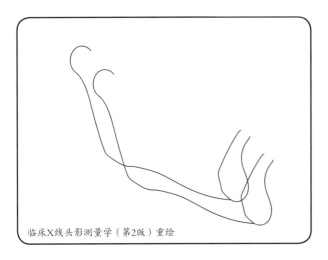

图 3-10 但在数字化时要想通过单纯目测来一步确定,会有些困难

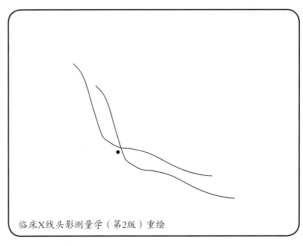

图 3-11 不先描图和定点,而单纯靠肉眼观察来判断均分两侧结构需要丰富的经验和描图的技巧

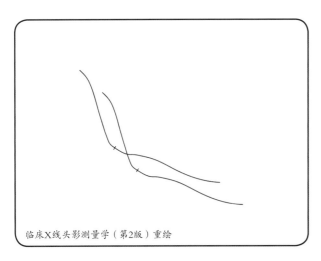

图 3-12 对于用目测法来均分并确定标志点,Johnston 建议分三步走:首先确定左右两侧的下颌角点(Go.)

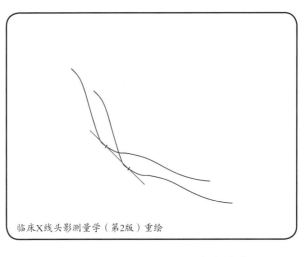

图 3-13 再以假想线连接两侧标志点

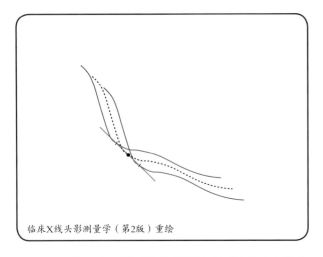

临床X线头影测量学（第2版）重绘

图 3-14　第三步再目测均分出假想 "连线" 的中点就完成了。所以通过这样的三步目测：先确定标志点，再均分假想连线，取中点。比只靠目测 "一步到位" 要可靠

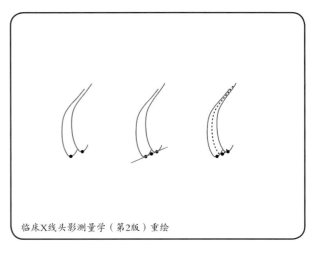

临床X线头影测量学（第2版）重绘

图 3-15　均分左右两侧眶结构三步曲：先确定两侧的眶点；再均分左右眶点的连线，取中点。以此中点为基准，另取一小张描图纸，描好清晰一侧的眶缘和眶点，移此描迹图至两侧眶缘的中间，将此图眶点与均分中点重合，并描迹下来

由于左右眶侧缘上下段的间距并不一致，通常是上面的间距小于下段的间距，为使上下眶侧缘都取在均分中点上，作者建议作左右眶点的连线，并推连线的平行线向上，在中上段左右眶侧缘间作 3～4 条平行线，然后在连线和平行线上都均分取中点，通过这几个均分中点构建出新的均分后的眶缘（图 3-16）。

双重眶缘均分的另一种情况是前面一侧眶缘能看清，后面一侧由于组织结构的重叠常看不清，如果左右两侧颞下窝前壁和颧牙槽嵴能够看清楚，那么先用上述均分步骤构建出均分居中的颞下窝前壁和颧牙槽嵴。然后再拿一张小描图纸覆盖在上面，描记看得清的前面这侧眶缘和前面这一侧的颞下窝前壁和颧牙槽嵴，然后将小描图纸插到大描图纸下面，往后移，将小描图纸上的颞下窝前壁和颧牙槽嵴与大描图纸上均分居中了的描迹线重叠，此时小描图纸上的前侧眶缘描迹也等距离后移，此位置即为均分居中眶缘。这实际上是根据眶缘和颧牙槽嵴左右双重影像距离大致一致的原理来推断构建新的均分居中的眶缘。

由于大描图纸上呈多重弧形曲线的颞下窝前壁、颧牙槽嵴本身已包含了帮助重叠的原点和方向，所以小描图纸上在描此组织结构时，就不必连带描下标志点和连线，来帮助确定重叠的原点和方向。

在均分下颌髁突、升支和下颌角时，由于髁突离中心射线近，放大误差小，而下颌角离中心射线远，放大误差大。因此作者认为下颌从髁突到下颌角不能作为一个整体来均分，而应在升支中段断开，将髁突与下颌角分别均分，然后再在升支中段用连线连接（图 3-17）。

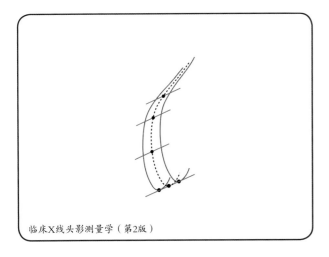

图 3-16 左右眶侧缘上下段的间距并不一致,应作左右眶点连线,并向上作 3~4 条平行线,在连线和平行线上都取中点,通过这几个中点构建新的均分后的眶缘

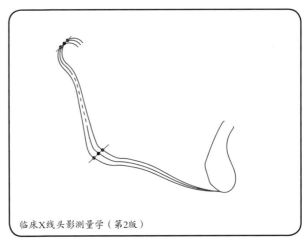

图 3-17 下颌从髁突到下颌角均分,应在升支中段断开,将髁突与下颌角分别均分,然后再在升支中段用连线连接

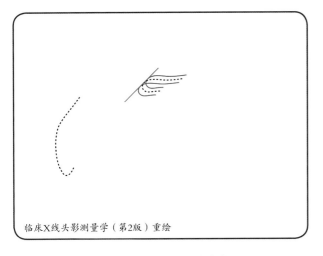

图 3-18 均分两侧前床突

前床突的确定也是同样的方法,即均分两侧定点连线取中点

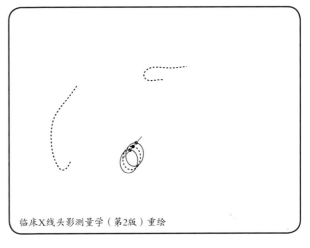

图 3-19 均分两侧外耳道

先均分左右外耳道的耳点连线,并取中点,再画出新的外耳道均分图

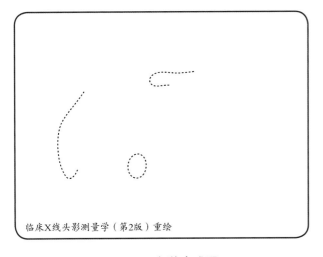

图 3-20 新的完成图

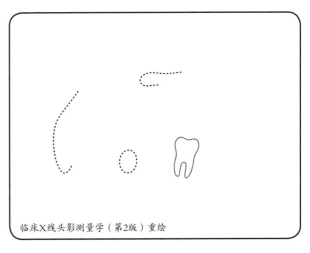

图 3-21 均分两侧磨牙,在该病例一系列 X 线片中,选择看得最清楚或较清楚的磨牙画出模板

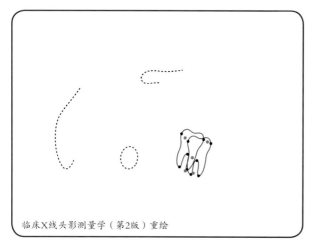

临床X线头影测量学（第2版）重绘

图 3-22　先分别标出两侧磨牙近、远中根分叉及根尖点，再画出各部标志点的均分中点

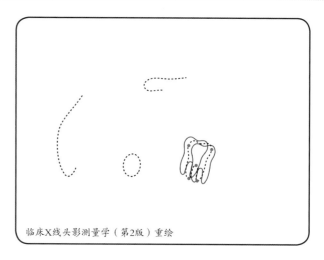

临床X线头影测量学（第2版）重绘

图 3-23　使用模板画出整颗磨牙

作者认为如果是使用模板画，那么就不用标出磨牙近远中、根分叉及根尖 5 个标志点，再取它们的中点。只要 2、3 对标志点取中点，再结合模板就可完成。

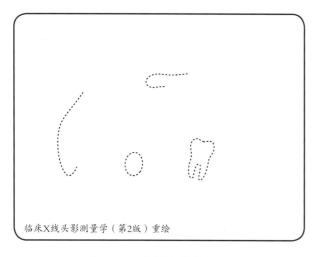

临床X线头影测量学（第2版）重绘

图 3-24　新的均分完成图

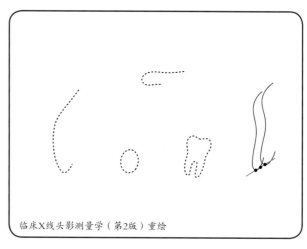

临床X线头影测量学（第2版）重绘

图 3-25　均分两侧颞下窝前壁与颧牙槽嵴
先均分左右两侧颧牙槽嵴点连线，取中点

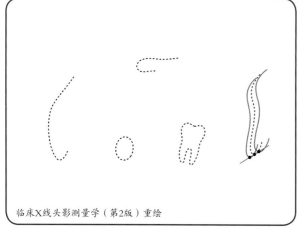

临床X线头影测量学（第2版）重绘

图 3-26　再画出新的均分线条

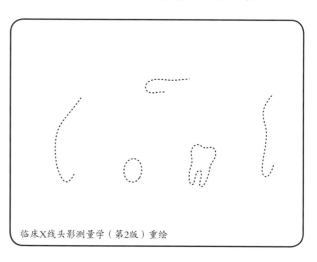

临床X线头影测量学（第2版）重绘

图 3-27　新的完成图

三、Johnston 均分法之我见

1. Johnston 均分法确实是一个好方法。30 多年前我们就强调,对左右两侧组织结构因距胶片的投照距离有远近,而造成放大误差不一致,从而在二维 X 线头颅定位侧位片上呈现的双重影像要"均分取中"而减小放大误差。但一直以来没有一个好的方法,只能凭经验目测直接取中描迹。Johnston 均分法不仅科学,而且简便,适于在临床工作中推广。

2. Johnston 将均分法的作用和原理讲得很清楚,就是将放大误差降到最低。Johnston 还强调描迹图和定标志点要"精准",头影测量要反映真实性和可靠性。但是也有将左右组织结构本身的不对称畸形造成的双重影像用均分法"取中",这就掩盖或减小了畸形的存在或程度,反映的就不是"真实"情况。例如两侧上颌中切牙,一侧唇倾 10°,一侧舌倾 10°,一均分的结果是都"正常"。再如右下颌第二前磨牙缺失,第一磨牙前倾移位。如果将左、右下颌第一磨牙影像均分,其反映的也不是真实情况。这就提示应注意均分法的作用只是把放大误差降到最低,而不是其他。

3. 应用均分法,甚至可以说应用头影测量技术,一定要结合临床检查和模型分析。我们都知道 X 线头影测量技术是临床鉴别诊断和制订矫治设计方案的重要工具,但不是唯一的工具。只有结合各种检查手段,头影测量技术才能发挥更好的作用。

第三节　精准描迹法

精准可以说是头影测量的"灵魂",也是一个普遍性的难题。失去了精准,我们辛苦测量的一堆数据就都失去了意义。如果是做图形重叠形态比较,你的描图不精准,就根本无法分辨是生长发育或矫治的改变,还是你描图不准而造成,由此得出的诊断结论当然不可靠,甚至可能是完全相反的结论。

那么怎么才算是"精准"呢?作者认为在头影测量的精准要符合两个标准,其一是描图要客观真实地记录各解剖结构的影迹;其二是可比性,它既包含了纵向比较的可比性,又包含了横向比较的可比性。就纵向比较来讲,即是同一张片子,同一个描图人在不同时期所描的描迹图能够完全重叠,但这还不够,更难的是同一张片子不同人描记的描迹图也能完全重叠,这就是横向比较。这就需要有一个统一的标准化的方法或要求。

而在当今的头影测量教育体系中,描图的教学方式都是分组老师带学生,而各组老师之间又不尽相同,这样造成的结果也就无从谈起可比性和精准两字了。究其原因除了描图者对放射解剖学的掌握程度及描图经验不同,再就是迄今为止我们还没有一个统一的、标准化的方法和要求,来规范我们的描图作业,为此作者抛砖引玉提出精准描迹的三个操作标准:

第一个操作标准就是在进行读片和定点前,先将以解剖外耳道顶点为耳点(P.)的眶耳平面(FH 平面)摆放与描图定点人呈 90°角的位置,不管是辨认各组织结构相互之间的解剖关系,还是屏幕目测定点,都需要先完成这个标准操作。

第二个操作标准是描迹线应统一描于各组织结构影迹的特定部位。

第三个操作标准是应将组织结构的影迹表面置于描迹线的中轴上。

为配合以上统一而标准化的描图要求,在教学过程中采用投影或视频的方法对整个班的学员进行统一的描图示教,尽可能避免教官们分组示教,而不相统一。

头影测量描迹图是对 X 线头颅影像中各相关组织结构的影迹精确描记的结果,只有描迹图精准,才能让标志点达到精准。但是由于各相关组织结构的影迹表现的多样性,而我们的描迹只是线条,所以线条应描在影迹的哪个部位才更有代表性呢?作者认为描记出描迹图的其中一个重要作用,是在其上面定标志点以用于测量。而有些标志点正是位于纵、横方向上的"最突、最凹、最上、最下"部位。还有一些描迹线则代表着"边缘",如眶侧缘、眶下缘。当然,也有一些则代表着某个"面"或"壁",如蝶骨大翼大脑面、额骨眶面、颞下窝前壁及面部侧貌轮廓等。以上这些组织结构在描其影迹时都会描其某一"表面"。也有学者提出,除了鼻额缝应描在其阴影缝的中间,其他一些组织结构均应描在其骨皮质影迹的表面。那么需要明确两点:一是各组织结构的哪一面是其"表面"? 二是怎么描才是描在了表面上?

额骨、鼻骨均要交会于鼻根点,而鼻根点处于鼻额缝的最前点。因此,额骨、鼻骨要描于骨影迹的外表面,而鼻额缝则需描在其阴影正中,否则鼻根点就会偏移。

眶缘在二维侧位影像上细分为眶侧缘和眶下缘,顾名思义描迹线要描在其阴影的边缘。

额骨眶面既然是指"眶面",就应描其面向眼眶的一面。当然其上表面上有很多大脑隆突或称大脑嵴,如果需要描迹,则应描迹其向着大脑的表面。

　　垂体窝朝向窝内的骨皮质为其表面，描迹线应描于此部位。垂体窝口部分别为前床突和后床突，描迹线应描于其骨皮质的外表面。

　　蝶骨板、筛状板和额骨筛状切迹缘均被视为前颅底的组织结构，描迹线自然应描于其骨影迹的上表面，即颅底面。这些结构的骨影迹较纤细，描于其表面与描在骨影迹的中间相差无几。

　　颞下窝前壁和颧牙槽嵴理论上来讲，既是颞下窝的前壁，那就应该描在两者的后与下外表面，而且其骨影迹较纤细，循其描迹基本上就是在其表面。

　　蝶骨大翼（大脑面）应描其向后的脑曲面。

　　蝶枕斜坡从后床突一路往后下行成一斜坡，在枕骨大孔前缘与枕骨基部相接，相接点为颅底点。描迹线应描于蝶枕斜坡和枕骨基部骨皮质影迹的外表面。

　　外耳道是一通道，在二维侧位影像中呈圆形或椭圆形阴影，也应描于阴影边缘。

　　枕骨髁突骨皮质影迹呈北斗星状，其前端向上与枕骨基部相接，略前于颅底点，其后切迹最凹点即Bolton点。描迹线应描于其下侧的外表面。

　　上颌骨有诸多标志点如 ANS.、A.、SPr.、PNS.，包括牙齿的 UI.、UIA.、UMo.，均位于其骨皮质或牙齿影迹的最表面，所以上颌骨各部的描迹线自然都描于骨皮质和牙齿影迹的外表面。

　　除了 D 点，下颌骨有更多标志点位于骨或牙影迹的表面，所以下颌骨描迹图自然就描在其影像的外表面，当然下颌联合体内侧应描于骨皮质影迹的内表面。比较特殊的是下颌切迹和喙突，也有学者建议不照影迹来描，而是凭借对组织形态的熟悉和描图经验，构建出下颌切迹和喙突。因为此处无标志点，只要有丰富经验，构建出的形态可以更接近真实、更好看。

　　枢椎与寰椎无测量标志点，所以无特别要求，只是习惯上描于其骨皮质影迹的外表面。

　　面部侧貌轮廓，当然描的是轮廓面，更何况这些标志点均位于侧面轮廓的表面。

　　那么怎样才是描在骨影迹的表面了呢？为了提高头影测量的精准度，有必要从理论上来探讨这一问题。为了便于清楚表达，我们采用放大了的模板图来探讨：图 3-28 中黑色线条代表骨影迹表面，其右侧光滑线条代表外表面，左侧斜线条代表骨影迹内侧。那么描迹线（红色线条）究竟应该描在哪里？

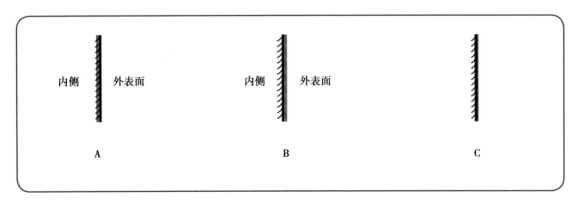

图 3-28　描迹线描骨影迹放大模板图

黑色线条代表骨影迹表面，右侧光滑黑线条代表外表面，左侧黑色斜线条代表内侧；红色线条代表描迹线

A. 描迹线描于骨影迹内侧　B. 描迹线描于骨影迹外表面　C. 骨影迹"表面"位于描迹线中轴

　　第一种情况是将描迹线描在骨影迹线的内侧，即骨影迹上，但描迹线的一边与骨影迹的表面重合平齐（图 3-28A）。

第二种情况是将描迹线真正描在骨影迹的外表面（图3-28B）。

其实上述两种描迹方法均是错误的，其描迹的结果使得骨影迹的表面均处于描迹线的某一侧表面，也就是说标志点的中点只能是在描迹线的某一侧。而当两条线相交的交点，如W点、Ar点，从几何学原理讲，不管线条画粗画细，标志点的圆心应该是位于两线条相交的中心点，而不是两条相交线的边缘（图3-29）。所以图3-28中前两种情况均不符合几何学原理。

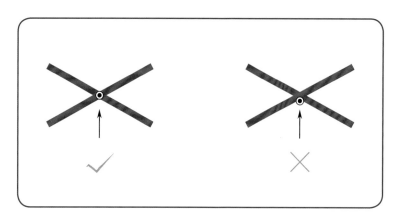

图 3-29　标志点的圆心应该是位于两线条相交的中心点，而不是两条相交线的边缘

第三种情况是将骨影迹表面置于描迹线的正中间，成为描迹线的中轴，定点时就将标志点圆心定于"中轴"上，此中轴即骨影迹的表面（图3-28C）。当两条线相交时，应取其交点中心。这种描迹法不但符合几何学原理，而且在具体描迹时也容易操作，只要将笔芯对准骨影迹的表面进行描迹。如果是使用铅笔，描迹时会因磨损而变粗，但只要对准并沿着骨影迹表面描迹，那么不管线条怎么变宽，标志点怎么大，骨影迹"表面"和标志点圆心始终位于描迹线的中轴上。在描迹图上利用直线与圆弧部相切的切点以确定标志点，如颏前点（Pog.），准确地讲，不管线条粗还是细均应该是眶耳平面垂线的中轴与下颌颏部描迹线中轴相切之切点。实际操作时如果相切的两条线条粗细差不多，只要将直线与该相切部位描迹线重合，两者的"中轴"正好相切，切点即为标志点颏前点（Pog.），正位于颏部骨影迹表面（图3-30）。

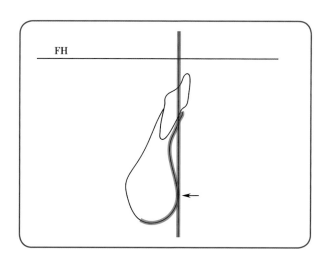

图 3-30　不管线条粗细，标志点均应位于描迹线的中轴上

实际操作中所用描迹线和线条都不太粗，因此，误差不会太大。但掌握这些原理，从每一个环节抓起，才能让头影测量更为"精准"（图 3-31）。

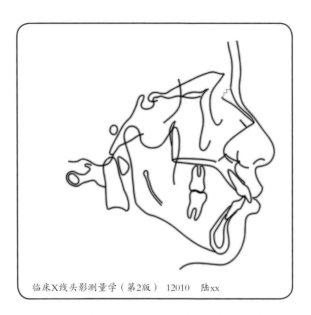

临床X线头影测量学（第2版） 12010 陆xx

图 3-31　两种描迹线：红色代表描迹于组织结构的某一表面的描迹线，红线条正中间之黑线代表组织结构影迹的表面；绿色代表描迹于组织结构影迹的中间

为了达到精准描图，我们同时对教学方法进行了创新和改革，提出了以下五个统一：

（1）统一的规范化的描图方法和要求，包括三个操作标准，以求具有可比性。

（2）统一的教学课件，保证教学内容和方法的一致。

（3）统一的教学用 X 线片，不论老师示教还是学生操作，所用 X 线片全部统一，使教学保持一致。

（4）统一的示教，由一位老师运用高清投影机进行全班的统一示教。其优点有两点：一是避免老师分组示教的不一致；二是高清投影可局部放大，使组织结构更清晰，描图示教更精准。

（5）统一的标准答图，用于检查对照，避免分组老师指导的不一致。

以上的创新和改革，在近些年的教学实践中取得了较好的效果（图 3-32～图 3-36）。

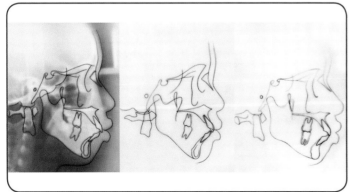

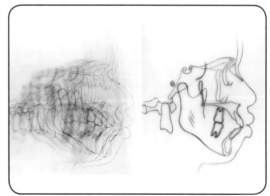

图 3-32　纵向比较高度重叠：分别都是五张图重叠　　　　图 3-33　纵向比较高度重叠：六张图重叠

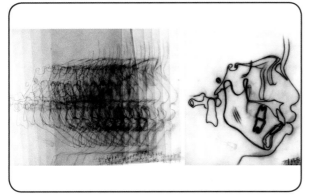

图 3-34　纵向比较高度重叠：十张图重叠

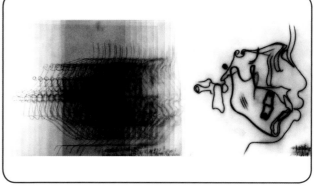

图 3-35　纵向比较高度重叠：十五张图重叠

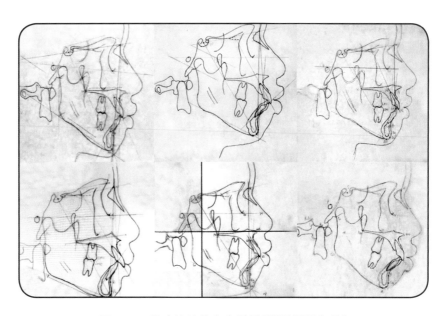

图 3-36　横向比较的高度重叠（学员课堂作业）

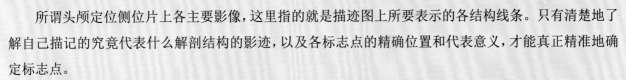

第四章

头颅放射解剖学与描迹

所谓头颅定位侧位片上各主要影像,这里指的就是描迹图上所要表示的各结构线条。只有清楚地了解自己描记的究竟代表什么解剖结构的影迹,以及各标志点的精确位置和代表意义,才能真正精准地确定标志点。

我们都知道描迹图的其中一个重要作用就是在其描迹线上定点,但数字化屏幕定点确实不用在屏幕上先描图再定点。尽管如此,我们应牢记:描迹线可以不出现在电脑屏幕上,但在确定标志点时,它仍应清晰、精准地映像在我们的大脑屏幕上。

为让各位临床正畸医师更好地掌握各颅颌面牙组织结构影迹的描记。本书尝试以头颅影像原图、干头骨、影像描迹线以及完整描迹图四者以相同视角进行对照,来一一阐明二维影像上的组织结构。

一、额骨

额骨（frontal bone）（图 4-1～图 4-4）在头影测量中主要是指额前部，此部分骨质致密，外表光滑，下行到鼻额缝处有一明显阴影"缺口"，即鼻根点。描迹线应沿着额部骨影迹外表面从上往下描到"缺口"处。有些人会一直连续描到下前部的鼻骨，这是不对的。额骨到此处实际上与鼻骨并不直接连接，因此额骨描迹线应在此与鼻骨描迹线"断开"。

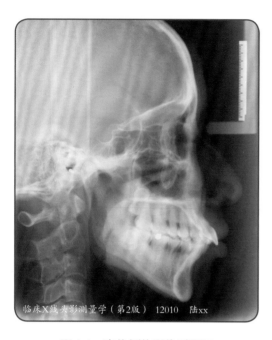

图 4-1　定位侧位影像对照图

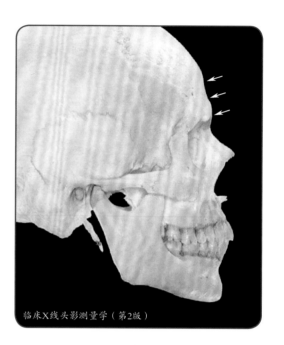

图 4-2　干头骨上的额骨

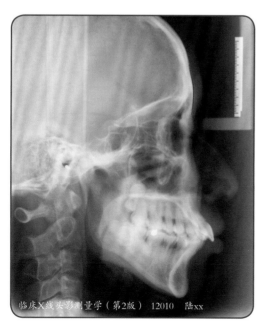

图 4-3　额骨的描迹

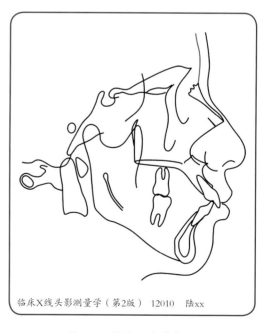

图 4-4　描迹图上的额骨

二、鼻额缝

鼻额缝(frontalnasal suture)(图 4-5～图 4-8)是浅白色鼻骨影像与白色额骨影像上下交错相接之骨缝，从后下往前上呈锯齿状阴影，到额骨表面下部之"缺口"处。此缺口最前端即为鼻根点。也可先循着额骨前部致密骨板影迹表面下行找到"缺口"，再从此缺口往后下寻找鼻额缝阴影。描迹线应描在鼻额缝影迹的正中间。

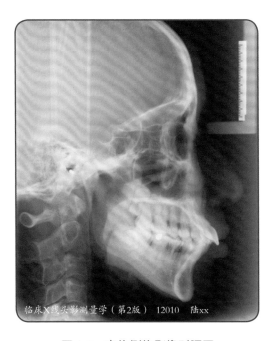

图 4-5　定位侧位影像对照图

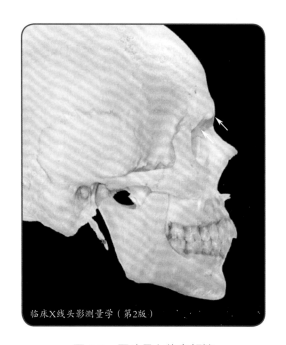

图 4-6　干头骨上的鼻额缝

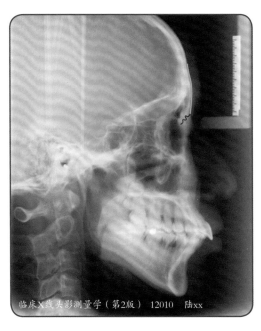

图 4-7　鼻额缝的描迹

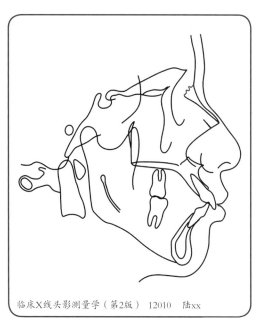

图 4-8　描迹图上的鼻额缝

三、鼻骨

左右两块鼻骨与额骨鼻部一起构成鼻骨(nasal bone)(图4-9～图4-12),往前下呈一尖矛状三角形,鼻骨上表面即三角形底部与额骨下表面交界处即为鼻额缝,其最前端为鼻根点。鼻骨三边除鼻额缝,另外两条描迹线均应描在鼻骨骨皮质影迹的表面。从鼻骨尖端往后下呈弧形的描迹线则为鼻骨的梨状孔。

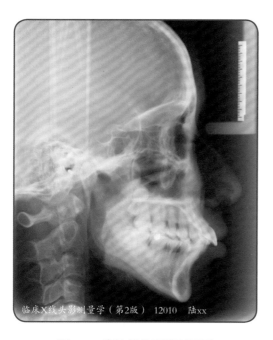

图4-9　定位侧位影像对照图

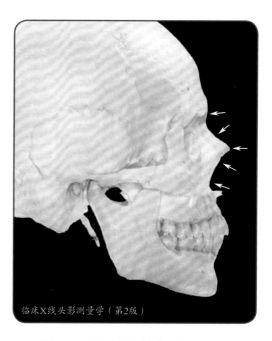

图4-10　干头骨上的鼻骨与梨状孔

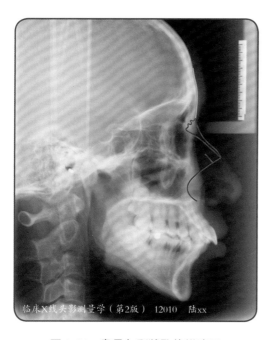

图4-11　鼻骨与梨状孔的描迹图

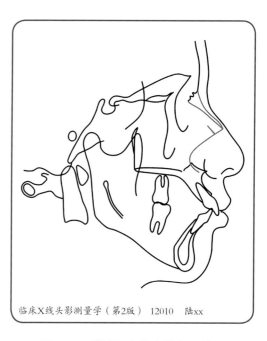

图4-12　描迹图上的鼻骨与梨状孔

四、眶侧缘和眶下缘

实际上眶侧缘与眶下缘（lateral margin and lower margin of orbital）无明确分界，可视为一个完整的眶缘影像（图4-13～图4-16）。由于两侧眼眶放大率不一致，侧位片上呈两个眶缘影像。而眶侧缘后方即为颞下窝前壁，有时易误把颞下窝前壁视为其中一个眶侧缘，需加以注意。其实两者有一个明显的区分特征，眶侧缘由于其前方眼球透射，而与阴影为界，而颞下窝前壁骨质致密阻射而呈白色。眶下缘最低点即为眶点。由于有两个眶缘影像，描迹时需注意均分取中。描迹线应描于眶影迹的边缘。

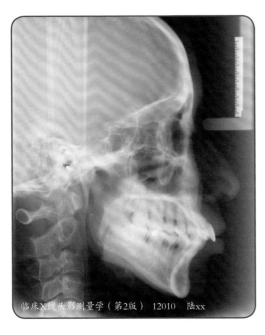

图 4-13　定位侧位影像对照图

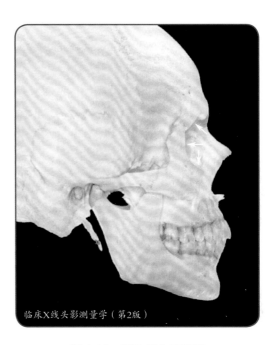

图 4-14　干头骨上的眶缘

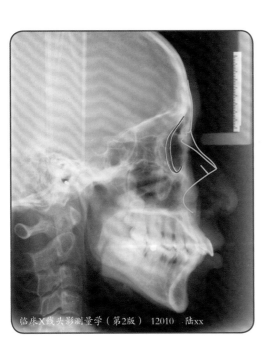

图 4-15　眶缘的描迹

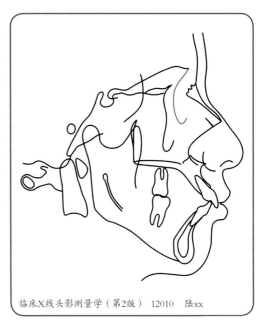

图 4-16　描迹图上的眶缘

五、颞下窝前壁和颧牙槽嵴

颞下窝前壁（anterior wall of the infratemporal fossa）与颧牙槽嵴（zygomaticoalveolar crest）（图 4-17～图 4-19）在二维影像中，呈顺畅的上下弧形连接，习惯统称为颧牙槽嵴。其实上部弧线是颞下窝前壁，下部弧线才是颧牙槽嵴。最下部呈圆弧三角形者，即称为 key ridge，位于上颌第一磨牙根部外侧或上方。由于左右两侧放大率不一致，所以通常呈前后两个颞下窝前壁和颧牙槽嵴影像。由于骨质较致密阻射而呈白色，其影像一般均较清晰，描迹时应分别描于两条骨影迹的后下再转前外表面上，然后再均分取中。

需要指出的是，也有人把上部弧线误认为是颧骨额突的后缘，这是错误的，是一种想当然的认识。

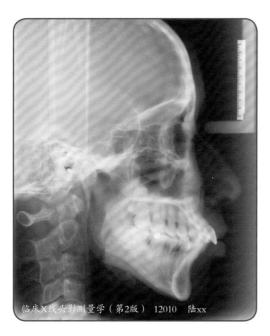

图 4-17　定位侧位影像对照图

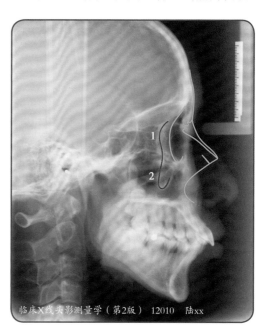

图 4-18　颞下窝前壁与颧牙槽嵴的描迹
1. 颞下窝前壁　2. 颧牙槽嵴

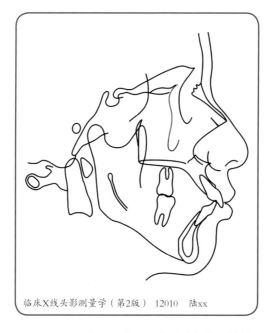

图 4-19　描迹图上的颞下窝前壁与颧牙槽嵴

六、垂体窝

垂体窝（pituitary fossa）（图 4-20～图 4-23）通常又称为蝶鞍，位于头颅正中矢状平面上。其影像常较为清晰，呈白色圆弧形窝状，在干头骨正中矢状剖面上也能很清楚地看到，其中心即为蝶鞍点（sella, S.）。垂体窝是颅底重叠比较法中重要的重叠结构。描迹线应描于垂体窝骨皮质影迹朝向窝内的表面。

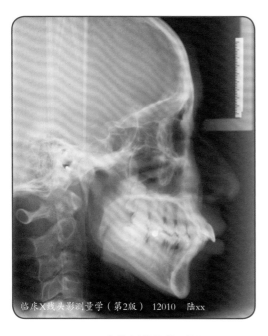

图 4-20　定位侧位影像对照图

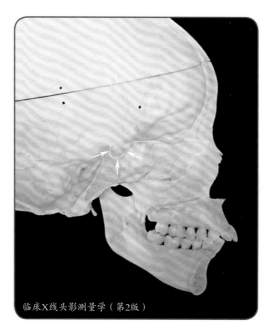

图 4-21　干头骨正中矢状剖面可见垂体窝

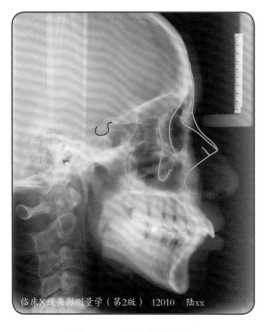

图 4-22　垂体窝的描迹

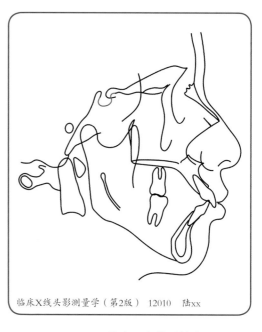

图 4-23　描迹图上的垂体窝

七、蝶骨板

从垂体窝影像往前延伸到一个上下分叉结构为止，呈白色致密影迹，即为蝶骨板（platunum of sphenoid bone）（图 4-24～图 4-27），是颅底重叠法中几个重要重叠结构之一。其与蝶骨大翼（大脑面）相交点为 W 点，常用作重叠原点。蝶骨板是前颅底的组织结构，描迹线自然应描于其骨影迹的上表面，即颅底面。

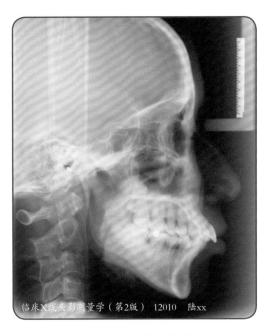

图 4-24　定位侧位影像对照图

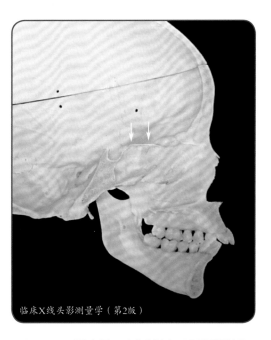

图 4-25　干头骨正中矢状剖面可见蝶骨板

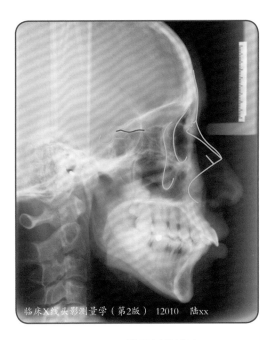

图 4-26　蝶骨板的描迹

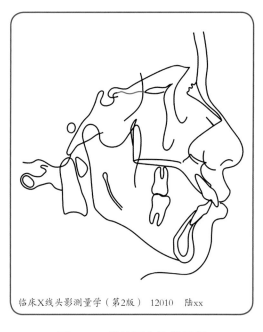

图 4-27　描迹图上的蝶骨板

八、筛状板

蝶骨板往前延伸，遇有上下分叉两条影迹，下面一条即为筛状板（cribriform plate）（图4-28～图4-31），但是由于筛状板很薄加之上面有很多筛孔，其影迹有时在二维影像上并不显示或很浅淡。寻找筛状板的关键是找到上下分叉点，该分叉点通常位于蝶骨大翼大脑面前后，不会离太远。筛状板有时与弧形的蝶骨大翼（大脑面）呈十字相交，交叉点即为SE点。SE点常作为重叠法的原点，而筛状板也是重叠法中重要的重叠结构，其同样被视为颅底的结构。描迹线应描于其骨影迹的上表面，即颅底面。

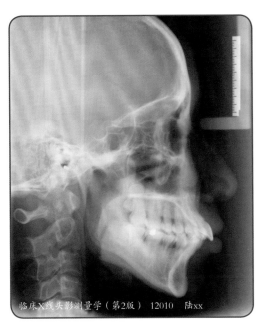

图4-28 定位侧位影像对照图

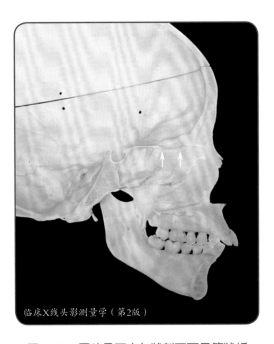

图4-29 干头骨正中矢状剖面可见筛状板

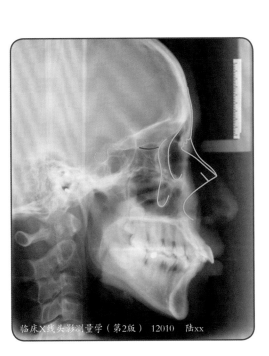

图4-30 筛状板的描迹

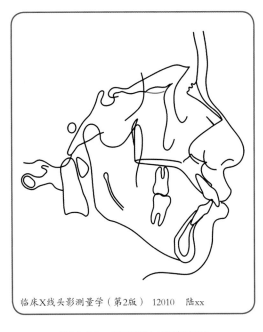

图4-31 描迹图上的筛状板

九、额骨筛状切迹缘

在筛状板上方的分叉影迹为额骨筛状切迹缘（the margin of the ethmoidal notch of the frontal bone）（图 4-32～图 4-35），上行与额骨内侧影像相连。其描迹线同样应顺着额骨筛状切迹缘的走势，描于其骨影迹线的上表面。

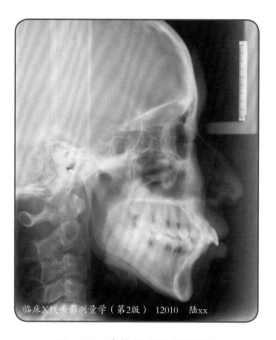

图 4-32　定位侧位影像对照图

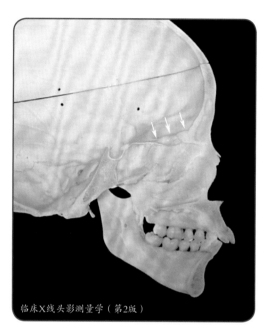

图 4-33　干头骨正中矢状剖面可见筛状板上方分叉影迹，即为额骨筛状切迹缘

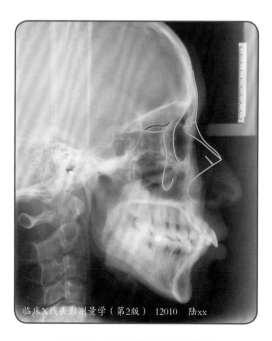

图 4-34　额骨筛状切迹的描迹

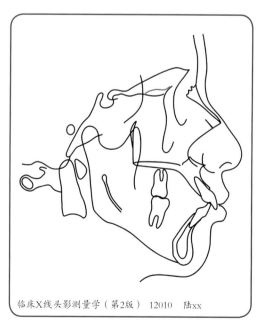

图 4-35　描迹图上的额骨筛状切迹缘

十、前床突

前床突（anterior clinoid process）（图 4-36～图 4-38）在二维影像中位于垂体窝口前上部，向后突向垂体窝口。有时呈双重影像，需均分取中。描迹线通常描于其轮廓的表面。

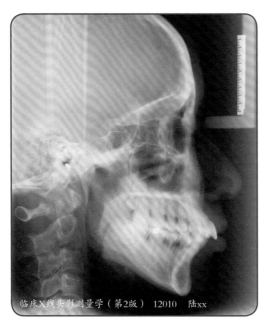

图 4-36　定位侧位影像对照图

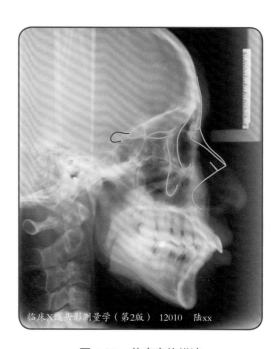

图 4-37　前床突的描迹

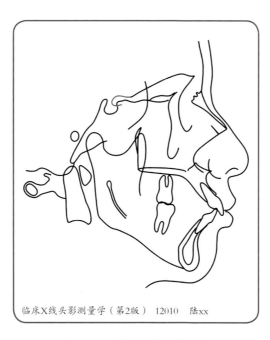

图 4-38　描迹图上的前床突

十一、额骨眶面

从前床突向前上延伸，可看到有很多致密骨质线影像聚集在一起，其下表面为额骨眶面（orbital surface of frontal bone）（图4-39～图4-42），即眼眶的顶部。其上表面显示的则是大脑隆突或称大脑嵴（cerebral elevations or ridge）。额骨眶面的描迹线应描于其朝向眼眶的一面。通常额骨眶面的前端显示呈上下分叉，其上分叉与前面的眶缘相接，下分叉与后面一侧的眶缘相接。

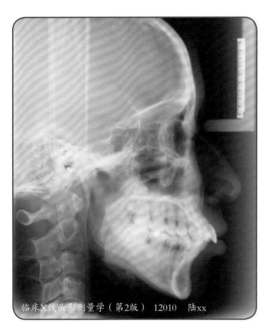

图4-39 定位侧位影像对照图

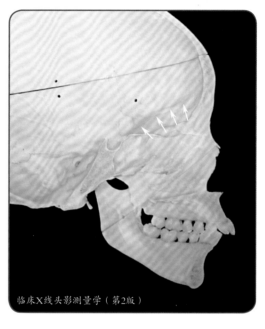

图4-40 干头骨上的额骨眶面

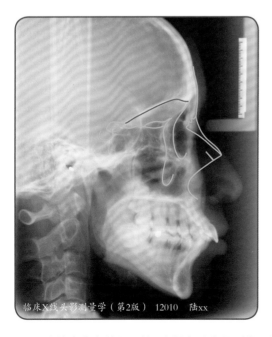

图4-41 从前床突向前上延伸，有很多致密骨质线影像聚集在一起，其下表面为额骨眶面（红线）

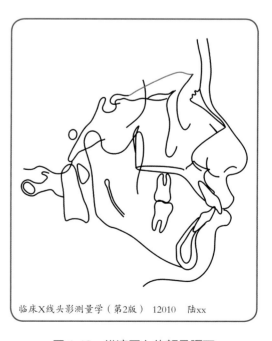

图4-42 描迹图上的额骨眶面

十二、蝶骨大翼（大脑面）

蝶骨大翼大脑面（cerebral surface of greater wing）（图 4-43～图 4-46），又称为内穹窿（inside vault），位于翼上颌裂上方，呈弧形与蝶骨板相交，交点为 W 点。有时则与额骨筛状切迹缘和筛状板相交，与筛状板相交点称为 SE 点（图 4-47）。W 点与 SE 点在重叠法中作用是一样的，都作为重叠原点，两者只不过是蝶骨大翼大脑面在不同个体中，在蝶骨板延伸段上相交点的区位有前有后，所以很多学者将其视为同一标志点。作者同意这一观点，该标志点称为 W 点或 SE 点均可。

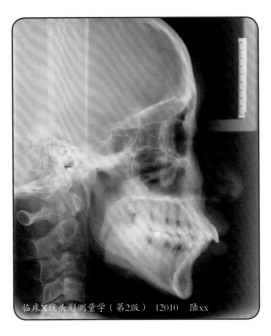

图 4-43 定位侧位影像对照图

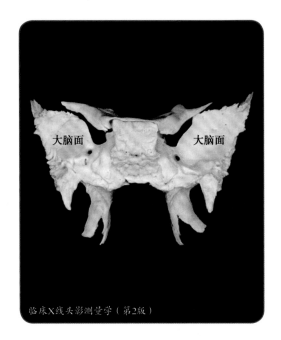

图 4-44 干头骨上的蝶骨大翼大脑面

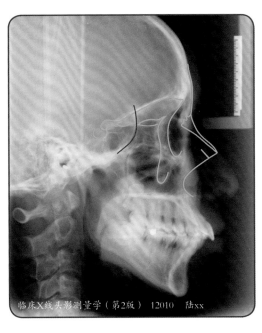

图 4-45 蝶骨大翼大脑面的描迹

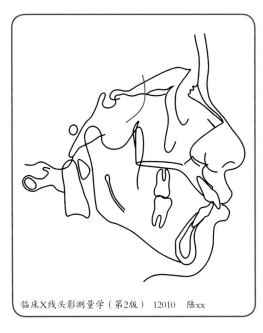

图 4-46 描迹图上的蝶骨大翼大脑面

在二维影像中常可见有两条骨影迹线与蝶骨板相交，而且有时并不规则，那么该取哪一条代表蝶骨大翼大脑面呢？作者认为由于蝶骨大翼大脑面并不位于头颅正中矢状平面上，而是位于左右两侧，因此呈现双重影像，虽然双重影像有时并不规则，但仍应均分取中，当然重要的是先确定两侧标志点（W. 或 SE.），然后取中点。描迹线应描于影迹线的后表面（左表面）（图 4-48）。

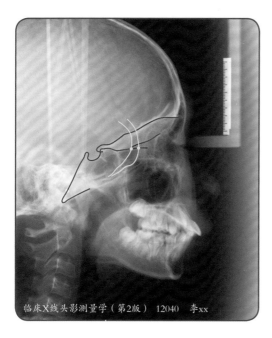 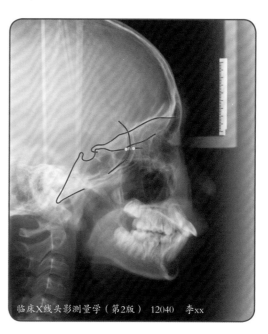

图 4-47　蝶骨大翼大脑面与筛状板相交点为 SE 点。双重影像应先将左右两侧标志点都定点　　图 4-48　均分取中确定 SE 点，然后画出影迹线

十三、翼上颌裂

翼上颌裂（pterygomaxillary fissure）又称为翼腭窝（pterygopalatine fossa）（图 4-49～图 4-51），通常位于蝶骨大翼大脑面的下方，由蝶骨翼外板和上颌骨后缘构成。两者骨影迹下端相交点即为翼上颌裂点（Ptm.）。而上颌骨后缘影迹继续下行，与上腭部后端致密白色影像相交，即为后鼻棘点（PNS.）。

在定位侧位影像中，翼上颌裂通常呈双影（图 4-52），描迹定点时应均分取中。翼上颌裂作为由蝶骨翼板和上颌骨后缘构成的裂隙，描迹线应描于两者骨影迹的内表面上。

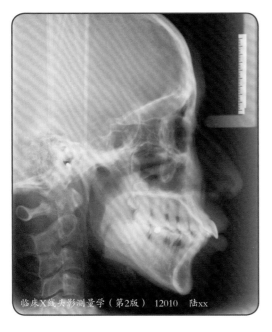

图 4-49　定位侧位影像对照图

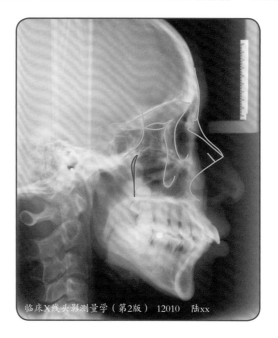

图 4-50　翼上颌裂的描迹

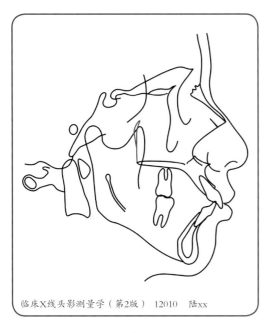

图 4-51　描迹图上的翼上颌裂

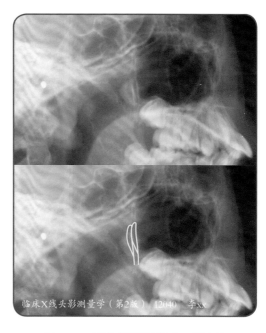

图 4-52　翼上颌裂通常呈双重影像

十四、后床突

后床突（posterior clinoid process）（图 4-53～图 4-56）与垂体窝一样位于头颅正中矢状平面上。其位置正处于垂体窝后上口部，一般朝上或呈向上向前突起，形似鞍状。蝶鞍可能由此而得名。描迹线应描于其骨影迹的外表面上。

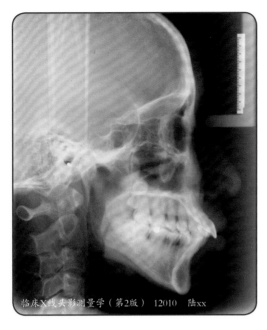

图 4-53　定位侧位影像对照图

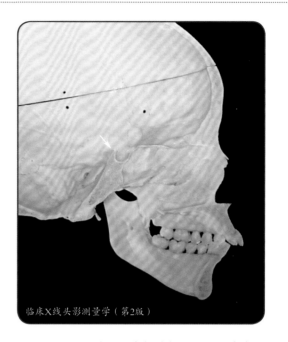

图 4-54　干头骨正中矢状剖面可见后床突

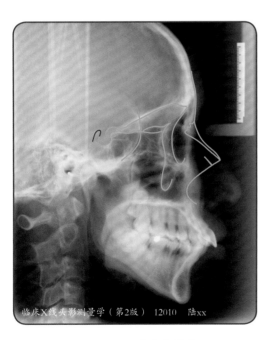

图 4-55　后床突的描迹

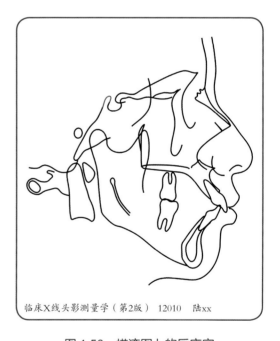

图 4-56　描迹图上的后床突

十五、蝶枕斜坡

蝶枕斜坡（clivus of sphenoid bone and occipital bone）（图 4-57～图 4-60），从垂体窝后床突往下后方向形成的一斜坡，与枕骨基部影迹线相交于颅底点（basion，Ba.）。蝶枕斜坡有称为蝶骨斜坡，也有称为枕骨斜坡，但严格讲应称为蝶枕斜坡。从后床突沿斜坡往下行约 1/3 处有一裂缝，与斜坡几乎成垂直，为蝶枕联合（spheno-occipital synchondrosis）。此为颅底的重要生长发育结构，以此为界，斜坡的上 1/3 为蝶骨，下 2/3 为枕骨，总称为蝶枕斜坡。蝶枕斜坡从后床突下行，其影迹应该位于外耳道影像之前方，而不会在外耳道后方。

斜坡在头骨正中矢状剖面上可清楚看到，而在头影像上有时略显模糊。但根据其解剖走向仔细辨认，还是能捕捉到其影迹的，而颅底点可根据其与枕骨髁突前上端的骨皮质影迹的恒定解剖位置关系去辨认定位。蝶枕斜坡的描迹线应顺其走势描于其骨影迹线的外表面。

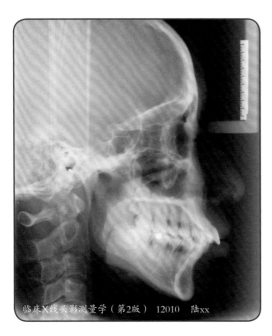

图 4-57　定位侧位影像对照图

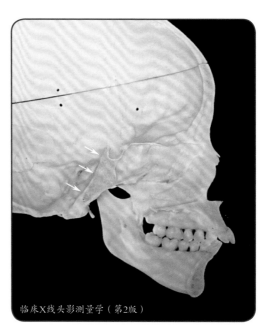

图 4-58　干头骨正中矢状剖面可见蝶枕斜坡

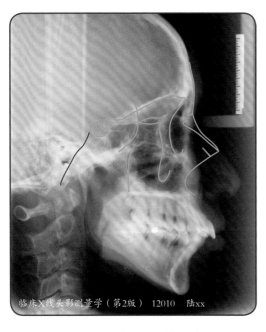

图 4-59　蝶枕斜坡的描迹

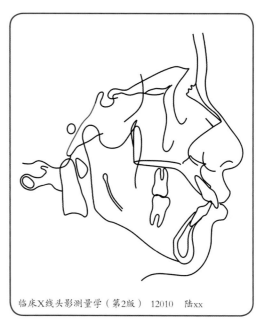

图 4-60　描迹图上的蝶枕斜坡

十六、枕骨基部

枕骨基部（basal part of the occipital bone）（图 4-61～图 4-64）又称为外穹窿（outside vault）。在二维影像中从与蝶枕斜坡相交点——颅底点出发，往上前方向延伸，有时易与定位仪耳杆弧形影迹相混，需注意区别。其延伸影迹与下颌髁突后颈部相交，交点为关节点（Ar.）。其骨质影迹一路向前上，似乎与蝶骨大翼大脑面（内穹窿）相接，实际上在头颅三维结构中两者并不相接。在干头骨正中矢状剖面上，可清楚看到枕骨基部。描迹线应描于其向下的外表面上。枕骨基部虽称为外穹窿，但其位于头颅正中矢状平面上，而与呈左右两侧的蝶骨大翼大脑面（内穹窿）并不相交，故两者的描迹线不应上下相连接在一起。

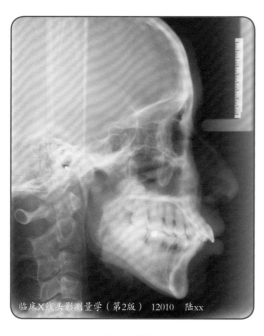

图 4-61　定位侧位影像对照图

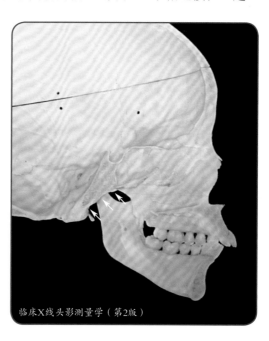

图 4-62　干头骨正中矢状剖面可见枕骨基部

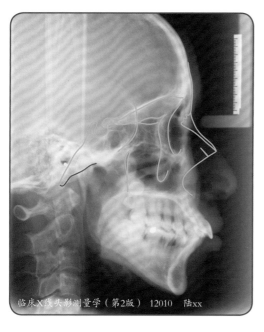

图 4-63　枕骨基部的描迹

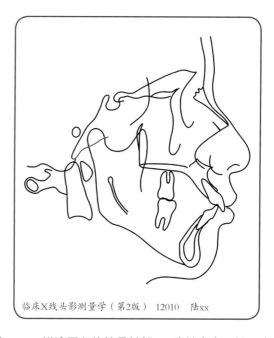

图 4-64　描迹图上的枕骨基部，又称外穹窿。其描迹线不应与蝶骨大翼大脑面（内穹窿）相接

十七、外耳道

外耳道（external acoustic meatus）（图 4-65～图 4-68）位于下颌髁突与蝶枕斜坡的后方，其高度略高于髁突顶部约 1mm，常显双重影像，需均分取中。在辨认描迹时，需与耳塞影像、内耳道影像区分（图 4-69）。耳塞影像多位于外耳道前下方，呈致密结构的阻射线，也有呈机械性圆圈，易区别。外耳道是一通道，影像一般呈阴影。而内耳道位于外耳道上偏后方，其影像也呈阴影，通常比外耳道小。外耳道最上点即为耳点（porion，P.）。描迹线应描于外耳道的内表面上。

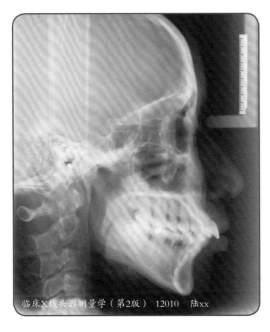

图 4-65　定位侧位影像对照图
外耳道呈阴影，常显双重影像

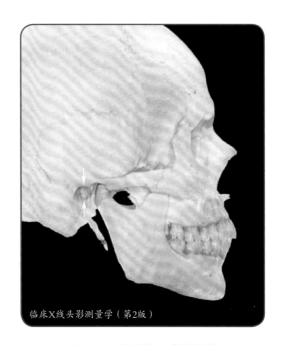

图 4-66　干头骨上的外耳道

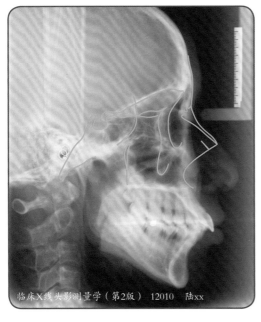

图 4-67　外耳道的描迹

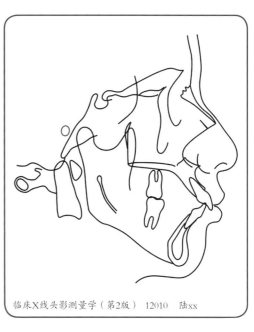

图 4-68　描迹图上的外耳道

在辨认外耳道时还要注意以下两个问题（图 4-70）：

一是在外耳道内有左、右和上三个阴影区，分别为耳蜗窗、鼓室岬和前庭窗。其阴影比实际的外耳道要小很多，应避免将某一阴影区误认为整个外耳道。

二是由于 X 线片上左右外耳道常有双重影像，而且常有重叠影像。不要将两侧外耳道的重叠部分误认为整个外耳道。

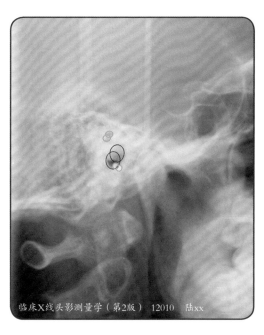

图 4-69　外耳道需与耳塞影像、内耳道影像区分

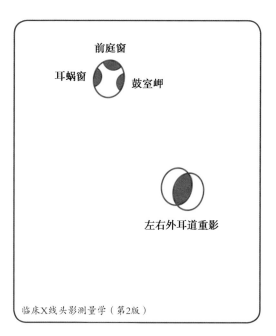

图 4-70　左上图示左、右、上阴影区分别为耳蜗窗、鼓室岬和前庭窗，右下图示重叠部分不是整个外耳道

十八、枕骨髁突

从 X 线定位侧位片的二维影像来看，枕骨髁突（occipital condyle）（图 4-71～图 4-74）位于颅底点的下方，其骨皮质影迹呈北斗星状，前缘向上与枕骨基部影像相交，略前于颅底点，通常不直接与颅底点相接。枕骨髁突后切迹的最凹点即为 Bolton 点，以纪念 Bolton 家族的贡献。描迹线应描于枕骨髁突骨皮质影迹线的外表面上。

枕骨髁突从干头骨颏顶位来看，位于枕骨大孔两侧，其前缘略前于枕骨大孔前缘即颅底点，两者同位于颅底，关系恒定（图 4-75）。

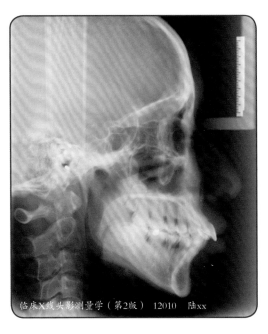

图 4-71 定位侧位影像对照图

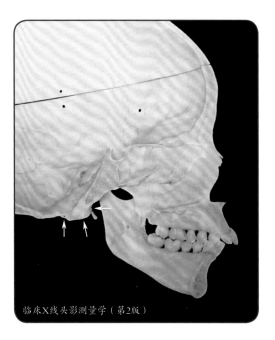

图 4-72 干头骨正中矢状剖面可见枕骨髁突

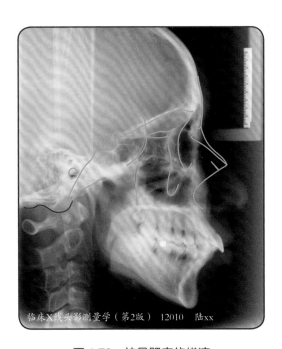

图 4-73 枕骨髁突的描迹

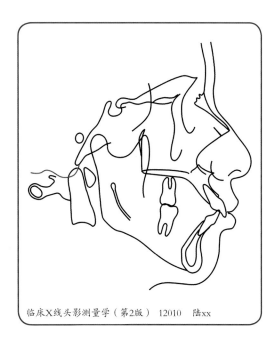

图 4-74 描迹图上的枕骨髁突

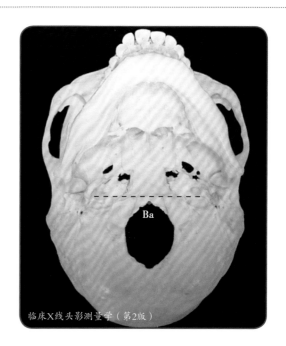

图 4-75　干头骨从颏顶位看,枕骨髁突位于枕骨大孔两侧,虚线为左右枕骨髁突前缘连线,可见其前缘略前于颅底点,两者均位于颅底,关系恒定

十九、上颌骨

在头影测量中,上颌骨(maxillary bone)(图 4-76～图 4-79)影像主要是指上腭部和上颌牙齿,它由以下几部分组成:其最前端为前鼻棘点(ANS.),此点的前后向位置有时较模糊,不易确定;从前鼻棘点向后下呈弧状延伸到上牙槽缘,其弧形凹陷部为上牙槽座,最凹点即为上牙槽座点(A.);上腭影像的最后端为后鼻棘点(PNS.),此点有时会被未萌出的第三磨牙牙胚影像所遮蔽,但循迹翼上颌裂之上颌骨后缘影迹下行线止于硬腭后部致密骨影迹,即为后鼻棘点。

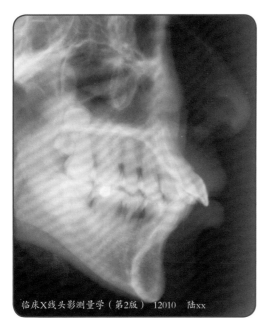

图 4-76　定位侧位影像对照图

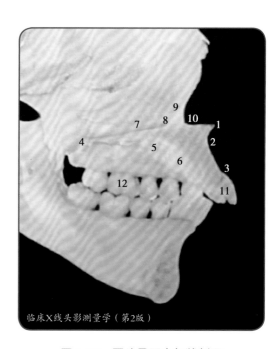

图 4-77　干头骨正中矢状剖面

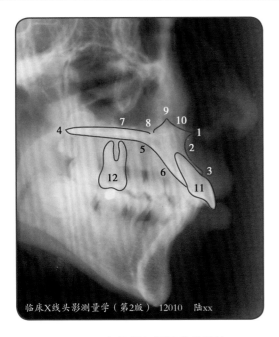

图 4-78　上颌骨各部影像的描迹

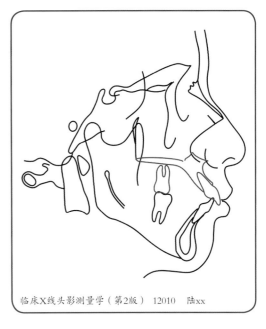

图 4-79　描迹图上的上颌骨各部描迹

1. 前鼻棘点　5. 硬腭部　　9. 鼻嵴
2. 上牙槽座　6. 上牙槽腭侧　10. 鼻切迹
3. 上牙槽缘　7. 鼻腔底　　11. 上颌中切牙
4. 后鼻棘点　8. 切牙神经孔　12. 上颌第一磨牙

　　从后鼻棘点往前，其下部影像为硬腭部，此部分为生长稳定部分，再往前下即为上牙槽腭侧部分，在二维侧位影像中，通常止于上颌中切牙釉牙骨质界或稍上方。

　　从后鼻棘点往前，其上部为鼻腔底部，再往前有一凹陷为切牙孔（incisive foramen），此为鼻腭神经之入口。切牙孔往前上一突起为鼻嵴（nasal crest），从鼻嵴往前下行呈弧形为鼻切迹（nasal notch），鼻切迹往前下行与腭中部前后向致密骨影迹或上牙槽座弧形影迹相交点，即为前鼻棘点。此处有两种描迹方法：一种是描迹切牙孔，然后沿着腭中部致密骨影迹上表面向前，一直描到前鼻棘点处；另一种是向上隆起描出鼻嵴及鼻切迹。两种方法都可以，但在前鼻棘点较模糊，前后向位置不易确定时，作者倾向于第二种描迹法，即借助鼻切迹走向确定前鼻棘点（图 4-80，图 4-81）。从前鼻棘点往后下到上牙槽缘为一弧状凹形的上牙槽座影迹，由于此部位骨质疏松，所以弧形影迹较难辨识，需适当调整灯光亮度仔细辨认。

　　上颌骨影像中还包括上颌中切牙和上颌第一磨牙影像。应挑选最前突位的上颌中切牙影像，而不必均分双重影像。因畸形而造成左右两侧上颌中切牙双重影像，需要时可分别描迹，也不必均分。其切端与根尖点连线常作为代表牙长轴的两个标志点。上颌第一磨牙近远中影像常有叠影，需均分取中确定牙冠近远中接触点，以及根分叉点。侧位片中牙齿的形态最难描好，需有一定的绘图经验。也可借助该患者清晰无重叠影像的全口牙位曲面体层片上的上颌第一磨牙进行描记，以此作为模板。

　　上颌骨各部的描迹线均应描于影迹的表面，因为此处各部位的标志点均位于组织结构的表面。

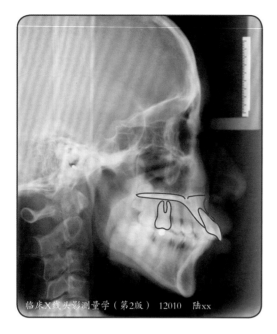

图 4-80　上颌骨的切牙孔描迹

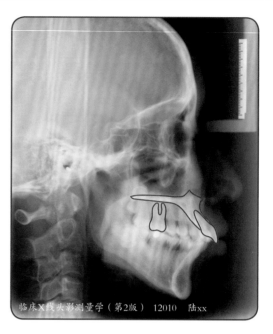

图 4-81　可借助鼻切迹走向确定前鼻嵴点

二十、下颌骨

下颌骨（mandibular bone）（图 4-82～图 4-85）最高处为髁突（condyle），其内侧为颞骨的致密骨板，由于影像重叠，加之左右两侧髁突双重影像，所以有时髁突影像不是很清楚。但一般来说髁突影像略低于眶耳平面（FH 平面）。在二维侧位影像中，髁突头略下方的前后两侧可见稍凹处，即为髁突颈（condyle neck）。

从前方髁突颈往前下的弧形为下颌切迹（mandibular notch），从下颌切迹往前上为喙突（coronoid process）。下颌切迹和喙突在头影像上并不十分清晰。描迹这两部分需十分熟悉解剖形态，并具有丰富的描迹经验，有时还需要发挥一定的想象力去进行构建。从喙突往下是下颌升支前缘（anterior border of ramus）。

而从髁突颈后方往下为下颌升支后缘（posterior border of ramus）。在二维侧位影像中，下颌升支后缘近髁突颈部与枕骨基部上行影迹相交点为关节点（articulare，Ar.）

下颌角（angle of mandible）为下颌升支后缘与下颌体下缘呈角形的移行部。下颌角处的标志点为下颌角点（gonion，Go.）。下颌体下缘前部与下颌联合部相接。由于左右两侧的放大误差不同，在定位侧位影像中，下颌升支后缘、下颌角及下颌体下缘后部常呈双重影像，需均分取中。

下颌正中联合具有致密的骨皮质，影像清晰。下颌正中联合前部和下部统称为颏部。有些白种男性在下颌正中联合的正中有一条很深的沟，把颏部分成了左右两部分。因此在侧位影像上颏部显示有两条甚至有三条影迹，后面一条为正中矢状面上的深沟，而前面两条影迹则为分成左右两半的颏部。颏前部往上为一呈弧形的凹曲面即为下牙槽座，在二维 X 线侧位影像中，其最高点止于下颌中切牙釉牙骨质界或下方，此处为下牙槽缘点（infradentale，Id.）。下牙槽座最凹点为下牙槽座点（supramental，B.）。在颏部还有颏前点（pogonion，Pog.）、颏下点（menton，Me.）、颏顶点（gnathion，Gn.）以及下颌正中联合的中心点（D 点）等标志点。而下颌正中联合的后缘常有凹陷和局部小隆突，这也是重要的重叠结构，应仔细描记。

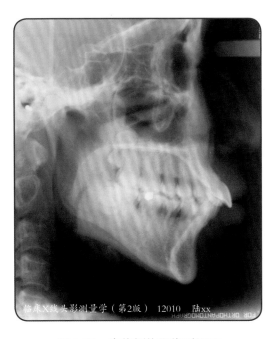

图 4-82 定位侧位影像对照图

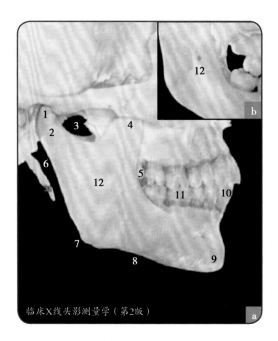

图 4-83 下颌骨的各部结构（a），下颌孔位于升支内侧（b）

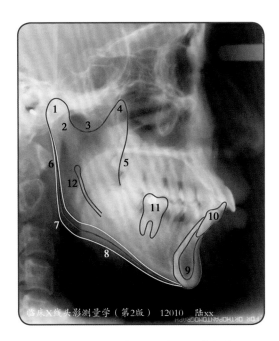

图 4-84 下颌骨各部影像的描迹与构图

1. 髁突	5. 升支前缘	9. 下颌正中联合
2. 髁突颈	6. 升支后缘	10. 下颌中切牙
3. 下颌切迹	7. 下颌角	11. 下颌第一磨牙
4. 喙突	8. 下颌体下缘	12. 下颌神经孔（管）

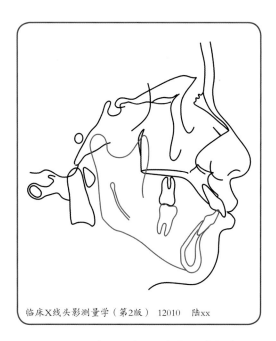

图 4-85 描迹图上的下颌各部描迹与构图

下颌中切牙与上颌中切牙一样，其影像常有叠影而不易辨认，重要的是选择最前突的中切牙，并确定其切端和根尖，因为此两标志点的连线代表牙长轴。在 Tweed 分析法中，下颌中切牙牙长轴与眶耳平面之交角 FMIA 是一核心指标，可见其重要性。

下颌第一磨牙近远中也常有叠影，均分确定好近远中接触点是第一步，再确定根分叉点。而要描好牙齿，特别是磨牙的形态则需要丰富的描迹经验。

在下颌有时还需要描迹下颌管（mandibular canal），在侧位影像中呈阴影，从升支内侧中部的下颌孔（mandibular foramen）开始往前下方向延伸。需要注意区别的是，此处有一些骨小梁也呈同样的走向，只是骨小梁呈致密骨影迹，而下颌管呈阴影。下颌管与下颌正中联合后缘一起有时会用于重叠比较法中的重叠区。在头影侧位像中，下颌管也常呈双重影像，需注意均分取中。

由于下颌各部的标志点，除下颌正中联合中心点（D 点）位于下颌体内，其他所有标志点均位于下颌各部的表面，所以描迹线也应描于其表面。此外，下颌正中联合内侧、下颌孔和下颌管，描迹线应描于其管腔的内表面。

二十一、枢椎与寰椎

严格来说，枢椎（axis vertebra）与寰椎（atlas vertebra）（图 4-86～图 4-88）并不属于颅颌面结构中的部分，但辨识组织结构有时需要考虑相互的解剖关系，所以也一并列入介绍。

在二维头影侧位影像中，枢椎位于枕骨髁突的下方。枢椎上部为枢椎齿突（odontoid process of the axis vertebra）。由于枢椎与颅底之间是活动结构关系，加之各人生理曲度不同，所以枢椎与颅底的位置关系多样，并不固定。枢椎齿突前方呈弓形的影迹是寰椎前弓（anterior arch of the atlas vertebra），枢椎齿突后方为寰椎，其后端则为后弓（posterior arch of the atlas vertebra）。描迹线应描于其外表面。

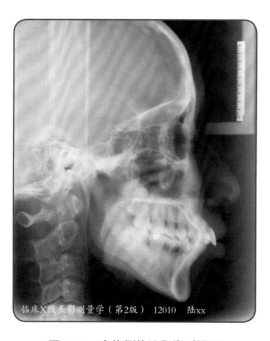

图 4-86　定位侧位片影像对照图

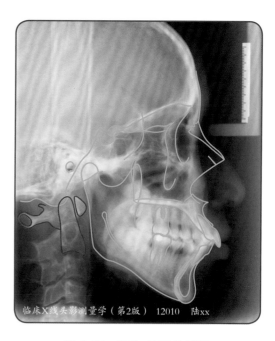

图 4-87　枢椎、寰椎的描迹

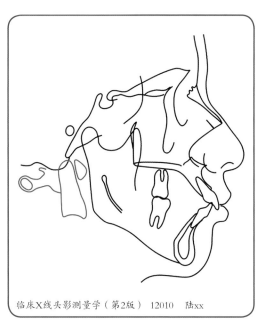

临床X线头影测量学（第2版） 12010 陆xx

图4-88 描迹图上的枢椎、寰椎

二十二、舌骨

舌骨（hyoid bone）的高低位置一般是处于第三、第四颈椎区间，其前部舌骨体的前后向位置大致与翼上颌裂处于同一垂直面上。舌骨后部，即舌骨大角呈向后向上倾斜。在侧位片上舌骨大角后部常呈双重影像。舌骨上没有常用的测量标记点，但可作为辨认解剖关系的参考结构（图4-89～图4-91）。描迹线描于其外表面。

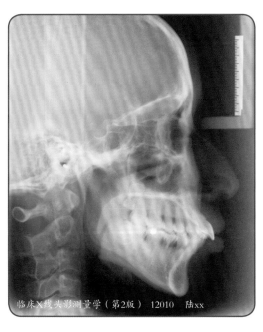

临床X线头影测量学（第2版） 12010 陆xx

图4-89 定位侧位片影像对照图

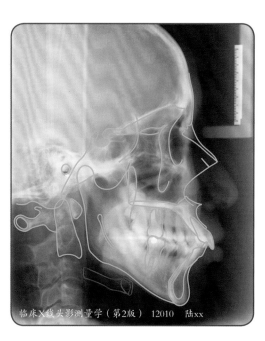

临床X线头影测量学（第2版） 12010 陆xx

图4-90 舌骨的描迹

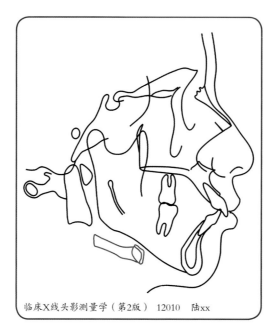

临床X线头影测量学（第2版） 12010 陆xx

图4-91 描迹图上的舌骨

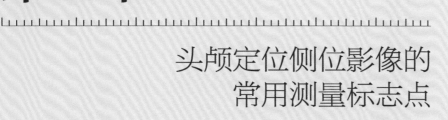

第五章

头颅定位侧位影像的
常用测量标志点

头影测量标志点（cephalometric landmarks）是用来构成一些平面及测量内容的定点，也可作为重叠比较法的重叠原点，其重要性不言而喻。因此，在应用头影测量技术时，对标志点定点的要求就是"精准"两字。

而在选用什么组织结构作为标志点时，当初一些学者提出了很多设想。比较一致的观点认为：理想的标志点应该是易于定位的解剖标志点，而且在生长发育过程中相对稳定，特别是作为基准平面的标志点。当然并不是所有标志点都能符合这两个要求，其中有些标志点就是由各学者提出的不同测量分析法而定的。即便如此，这些标志点也仍具有明确的定义。

头影测量标志点可分为两类：一类是解剖标志点，是真正代表颅颌面牙的一些解剖结构；另一类是引伸的标志点，是通过二维头影像上的解剖标志点引伸而得的，如两个测量平面延长引伸相交的标志点，如下颌角顶点（Go′）, 或者是在头颅三维结构中并不真正相交，而在二维影像中看作是重叠相交的点，如关节点（Ar.）。

在第一类解剖标志点中，又可依其解剖位置的不同而分为两类：一类位于头颅正中矢状平面上，如鼻根点（N.）、蝶鞍点（S.）、颅底点（Ba.）、前鼻棘点（ANS.）、后鼻棘点（PNS.）、上牙槽座点（A.）、上牙槽缘点（SPr.）、下牙槽缘点（Id.）、下牙槽座点（B.）、颏前点（Pog.）、颏顶点（Gn.）、颏下点（Me.）及下颌正中联合中心点（D 点）等。此外，还有软组织侧面轮廓上几乎所有的标志点。这些标志点因位于正中矢状平面上，无双重影像，也就不涉及均分取中的要求了。另一类解剖标志点则是位于头颅正中矢状平面的两侧成左右对映的点，如眶点（Or.）、耳点（P.）、翼上颌裂点（Ptm.）、Bolton 点（Bo.）、髁突点（Co.）、关节点（Ar.）、下颌角点（Go.）以及上下颌第一磨牙等。这类标志点由于左右组织结构放大误差不一致，在定位侧位片上呈双重影像，所以在定点和描图时应取左右影像的平均中点。

自 20 世纪 70 年代计算机 X 线头影测量的推广应用以来，这一技术就不仅包含测量内容，还发展为包含对颅面影迹的描迹，以便能更直观地对颅颌面牙各组织结构的变化进行观察。但是仅根据原有测量标志点进行描迹，得到的只是一种近似的颅面模块图。有些学者为了能更精确的描图，又增添了很多点。

但需要指出的是,这些点并无明确的定义,也就无法在不同个体重复,所以既无法用于群体样本平均面型的描绘,也不能在同一个体不同时期的头影影迹上重复。

对很多临床初学者来讲,学习运用头影测量技术最困难的就是尽管知道这些标志点的定义,但对在头影像上定位仍感困难。这主要是因为对头颅 X 线影像的解剖结构不熟,以及描图、定点的经验不足。本书尝试在头颅影像上直接定点,并与原影像进行对照,再配合干头骨定点和描迹图定点,四者相互对照,以期让读者能从对照比较中学会精准地定点。

另外,在定点时要注意,很多标志点的定义是在纵横方向上的"最突、最凹、最上、最下"。这就牵涉到一个方向问题,所谓"最突、最凹、最上、最下"是以什么作为方向的基准,Jacobson,Caufield 和 Johnston 均强调应以眶耳平面(Frankfort horizontal plane,FH 平面)为水平基准平面,或者称为横坐标。而且眶耳平面(FH 平面)是人类学会议确定的水平基准平面,所以在确定标志点时应以眶耳平面作为水平基准平面,或者称为横坐标。有些初学者会把 X 线片的四边当作水平或垂直线,这是不对的。因为眶耳平面并不一定与 X 线片边线呈平行或垂直状。特别是用经验目测法定点者,读片定点时一定要将眶耳平面假想连线摆放成与读片者呈十字垂直状,这样才能减小定点误差。

此外,在头影测量的长期发展过程中,专家学者们不断探索,提出了很多标志点的定位方法,这是十分必要的。但是长期的积累也造成了同一标志点有多种不同定位法,所定标志点位置差异也很大,测量结果无可比性,这势必造成使用者的混乱。作者尝试从标志点的定义、解剖学意义、测量学意义和便利性出发,来分析评判各种定点方法,以求统一认识,减小由于定点方法的不同,而造成标志点定位不一致的测量误差。

一、常用颅部标志点

常用颅部标志点除耳点外，均位于头颅正中矢状平面上，因此在定位侧位片头影像上不会有双重影像。

1. **鼻根点**（nasion，N.） 鼻额缝阴影的最前点（图 5-1～图 5-4）。

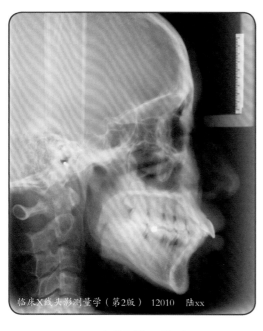

图 5-1　定位侧位影像对照图

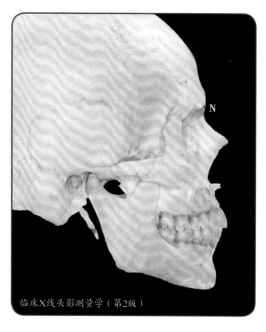

图 5-2　干头骨上的鼻根点（N.）

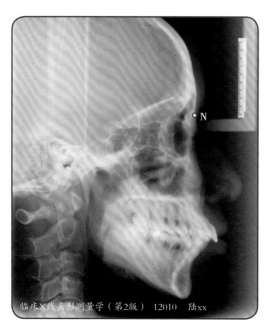

图 5-3　鼻根点（N.）

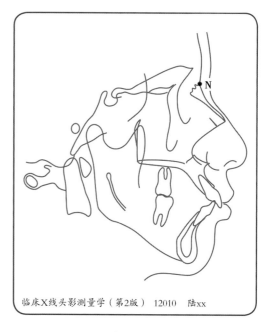

图 5-4　描迹图上的鼻根点（N.）

位于沿额骨骨皮质影迹表面往下一小"缺口"，此即为鼻额缝阴影的最前端这是前颅底部的标志点，位于头颅正中矢状平面上，它既是额骨与鼻骨的分界点，也是面部与颅部的交接处。鼻根点是很多包括基准平面、测量平面和测量项目的重要构成点。有些初学者要在 X 线侧位影像上寻找并确定该标志点会感到困难，这是因为他们以为既然是鼻额缝的最前点，那就先去找鼻额缝。但是鼻额缝是一条形态不规则的骨缝，在头影像上从后下往前上呈一条锯齿状的阴影，显示并不十分清楚。因此，借助寻找鼻额缝去确定鼻根点就会感到困难。其实寻找并确定鼻根点有以下三种方法：首先可以尝试从额骨表面往下寻找。由于额骨骨质致密，表面光滑，影像十分清晰。沿额骨表面往下可遇到一小缺口，此所谓"缺口"即鼻根点（N.）。第二种方法即是寻找额骨外表面和鼻骨外表面，可发现通常额骨表面呈上下走向，而鼻骨呈向前向下走向，两者构成一大的钝角，其角顶端即为鼻根点。第三种方法还是从额骨往下寻找，由于额骨骨质致密呈白色影像，而鼻骨相对较薄呈灰白色，两者相交处即为鼻额缝，其最前端即为鼻根点。需要注意的是，有些人在鼻根眉间表面有较粗壮的皱眉肌，其下结缔组织较紧密地覆盖在鼻根眉心部位，其影迹易混淆鼻骨。解决方法是紧贴额骨光滑表面往下寻找"小缺口"，不为其表面的结缔组织影迹干扰。

2. **蝶鞍点**（sella，S.）　位于垂体窝，即蝶鞍影像的中心点（图 5-5～图 5-8）。需要注意的是垂体窝影像并不包含前床突与后床突。

这是常用的一个颅部标志点，位于头颅正中矢状平面上，在侧位影像上较易定位。在生长发育过程中位置较为稳定，因此是构成基准平面和很多测量项目的基准点，也常作为颅底重叠的原点。

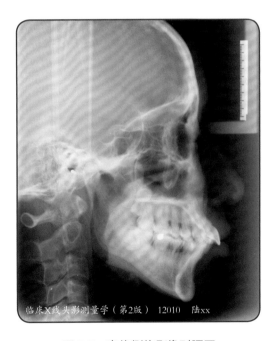

图 5-5　定位侧位影像对照图

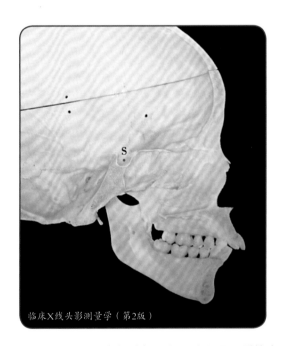

图 5-6　干头骨正中矢状剖面上可清晰见到垂体窝（蝶鞍）

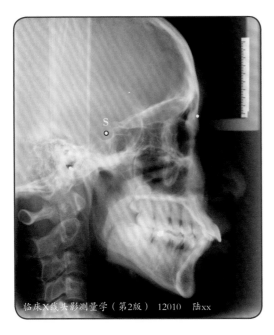

图5-7 蝶鞍点(S.)
位于垂体窝(蝶鞍)中心点

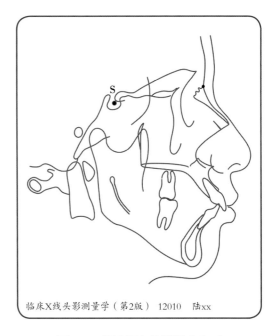

图5-8 描迹图上的蝶鞍点(S.)

3. **耳点**(porion, P.) 外耳道阴影的最上点(图5-9~图5-12)。

这是构成眶耳平面(Frankfort horizontal plane, FH平面)的标志点之一。由于其并不位于头颅正中矢状平面上,加之其为一通道,因此,在侧位头影像上常呈双重圆形或椭圆形阴影。由于两侧影像的局部重叠,有时圆形阴影并不十分清晰和规则,定点时应该注意取双重影像上耳点的平均中点。

过去由于X线片条件的限制,外耳道影像十分模糊,因此有许多学者只好改用定位仪耳塞影像之最上点来代表,只能称为机械耳点。而由解剖外耳道的最上点构成的平面才是大家公认,并由第13届人类学大会确定的水平基准平面。

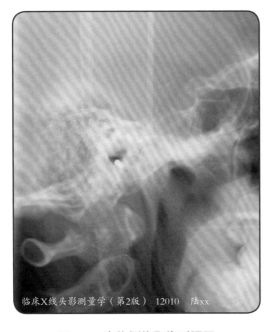

图5-9 定位侧位影像对照图

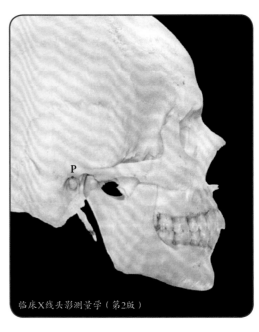

图5-10 干头骨上的耳点(P.)

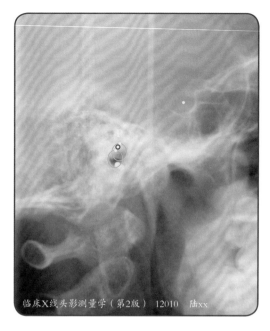

图 5-11　均分两侧外耳道顶点连线,取中点即为耳点(P.)

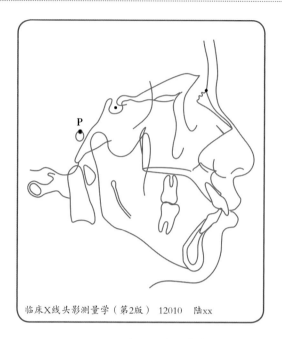

图 5-12　描迹图上的耳点(P.)

　　在耳点定位时,一定要注意将外耳道影像与机械耳塞影像及内耳道影像加以区别。头颅定位仪上的耳塞,由于其质地致密,在头影像上呈白色小圆点,也有呈圆圈状,形态规则容易区别。而内耳道虽也呈圆形阴影,但通常远较外耳道阴影为小,且位于外耳道阴影的上后方(图 5-13)。

　　确定耳点也可依照耳点、眶点与髁突顶部三者的解剖关系来帮助定点。Johnston 发现耳点与眶点连线,即眶耳平面(FH 平面)高于髁突顶约 1mm,其误差率仅 1/1 000。那么如果能确定眶点和髁突顶部,就可从眶点向后作高于髁突顶部约 1mm 的直线,可帮助寻找确定耳点(图 5-14)。依此原理,只要知道其中二个点,就可帮助寻找第三个点。

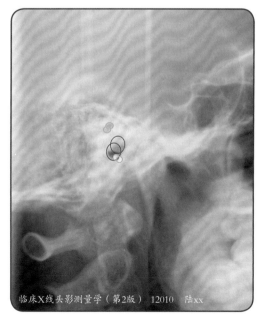

图 5-13　注意区分解剖外耳道的耳点(P.)与机械耳塞及内耳道影像

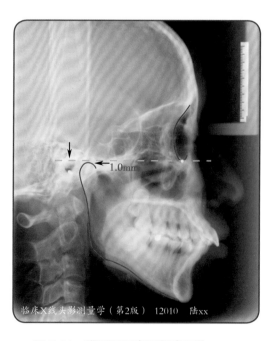

图 5-14　眶耳平面高于髁突顶约 1mm

4. 颅底点（basion，Ba.） 蝶枕斜坡与枕骨基部的相交顶端（图5-15～图5-18）。

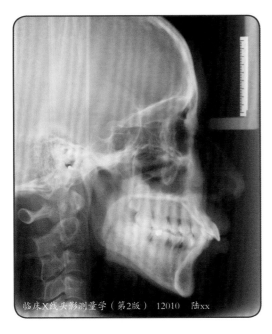

图 5-15 定位侧位影像对照图

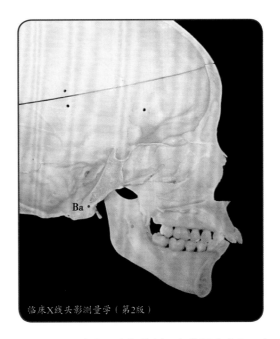

图 5-16 干头骨正中矢状剖面上的颅底点（Ba.）

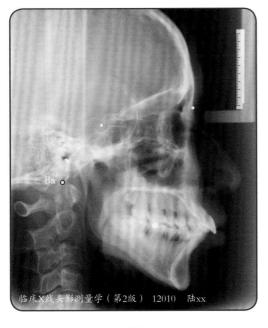

图 5-17 颅底点（Ba.）
位于蝶枕斜坡与枕骨基部相交之顶端

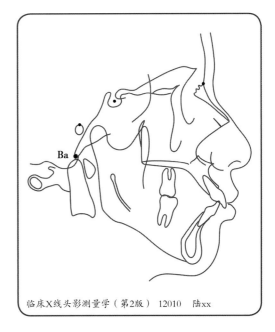

图 5-18 描迹图上的颅底点（Ba.）

此点位于头颅正中矢状平面上。从干头骨的颏顶位观察，可以看到该点位于枕骨大孔前缘正中最前点。常作为后颅底的标志点。在头颅定位侧位影像上是蝶枕斜坡与枕骨基部相交的顶端。有时其影像会被头颅定位仪耳杆、耳圈影像所干扰。

循迹方法：有学者建议先找到枢椎，从枢椎齿突对应上去，去寻找颅底点，此方法多数情况下可用。但由于枢椎与颅底并不是固定关系，而是活动结构关系，且各人颈椎的生理曲度也不尽相同，所以此方法有时并不十分可靠（图5-19，图5-20）。

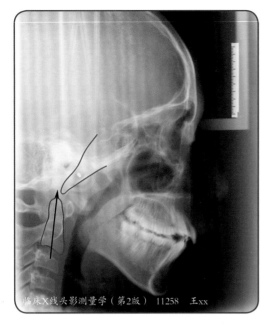

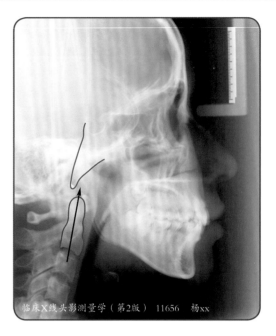

图 5-19 枢椎与颅底并不是固定关系,且各人颈椎的生理曲度也不尽相同,枢椎齿突对应上去并不一定是颅底点。此Ｘ线片示枢椎齿突对应上去在颅底点后方

图 5-20 Ｘ线片示枢椎齿突对应上去在颅底点(Ba.)的前方

作者建议:先寻找头影像上枕骨髁突的骨皮质影迹,位于颅底后下方,呈北斗星座形。由于枕骨髁突固定在枕骨大孔的两侧,与颅底点关系恒定,其上前缘略前于枕骨大孔前缘,也即略前于颅底点的位置。在侧位影像上可发现枕骨髁突上前缘的影迹向上与枕骨基部下端相接,而颅底点则位于其略后位。

5. Bolton 点(Bo.) 位于枕骨髁突后切迹的最凹点(图 5-21～图 5-24)。

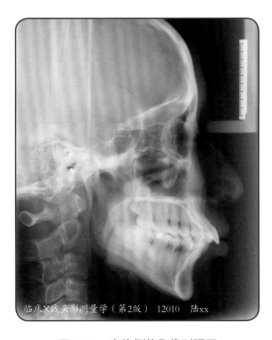

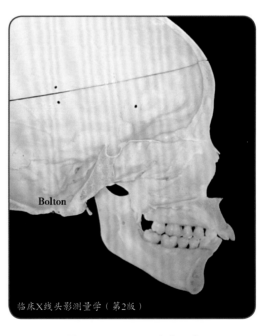

图 5-21 定位侧位影像对照图

图 5-22 Bolton 点(Bo.)
位于干头骨枕骨髁突后切迹的最凹点

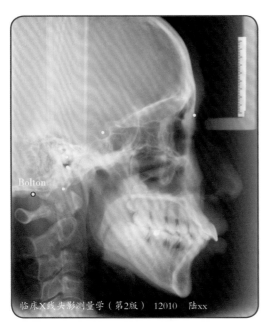

图 5-23 Bolton 点（Bo.）
位于枕骨髁突后切迹的最凹点

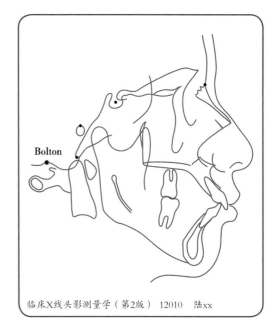

图 5-24 描迹图上的 Bolton 点（Bo.）

这是以 Bolton 家族姓氏命名的标志点。位于头颅正中矢状平面两侧，所以也呈双重影像。但由于该结构位于枕骨大孔两侧，相隔距离较小，所以放大误差也较小。Bolton 点是 Bolton 平面和 Bolton 三角的重要构成点。

6. W 点 蝶骨大翼大脑面与蝶骨板相交点（图 5-25～图 5-27）。

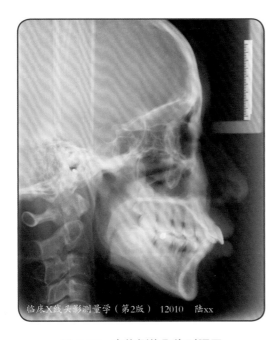

图 5-25 定位侧位影像对照图

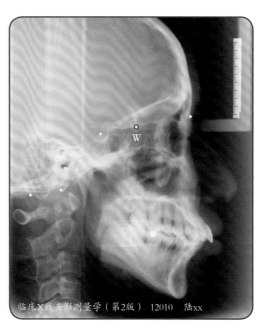

图 5-26 W 点
蝶骨大翼大脑面与蝶骨板相交点

蝶骨大翼大脑面又称为内穹窿，W点即内穹窿与蝶骨板相交点。有些个体则与筛状板相交，则称为SE点（图5-28）。可将这两个点视为同一标志点，此标志点影像较清晰。又由于其处于前颅底中部，生长发育过程中较为稳定，所以常作为重叠比较法的原点或变化比较点。

由于蝶骨大翼大脑面常呈双重影像，应均分取中。但需注意的是此均分中点应位于蝶骨板或筛状板的上表面上，而不是左右两侧W点连线的中点。

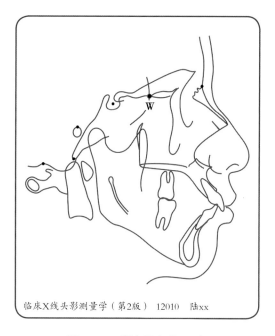

图5-27 描迹图上的W点

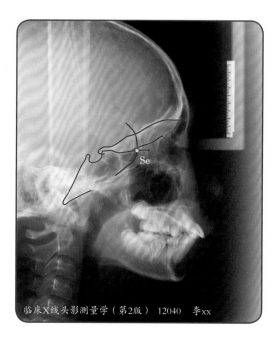

图5-28 SE点

蝶骨大翼大脑面与筛状板相交的点

二、常用中面部标志点

1. **眶点**（orbitale，Or.） 眶下缘的最低点（图5-29～图5-32）。

眶点为构成眶耳平面（FH平面）的重要标志点之一。由于左右眼眶并非处于头颅正中矢状平面上，两侧放大误差不一样，所以在X线头影侧位片上常呈双重影像，故需先仔细描迹左右两侧的眶侧缘和眶下缘，再分别确定左右两侧的眶点，然后将两侧眶点连线取中，即为标志点。

有些初学者感觉定眶点有困难，其实只要按前面章节的对照描述所言，熟悉二维影像的解剖结构，辨认出眶侧缘、眶下缘和眶内侧缘的影迹，定点是顺理成章的事情。也有学者建议依照各组织结构的相互解剖关系来帮助定点。如眶点、耳点和髁突顶部三者之间存在高度相关的位置关系，即眶点和耳点连线约高于髁突顶部1mm。因此，只要知道耳点与髁突顶部，从耳点向前画出高于髁突顶部1mm的水平线，可帮助寻找眶点（图5-33）。Johnston发现三者的这种位置关系，其误差率仅为1/1 000。

需要提醒初学者注意的是，在描迹眶侧缘时，不要错把颞下窝前壁当作眶侧缘（图5-34），颞下窝前壁在眶侧缘的后方，其骨质致密阻射而呈白色影迹，与下方的颧牙槽嵴会上下很顺畅的曲形相连，这是区别眶侧缘的一个重要特征。眶侧缘描错了，下面顺势相连的眶下缘也易跟着出错，影响眶点的准确性。

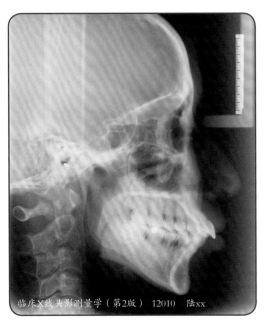

图 5-29　定位侧位影像对照图

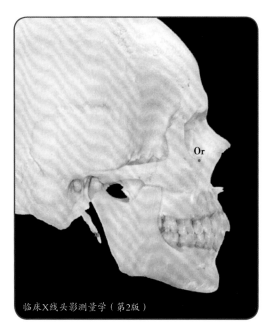

图 5-30　干头骨上的眶点（Or.）

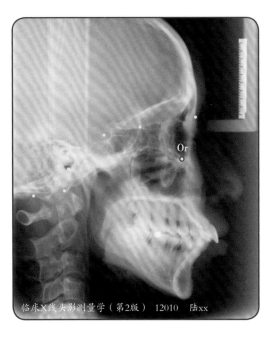

图 5-31　眶点（Or.）
眶下缘的最低点，双重影像需均分取中

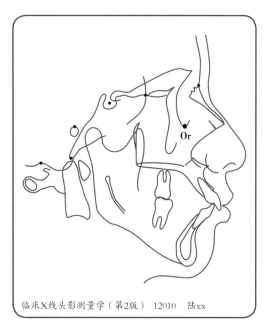

图 5-32　描迹图上的眶点（Or.）

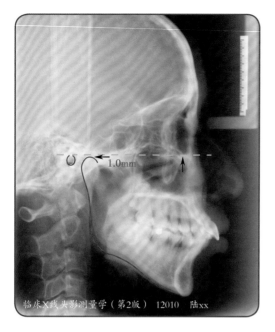

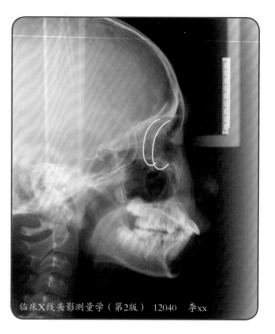

图 5-33　根据眶耳平面与髁突顶三者之间的解剖关系寻找眶点

图 5-34　有些初学者易把颞下窝前壁当作眶侧缘，这是错误的

2. 翼上颌裂点（pterygomaxillary fissure，Ptm.）　翼上颌裂轮廓的最下点（图 5-35～图 5-38）。

由于翼上颌裂（又称为翼腭窝）是由蝶骨翼外板和上颌骨后缘所构成，所以此标志点也提供确定了上颌骨的后界，同时也可帮助确定上颌磨牙在上颌骨上的前后位置。

又由于翼上颌裂位于正中矢状平面两侧，常呈双重影像，应均分取中。

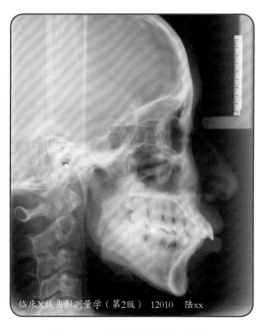

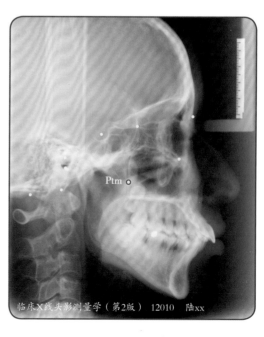

图 5-35　定位侧位影像对照图

图 5-36　翼上颌裂点（Ptm.）
翼上颌裂的最下点

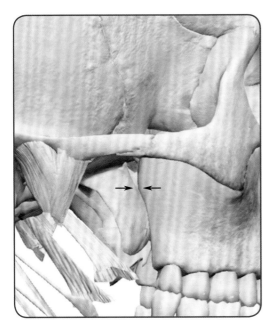

图 5-37 侧位干头骨上之翼上颌裂

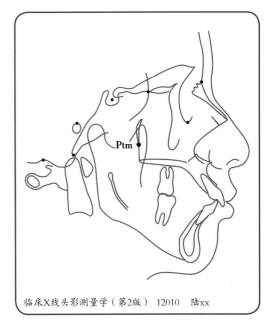

图 5-38 描迹图上的翼上颌裂点

3. 前鼻棘点（anterior nasal spine，ANS.） 前鼻棘的顶端（图 5-39～图 5-42）。

此点位于头颅正中矢状平面上，常作为确定腭平面的两个标志点之一，也有人将其作为上颌骨的前界来测量上颌骨的长度。由于此处骨质较薄且疏松，所以 X 线片上显示的影迹不十分清晰，很多初学者感觉很难确定该标志点。作者建议分两步走：先在上颌骨前部找到腭中水平向致密白色骨影迹，前鼻棘点就在此骨影迹上。然后借助隆起的鼻嵴（nasal crest），从鼻嵴往前下沿着呈凹形的影像（鼻切迹，nasal notch）向前下行，其与腭中呈前后水平向骨影迹（白色）或上牙槽座弧形影迹前上部相交处来确定前鼻棘点的前后向位置（图 5-43）。需要注意的是，有时鼻切迹表面附有一些较厚实的结缔组织，不太容易看清鼻切迹呈凹状弧形影像，仔细辨认可看到鼻切迹表面隐约有呈凹形的一条阴影，此即鼻切迹的外形。

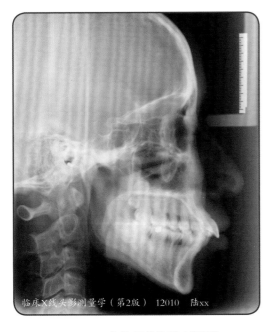

图 5-39 定位侧位影像对照图

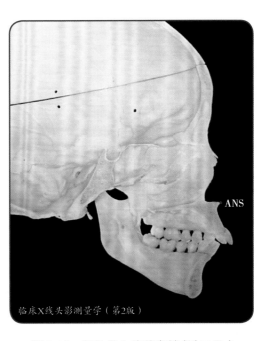

图 5-40 干头骨上的前鼻棘点（ANS.）

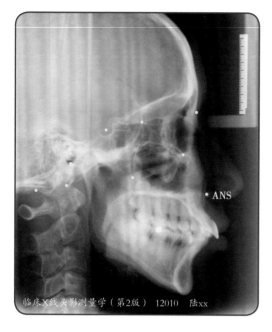

图 5-41　前鼻棘点(ANS.)

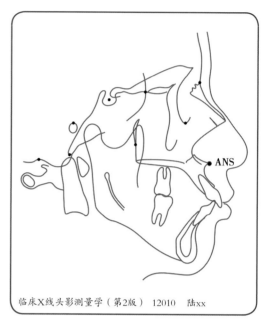

图 5-42　描迹图上的前鼻棘点(ANS.)

图 5-43　从鼻嵴沿着呈凹形的鼻切迹向前下行,与腭中呈前后水平向白色骨影迹或上牙槽座弧形影迹前上部相交处,即为前鼻棘点(ANS.)。箭头所指可见鼻切迹表面有一呈凹形的阴影,即为鼻切迹的外形

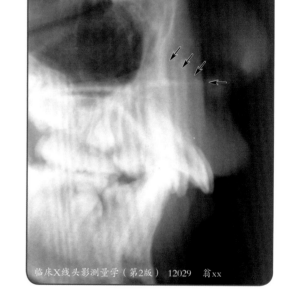

4. 后鼻棘点(posterior nasal spine,PNS.)　硬腭后部骨棘的顶端(图 5-44～图 5-47)。

此点位于头颅正中矢状平面上,为确定腭平面的两个标志点之一。从干头骨的额顶位观察上腭部,可清楚看到硬腭后部正中处有一向后突出之骨棘,骨棘顶端即为后鼻棘点。但在侧位影像上有时会被未萌出的第三磨牙牙胚所遮蔽,可循翼上颌裂前界的上颌骨后缘影迹下行,该下行影迹与硬腭致密骨影迹相交点,即为头影测量的后鼻棘点(PNS.)。

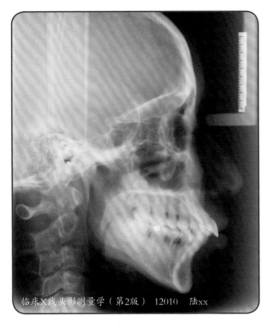

图 5-44 定位侧位影像对照图

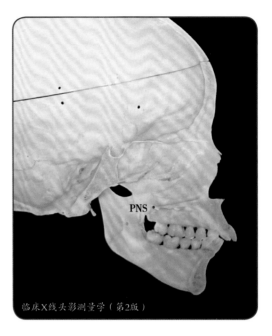

图 5-45 干头骨上可见硬腭后部向后突出的骨棘顶端

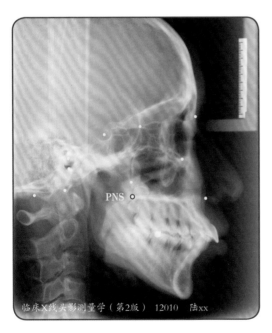

图 5-46 后鼻棘点（PNS.）

硬腭后部骨影迹与翼上颌裂之上颌骨后缘下行影迹相交之点

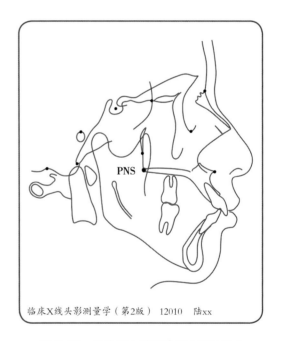

图 5-47 描迹图上的后鼻棘点（PNS.）

5. **上牙槽座点**（subspinale，A.） 前鼻棘点与上牙槽缘点间的骨部最凹点（图 5-48～图 5-51）。

上牙槽座点位于头颅正中矢状平面上，在人类学中又称为鼻棘下点（subspinale），代表上颌前部前后向位置。

上牙槽座点的定位应以眶耳平面（FH 平面）为基准，从眶耳平面作垂线，该垂线与前鼻棘点和上牙槽缘点间骨最凹处相切的切点为上牙槽座点（图 5-52）。这里要注意的是，如果相切不是一个点，而是一段切线，则取该相切的切线段的中点。此原则也同样适用于其他以切线取点的定点方法。但也有个别情况，FH 平面的垂线并不能与之相切。在这种情况下，就连接前鼻棘点（ANS.）与上牙槽缘点（Spr.）推其平行线与该部骨最凹处相切之切点。

　　确定上牙槽座点的困难有时在于上牙槽座区域骨质均较疏松，无致密骨皮质，加之有些人上唇组织和系带结缔组织较厚实，故整个上牙槽座影迹模糊而难以辨认。当然这还是跟描图人的读片能力和经验有关。描图人应仔细地从不同角度去辨认，有时可调整描图灯的亮度和读片的距离，同时，多看、多描终能取得丰富而精准的定点经验。

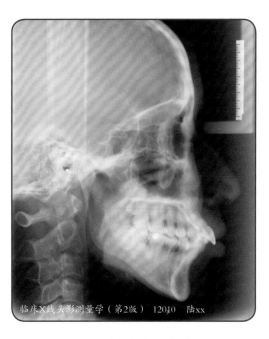

图 5-48　定位侧位影像对照图

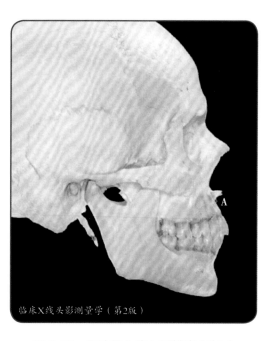

图 5-49　干头骨上的上牙槽座点（A.）

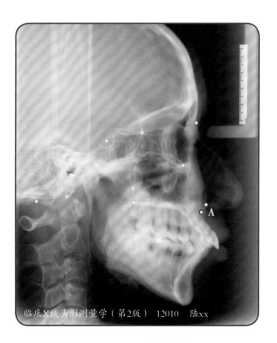

图 5-50　上牙槽座点（A.）

前鼻棘点与上牙槽缘点间的骨部最凹点

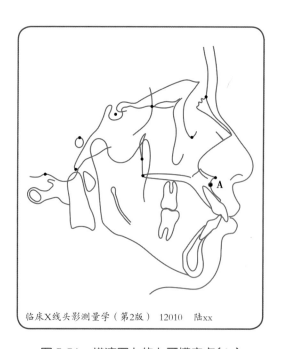

图 5-51　描迹图上的上牙槽座点（A.）

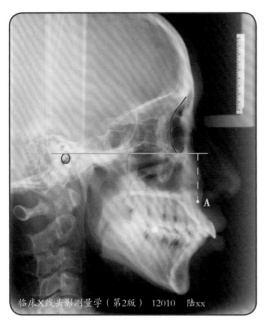

图 5-52 上牙槽座点（A.）

以眶耳平面（FH 平面）为基准，作垂线与该部骨最凹处相切的切点

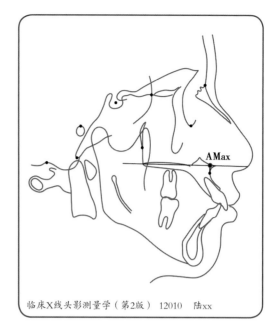

图 5-53 描迹图上的前上颌点（AMax.）

6. **前上颌点**（anterior maxillary，AMax.） 从上牙槽座点（A.）向腭平面作垂线的垂足（图 5-53），此点为非解剖标志点，用于测量上颌长度。

7. **上牙槽缘点**（superior prosthion，SPr.） 唇侧上牙槽突的最前下点（图 5-54～图 5-57）。

此点大致位于头颅正中矢状平面上，在二维侧位影像中，通常位于最前突位上颌中切牙的釉牙骨质界处或稍上方，用于测量上牙槽高度和突度，有时也用于帮助确定其他标志点，如 A 点。但它的缺点是易吸收和随着上颌中切牙矫治时的移动而变位，故用它帮助确定矫治前后的 A 点就缺少可比性了。

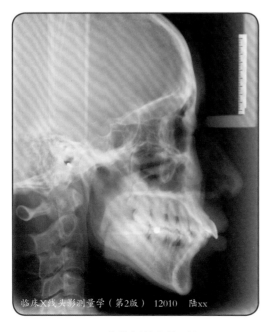

图 5-54 定位侧位影像对照图

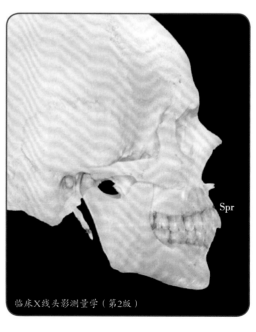

图 5-55 干头骨上的上牙槽缘点（SPr.）

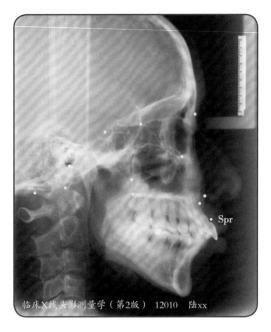

图 5-56　上牙槽缘点(SPr.)
唇侧上牙槽突的最前下点

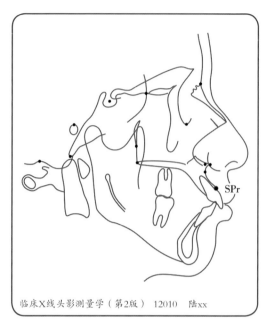

图 5-57　描迹图上的上牙槽缘点(SPr.)

8. 上颌中切牙点(upper incisor, UI.)　最前位的上颌中切牙切端(图 5-58～图 5-61)。

Björk, Moyers 等认定当左右上颌中切牙因放大误差不一致,造成双重影像时,应取最前突位上颌中切牙切端作为上颌中切牙点,而不必均分取中点。这是一种很特殊的情况。

同样,Johnston 等在其均分法中详细讲解了各组织结构的均分方法,甚至包括磨牙的均分,唯独没有讲上下颌中切牙的均分。是否也可以理解为 Johnston 也同意上下颌中切牙标志点的定义。

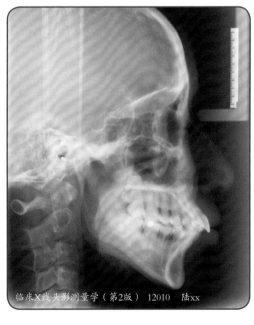

图 5-58　定位侧位影像对照图

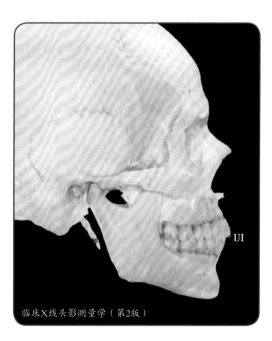

图 5-59　干头骨上的上颌中切牙切点(UI.)

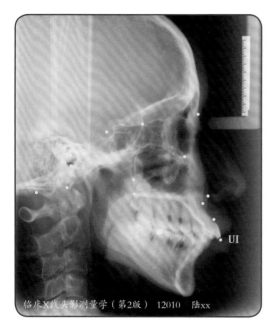

图 5-60　上颌中切牙点（UI）

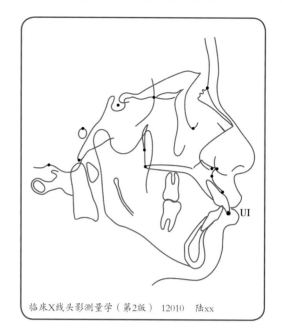

图 5-61　描迹图上的上颌中切牙切点（UI.）

最前位的上颌中切牙切端,而不是均分左右上颌中切牙切端再取中

　　作者在 1991 年出版的《口腔 X 线头影测量理论与实践》一书中持同样的观点。作者还认为若是左右上颌中切牙不是因放大误差,而确实是因畸形移位产生的双重影像,为真实情况的反映,若有需要也可同时将左右上颌中切牙分别如实描迹。在估算内收所需间隙时可分别计算,也可均分计算。

　　一般上颌中切牙点的测量有两种用途:一种是以此点与根尖相连代表上颌中切牙的牙长轴,来反映其倾斜度;另一种测量用途则是测量此点与其他结构的距离,以示其突度。

　　9. 上颌中切牙根尖点（upper incisor apex，UIA.）　上颌中切牙根尖点（图 5-62,图 5-63）。

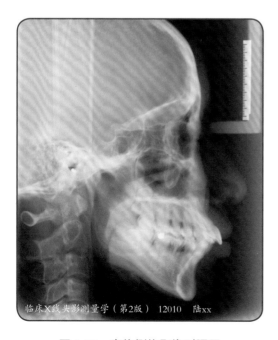

图 5-62　定位侧位影像对照图

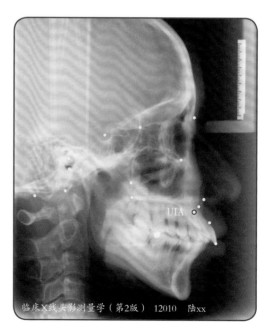

图 5-63　上颌中切牙根尖点（UIA.）

最前位上颌中切牙的根尖

与上颌中切牙切端一样，位于头颅正中矢状平面两侧。因其影像不但左右中切牙重叠，而且跟侧切牙也重叠在一起，故影像常较模糊。寻找确定上颌中切牙根尖点应分两步进行，首先根据上颌中切牙的牙长轴（牙髓根管阴影或牙根外形）去确定其方向，然后再根据上颌中切牙通常的解剖长度去判断其位置，这就是我们所谓的"构建"。同样，若因放大误差不一致造成的双重影像，也不是取平均中点，而应取最前位之上颌中切牙根尖作为标志点。

根尖点的测量用途一般即为与上颌中切牙点相连，代表上颌中切牙的牙长轴，来作为角度测量之用，以示上颌中切牙的倾斜度。

10. 上颌磨牙点（upper molar，UMo.）　上颌第一恒磨牙近中接触点（图5-64～图5-67）。

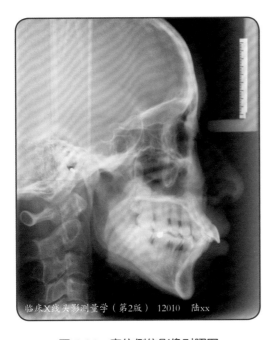

图5-64　定位侧位影像对照图

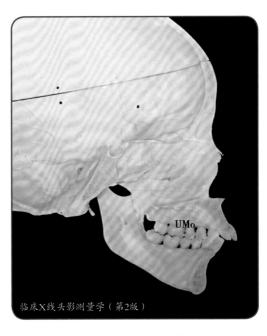

图5-65　干头骨上的上颌磨牙点（UMo.）

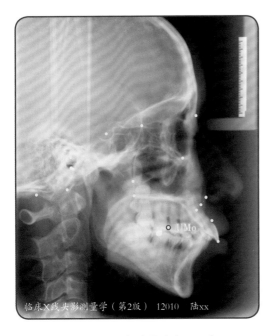

图5-66　上颌磨牙点（UMo.）
上颌第一恒磨牙近中接触点

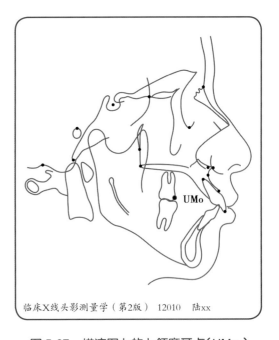

图5-67　描迹图上的上颌磨牙点（UMo.）

　　由于不是位于头颅正中矢状平面上，所以在 X 线头颅侧位影像上常呈双重影像。仔细观察在牙冠近中重叠影迹部分取中点，即为上颌磨牙点。同样方法也可目测取中，确定远中点。需要时可寻找根分叉点，帮助确定上颌第一磨牙的牙长轴。

　　上颌磨牙点一般可用作距离测量，也可用作重叠比较，以观察矫治前后第一磨牙的移动情况。

三、常用下颌标志点

1. 下颌切牙点（lower incisor，LI.）　最前突位下颌中切牙的切端（图 5-68～图 5-71）。

Björk，Moyers 等将其定义为最前突位下颌中切牙之切端，而不是双重影像均分取中。

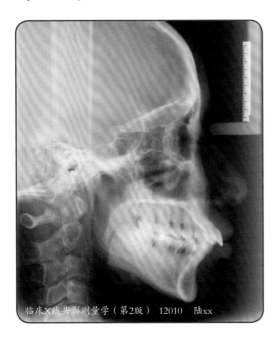

图 5-68　定位侧位影像对照图

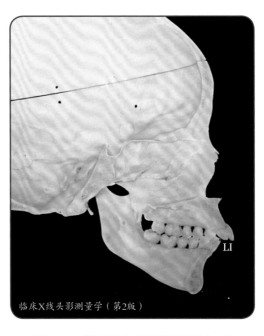

图 5-69　干头骨上的下颌切牙点（LI.）

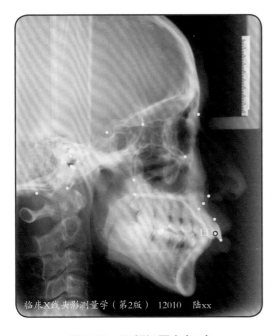

图 5-70　下颌切牙点（LI.）
最前突位下颌中切牙的切端

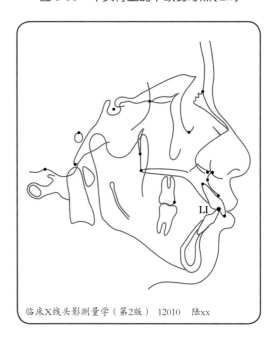

图 5-71　描迹图上的下颌切牙点（LI.）

该点的测量用途有两种:一是以此点与根尖相连形成下颌切牙牙长轴来作为角度测量的一条边线,以示下颌切牙的倾斜度。如在 Tweed 分析法中,下颌切牙牙长轴与眶耳平面、下颌平面分别形成的 FMIA 角和 IMPA 角都是重要的测量指标。二是测量此点与其他结构的距离,以示下颌切牙的突度。

2. 下颌切牙根尖点(lower incisor apex,LIA.)　最前突位下颌中切牙的根尖(图 5-72~图 5-74)。

Bhatia 和 Leighton 也将其定义为最前突位下颌中切牙的根尖点。同样不是对因放大误差不一致造成的双重影像的均分取中。与上颌中切牙根尖点一样,由于多颗牙齿的影像重叠在一起,所以不易看清。同样应根据牙长轴去确定其方向,然后根据下颌中切牙的通常解剖长度去构建其根尖点的位置。

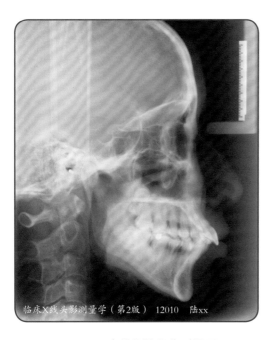

图 5-72　定位侧位影像对照图

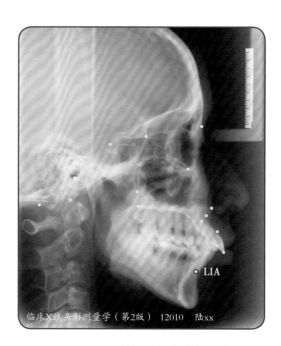

图 5-73　下颌切牙根尖点(LIA.)
最前下颌中切牙的根尖

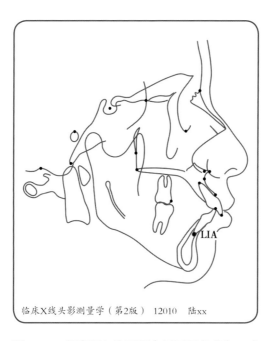

图 5-74　描迹图上的下颌中切牙根尖点(LIA.)

该点的测量用途主要是与下颌中切牙点相连形成牙长轴，来作为角度测量的一条边线，以示下颌中切牙的倾斜度。

3. 下牙槽缘点（infradentale，Id.） 唇侧下牙槽突的最前上点（图5-75～图5-78）。

在二维侧位影像中，通常位于下颌中切牙的釉牙骨质界处或稍下方。用于测量下牙槽的高度和突度。特殊情况下，如高角病例，下颌呈向下向后旋转，无法借助眶耳平面来确定下牙槽座点（B.）和颏前点（Pog.），可借助下牙槽缘点（Id.）来确定。

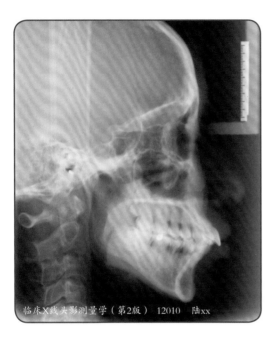

图5-75 定位侧位影像对照图

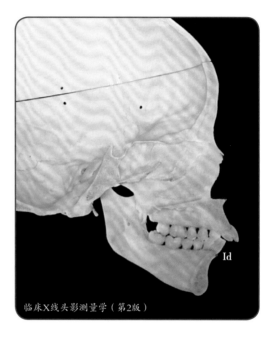

图5-76 干头骨上的下牙槽缘点（Id.）

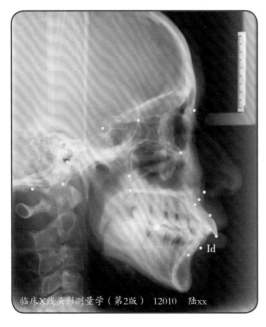

图5-77 下牙槽缘点（Id.）

下牙槽突的最前上点，通常位于下颌中切牙的釉牙骨质界

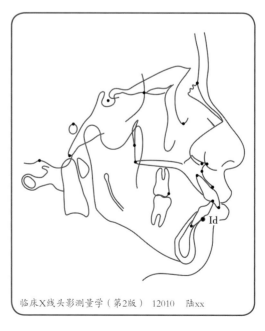

图5-78 描迹图上的下牙槽缘点（Id.）

4. 下牙槽座点（supramental, B.）　下牙槽缘点与颏前点间的骨部最凹点（图 5-79～图 5-82）。

下牙槽座点（B.）位于头颅正中矢状平面上，代表下颌前部的前后向位置。

Jacobson 和 Caufield 提出，下牙槽座点的定点应以眶耳平面（FH 平面）为基准作垂线，该垂线与下牙槽缘点与颏前点间骨的凹状曲线相切的切点，即为下牙槽座点（B.）（图 5-83）。

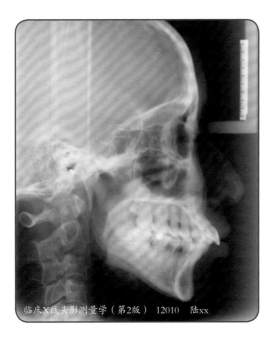

图 5-79　定位侧位影像对照图

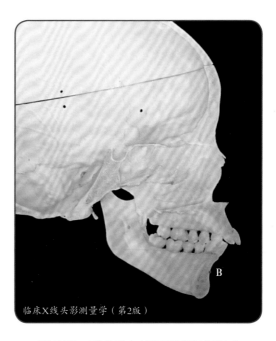

图 5-80　干头骨上的下牙槽座点（B.）

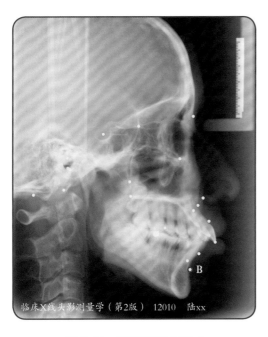

图 5-81　下牙槽座点（B.）

下牙槽缘点与颏前点间的骨部最凹点

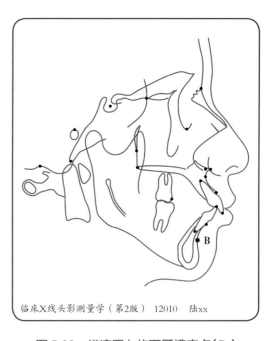

图 5-82　描迹图上的下牙槽座点（B.）

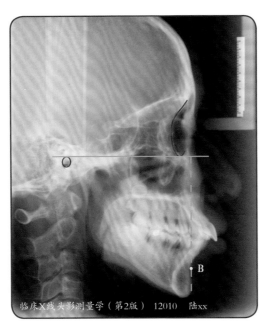

图 5-83　下牙槽座点(B.)
以眶耳平面为基准作垂线,垂线与该部骨凹状曲线相切的切点

　　但是某些异常情况,如高角病例,下颌呈向下向后旋转,此时眶耳平面的垂线无法与该部骨的凹状曲线相切形成切点。在这种情况下,有学者建议以下颌切牙根尖做水平投射,其在该部骨曲线上的投射点为下牙槽座点(B.)。但是问题在于以根尖投射点作下牙槽座点与正常定位的点不应该偏差太大。而从 Johnston 和宫下邦彦(K.Miyashita)分别展示的下牙槽座点来看(图 5-84,图 5-85),均不处于根尖投射点。可见以根尖投射点作下牙槽座点偏差较大。而 Moyers 则认为下牙槽座点通常位于下颌切牙近根尖 1/3 处,虽然不见得完全正确,但可见 Moyers 也不支持根尖投射点的观点。

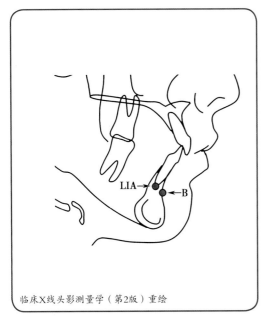

临床X线头影测量学（第2版）重绘

图 5-84　Johnston 展示描迹图和定点,可见 B 点在根尖水平投射点的下方

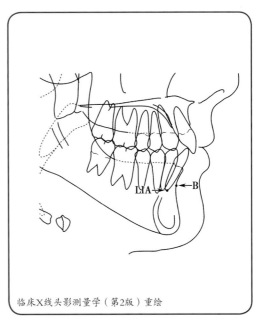

临床X线头影测量学（第2版）重绘

图 5-85　宫下邦彦(K.Miyashita)展示描迹图和定点,可见 B 点在根尖水平投射点的上方

考虑到 B 点本身的定义就是下牙槽缘点(Id.)与颏前点(Pog.)间骨部最凹点。作者建议在遇到这种情况时,即作下牙槽缘点与颏前点之间连线的平行线,推移该平行线与骨的凹状曲线相切的切点为下牙槽座点(B.)(图5-86)。若遇矫治后下牙槽缘点随牙齿的移动而发生位移,矫治后所定的下牙槽座点与矫治前就不一致。建议将矫治前确定的 B 点通过下颌局部重叠后水平投射到矫治后的描迹图上,以保证矫治前后确定的下牙槽座点(B.)的一致性。

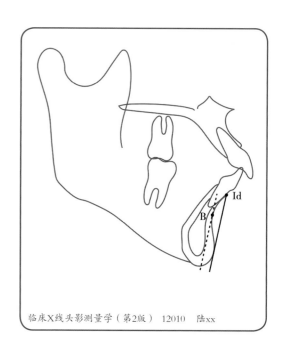

图5-86　下牙槽座点(B.)

从下牙槽缘点向颏前部作切线的平行线,推移该平行线与骨凹状曲线相切的切点

5. **颏前点**(Pogonion, Pog.)　下颌颏部最前突点(图5-87～图5-90)。

此点一般是位于头颅正中矢状平面上,常作为测量下颌前后向位置和突度之用。

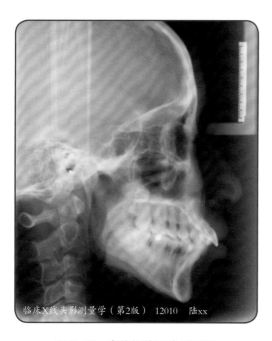

图5-87　定位侧位影像对照图

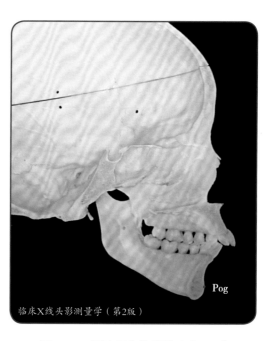

图5-88　干头骨上的颏前点(Pog.)

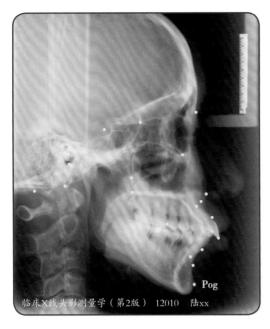

图 5-89 颏前点（Pog.）
位于下颌颏部最前突点

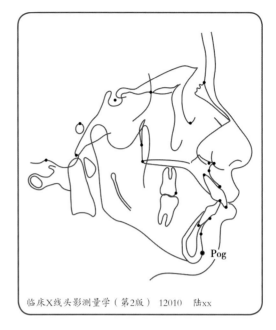

图 5-90 描迹图上的颏前点（Pog.）

确定该标志的方法有以下几种：

Jacobson，Caufield 和 Johnston 等主张，以 FH 平面（眶耳平面）为基准作垂线，从前往后推移。其与颏部最先接触的点即为颏前点。作者认为作为代表下颌前部（颏部）前后向位置的测量标志点，此定位方法最科学（图 5-91）。

但是某些异常情况，如高角病例，下颌向下向后呈顺时针旋转，以 FH 平面为基准作垂线，有时无法与颏部相切。因此，作者建议从下牙槽缘点向颏部作切线的切点，作为颏前点（图 5-92）。其优点在于：①下牙槽缘点与颏前点同处于下颌骨上，且距离相近，不管下颌骨怎么旋转，这两个点的位置关系相对稳定；②所定颏前点于正常 FMA 角时，以 FH 平面为基准所定标志点相近。而其缺点则在于下牙槽缘点有时会发生吸收，且易受矫治力的影响随下颌中切牙的移动而变位。那么同一病例矫治前后都要借助从下牙槽缘点来确定颏前点就会有问题。建议矫治前的定点，即从下牙槽缘点作切线，与颏前部的切点为颏前点（Pog.），矫治中或后的描迹图可采用局部重叠法，即重叠矫治前与矫治中或后的下颌正中联合后下缘和下颌管，然后将矫治前确定的颏前点（Pog.）水平投射到后者的颏部（图 5-93）。这样就规避了因下牙槽缘点变位而引起的颏前点的定位偏差。

而 Moyers 建议以下颌平面（MP 平面）为基准作垂线，与颏部相切之点。似乎与以眶耳平面（FH 平面）为基准所定标志点相距较大，这是因为下颌平面与 FH 平面的垂线在通常情况下不呈直角，多数呈锐角（图 5-94）。所以作者认为以下颌平面为基准也不妥。Moyers 还建议从鼻根点向颏前部作切线的切点为颏前点。其实高角患者下颌向下向后旋转，有时也无法构成切点（图 5-95）。而正常情况下，代表下颌部前后向位置的标志点，仍应以眶耳平面保持与地平面平行，然后作垂线来确定。

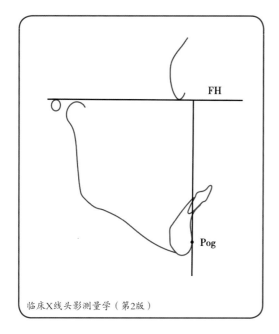

图 5-91　颏前点（Pog.）
以眶耳平面为基准作垂线与颏部相切的切点

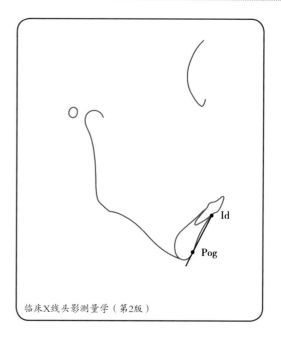

图 5-92　高角病例，可从下牙槽缘点向颏部作切线的切点为颏前点。若切点不是一个点，而是一段切线，则取该段切线的中点

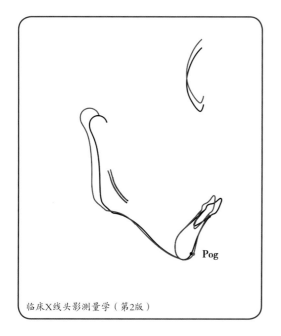

图 5-93　采用下颌局部重叠法将矫治前 Pog 点水平投射到矫治中、后描迹图上

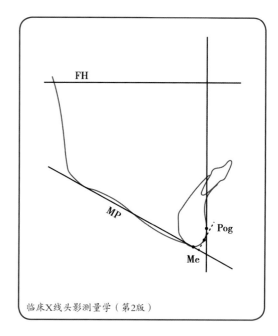

图 5-94　正常情况下，下颌平面垂线所确定的颏前点与眶耳平面垂线确定之颏前点距离较大，其代表性自然存疑

　　还有学者则建议，在异常病例可改为在下颌正中联合体部画纵轴，其平行线与颏前部的切点作为颏前点。可问题是下颌正中联合体的纵轴怎么画？我们都知道两点才能确定一条直线，在头影测量中所有的线条、长轴都是两个点的连线，就像切牙牙长轴，只有确定切牙点和根尖点，两点连线代表了切牙牙长轴。而下颌正中联合体可以定出其中心点 D 点，那么另一个点又是在哪个方向呢？

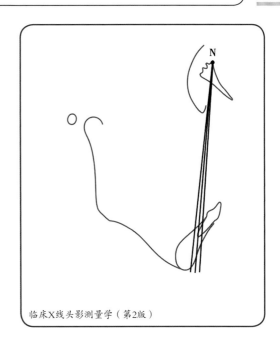

图 5-95 高角病例，从鼻根点向颏前部作切线，有时也无法构成切点

　　作者为测定在下颌正中联合体画纵轴的可靠性，对 8 名从事口腔正畸专业并有一定头影测量经验的临床医师做了测试，以同一 X 线定位侧位片作了重叠性很高的描迹图，并让测试对象画了纵轴后进行重叠对比，发现离散性过大。之后，虽然集中讲解了下颌正中联合体的定义及可以利用 D 点再画纵轴。可惜结果仍不理想，一是各人画的纵轴重合性很少；二是最大离散性仍达到 15°（图 5-96，图 5-97）。因此，作者认为此定点方法不宜在临床上推广使用。

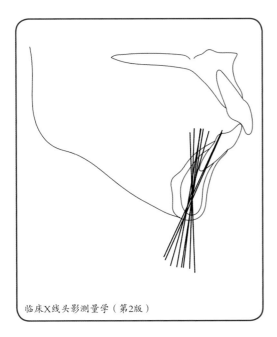

图 5-96　8 位正畸专业医师所画下颌正中联合体纵轴，可见离散性很大

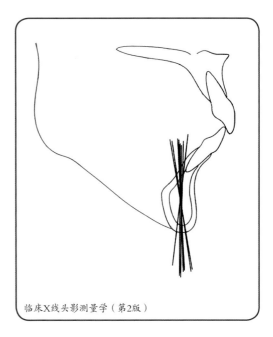

图 5-97　经集中讲解后再次重画，仍可见重合性少，而最大的离散性仍达 15°

　　而对有些白种男性因下颌颏部的正中有一条呈矢状向的深沟，因此在侧位影像上呈现有三条影迹。那么颏前点应该定在哪一条影迹的表面上呢？很显然最后面的影迹呈现的正是正中矢状向深沟，而前面

两条影迹则是被深沟分成左右两半的颏部的双重影像，应均分取中。有人认为颏前点应该定在后一条影迹线上，因为颏前点位于正中矢状面上。这似乎有些道理，但是我们更应理解颏前点的功能作用是反映颏部的侧面突度和面部侧貌。而突现在前面的影迹线则更能代表颏部突度和面部形态，同样道理，位于前面影迹线上的颏前点也更能代表颏部突度（图5-98）。

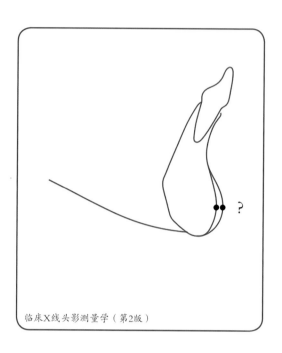

临床X线头影测量学（第2版）

图5-98 颏前点应定在前一条还是后一条下颌正中联合前缘的骨影迹线上呢

6. 颏下点（Menton，Me.） 下颌正中联合体（颏部）的最下点（图5-99～图5-102）。

此点位于头颅正中矢状平面上，是构成Downs下颌平面的重要标志点，也可用于测量面部高度。

Jacobson和Caufield于1985年提出确定颏下点的标准，就是先画出与眶耳平面之平行线，再从下往上推移，其最先与下颌正中联合下缘相切的点即为颏下点（图5-103）。

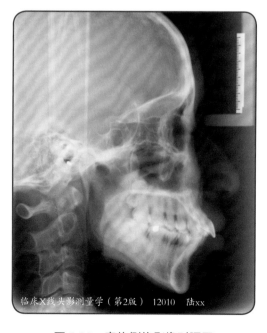

临床X线头影测量学（第2版） 12010 陆xx

图5-99 定位侧位影像对照图

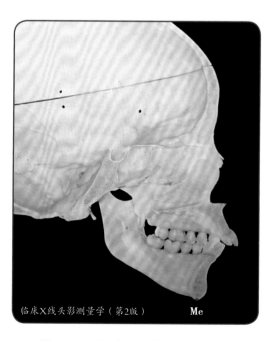

临床X线头影测量学（第2版） **Me**

图5-100 干头骨上的颏下点（Me.）

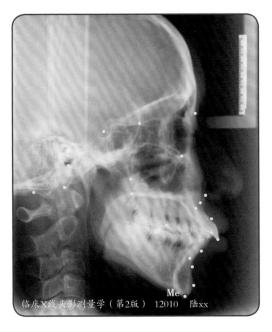

图 5-101 颏下点(Me.)
以眶耳平面为基准,下颌正中联合之最下点

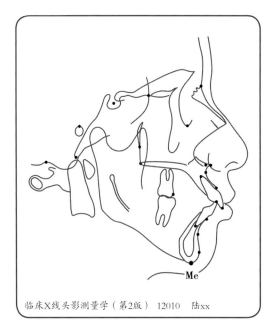

图 5-102 描迹图上的颏下点(Me.)

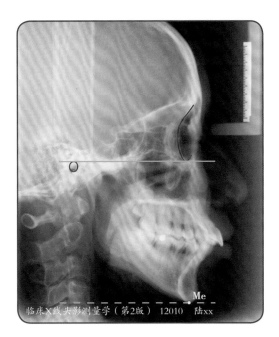

图 5-103 颏下点(Me.)
眶耳平面平行线与下颌正中联合(颏部)下缘相切的点

7. 颏顶点(gnathion,Gn.) 颏前点与颏下点间骨连缘的中点(图 5-104~图 5-107)。

Moyers 于 1973 年提出颏顶点的定位标准,为颏前点与颏下点在颏部外表面连缘的中点。由于两点间距离不大,可以目测取中点。

　　颏顶点可用于测量下颌骨的综合长度,也可与蝶鞍点(S.)相连构成 Y 轴。过去认为 Y 轴代表了面部的生长方向,实际上 Y 轴角(NSGn 即 Y 轴与前颅底平面的前下交角)只是代表下颌相对于前颅底的关系。也有把 Y 轴与眶耳平面之前下交角称为 Downs Y 轴角,但此时的 Y 轴角并不代表下颌相对于前颅底的关系,两者不能混淆(图 5-108,图 5-109)。

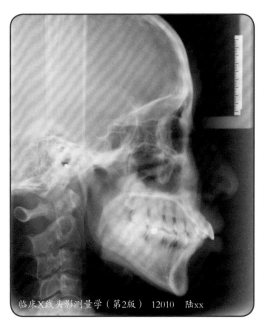

图 5-104　定位侧位影像对照图

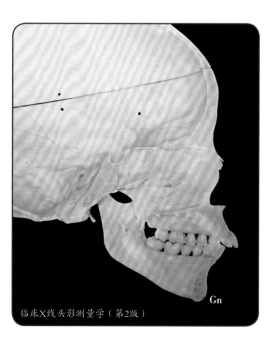

图 5-105　干头骨上的颏顶点(Gn.)

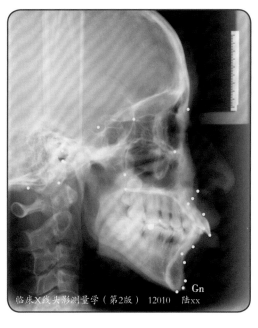

图 5-106　颏顶点(Gn.)
颏前点与颏下点间骨连缘的中点

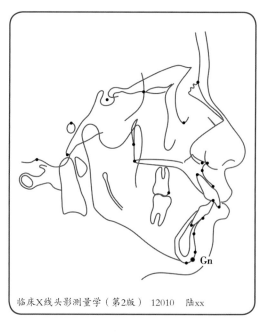

图 5-107　描迹图上的颏顶点(Gn.)

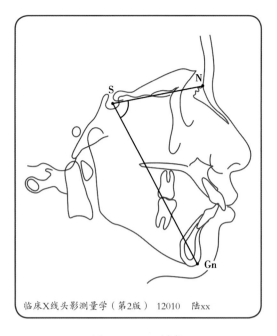

图 5-108 Y 轴角

Y 轴与前颅底平面的前下交角,代表下颌相对于前颅底的关系

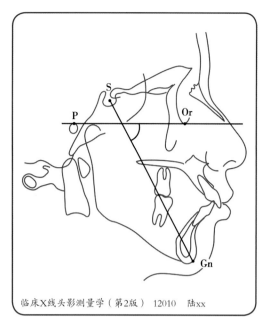

图 5-109 Downs Y 轴角

Y 轴与眶耳平面的前下交角,并不代表下颌相对前颅底的关系,而是代表下颌相对中面部的关系

也有学者如 Downs,Sassouni 提出颏顶点的定位标准应是下颌平面与面平面交角平分线与颏部的交点(图 5-110),此定位方法似也合理。

Johnston 则提出以眶耳平面为基准,作垂线通过颏前点,作平行线通过颏下点,两条线相交之后上角的平分线与颏部相交的点为颏顶点。此标准与上面提到的 Downs,Sassouni 的定位标准一样,是有一定道理的,但在有些病例中,目测法屏幕定点就较难与这两种标准相一致(图 5-111)。

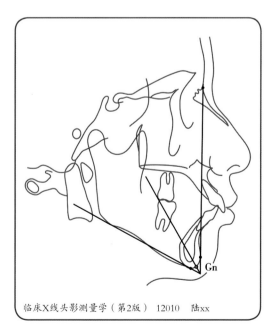

图 5-110 Downs 等提出下颌平面与面平面交角平分线与颏部的交点为颏顶点(Gn.)。但目测法定点有时就不易与 Downs 定点一致

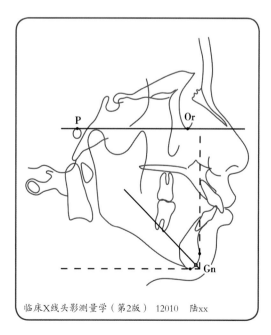

图 5-111 Johnston 提出以眶耳平面为基准,作垂线通过颏前点,作平行线通过颏下点的交角平分线与颏部的交点为颏顶点。但有些病例目测法定点时就不易与其一致

作者认为前述 Moyers 所提定位标准更为简便，重复性也高，更适宜在临床推广。

8. D 点 下颌正中联合的中心点（图 5-112～图 5-114）。

严格讲应该是下颌联合内表面为界的中心点。下颌正中联合与下内表面牙槽并无明确的界限，但其大部分的周界还是清楚的，可根据大部分的周界来判断其中心点。

D 点位于头颅正中矢状平面上，常作为下颌重叠的原点或变化参照点。

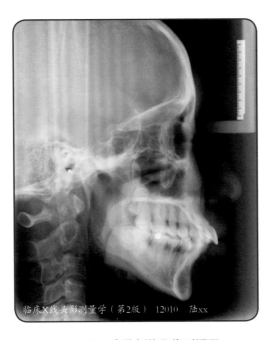

图 5-112 定位侧位影像对照图

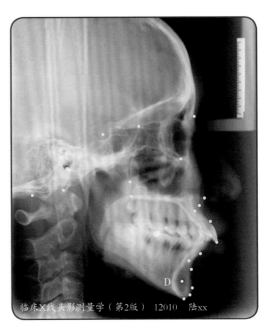

图 5-113 D 点
下颌正中联合的中心点

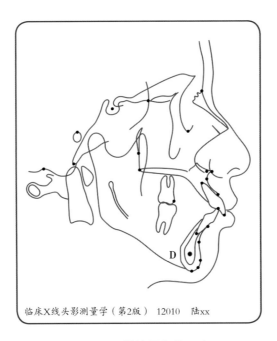

图 5-114 描迹图上的 D 点

9. **下颌角点**（gonion，Go.）　位于左右两侧下颌角的后下点（图5-115～图5-118）。

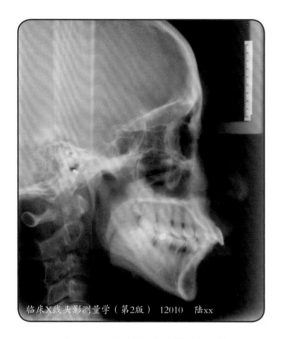

图5-115　定位侧位影像对照图

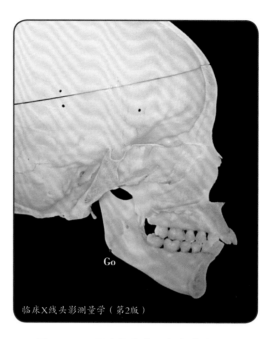

图5-116　干头骨上的下颌角点（Go.）

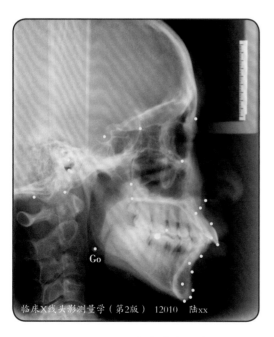

图5-117　下颌角点（Go.）

下颌角的后下点（此为均分后的下颌角点）

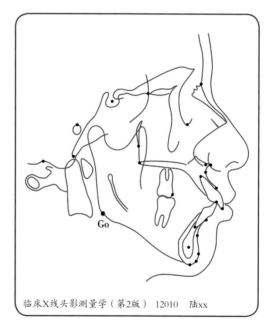

图5-118　描迹图上的下颌角点（Go.）

　　Broadbent，Sassouni，Jacobson等认为下颌角点的定位标准，应为Downs下颌平面与下颌升支后缘切线交角的角平分线与下颌角部的交点（图5-119）。但也有一些学者如Björk和Ricketts则以Downs下颌平面与升支后缘切线的交点Go′来代替（图5-120）。严格来说，Go′只是一个引伸的标志点，而非解剖标志点。为作区别则可命名为下颌角顶点（Go′）。需要指出的是，以上学者所讲的下颌平面是指从颏下点出发与下颌角下缘相切的线条，而一旦下颌体下部向下隆起，有时就无法通过颏下点向下颌角下缘作切线，就是说无法作下颌平面来确定下颌角点 Go. 或下颌角顶点 Go'。有学者提出，在这种异常情况下，可从眶耳平面作 45° 角的边线向前下方向，与下颌角部相切的点为下颌角点（Go.）（图 5-121）。作者认为作 45°、44° 或 46° 角的边线，并无严格的道理，但在无更好的方法时，在权威学者的巨大影响力下，大家统一照这个方法，其重复性还是很高的。因此作者予以支持。

　　下颌角点（Go.）与蝶鞍点（S.）相连可用于测量后面部高度；它与颏顶点（Gn.）相连则构成 Steiner 下颌平面。

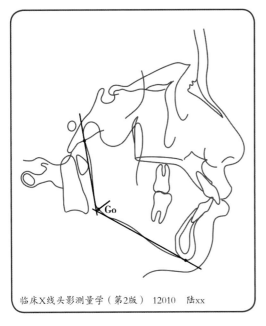

图 5-119　下颌角点（Go.）
Downs 下颌平面与升支后缘切线交角平分线与下颌角部的交点

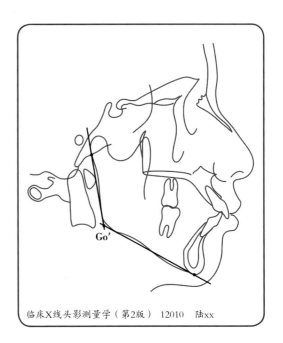

图 5-120　下颌角顶点（Go'）
非解剖标志点

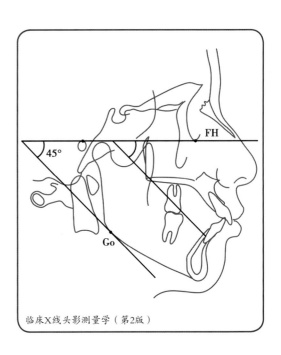

图 5-121　异常情况下，可从眶耳平面作 45° 角的边线与下颌角部相切的点

由于在 X 线头颅侧位影像上，下颌升支、下颌体后部常呈双重影像，应将双重影像的下颌角均予定点，然后取两点连线的中点。

10. 关节点（articulare，Ar.）　枕骨基部与下颌髁突颈后缘的交点（图 5-122～图 5-125）。

关节点在二维 X 线头颅侧位影像上是枕骨基部与下颌髁突颈后缘的交点，但实际上该标志点为一立体交点，而非解剖标志点。又由于下颌髁突常呈双重影像，应取两者的中点。

此标志点为升支平面标志点之一，可用于测量后面部高度和下颌髁突的前后向位置及下颌骨的形态。

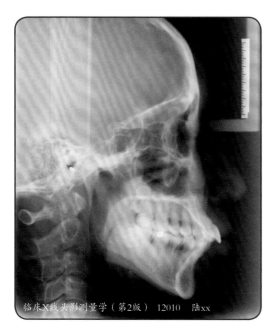

图 5-122　定位侧位影像对照图

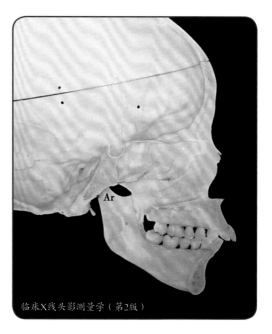

图 5-123　干头骨上的关节点（Ar.）

这是一个立体交点，并不位于头颅正中矢状平面上

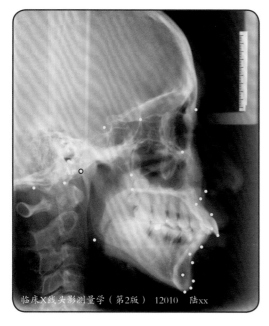

图 5-124　关节点（Ar.）

枕骨基部与髁突颈后缘的交点，常显双重影像，需均分取中

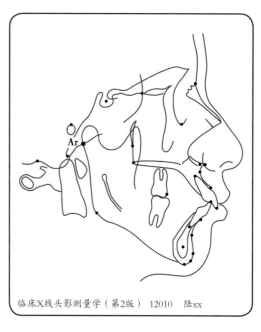

图 5-125　描迹图上的关节点（Ar.）

11. **髁突点**（condylion, Co.）　髁突头的后上点（图5-126～图5-129）。

此点常用作测量下颌骨的综合长度，也即下颌骨侧面最长长度。由于其内侧为颞骨和枕骨的致密骨板，所以在X线片上的影像常较模糊。又由于髁突位于正中矢状平面的两侧，所以在X线片上呈双影，不易确定。

Björk于1960年提出髁突顶部为髁突点。但是Moyers等则提出髁突点应该是髁突的后上点；Riolo认为应该是髁突头中轴的最高点，也是指髁突的后上点。

作者认为该点既然多用于测量下颌骨的综合长度，应从颏顶点向髁突头后上部作直线，在该直线前端作垂线。注意所作直线一端与垂线均可移动，即直线可依颏顶点为圆心做顺时或逆时转动，而垂线可做平行移动。当垂线与髁突相切且垂足与切点重合时，该直线从颏顶点到切点的距离即为下颌骨综合长度，该切点即为髁突点（Co.）（图5-130，图5-131）。更为简便的方法是以颏顶点（Gn.）为圆心画圆，用圆规另一脚与髁突头相切，其切点即为髁突点（Co.）。从该髁突点到颏顶点的距离为下颌骨综合长度，即下颌骨侧面测量的最长长度（图5-132）。

也有学者以FH平面为基准，向后下作45°角边线与髁突头后部相切之切点为髁突点。此方法需经临床病例作验证，其评判标准为所切之点与颏顶点相连是否为下颌骨综合长度（图5-133）。

寻找并确定髁突影迹，可根据相关解剖结构的关系来进行。即髁突顶部通常位于眶耳平面下方约1mm，其误差率仅为1/1 000。由于左右髁突常呈双影，需仔细寻找，找到后需要均分取中。

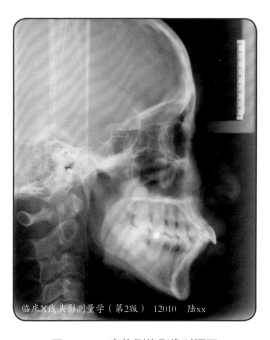

图5-126　定位侧位影像对照图

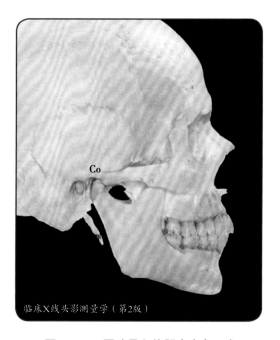

图5-127　干头骨上的髁突点（Co.）

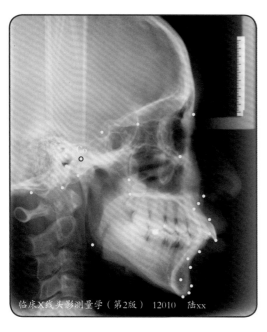

图 5-128 髁突点（Co.）
髁突头的后上点

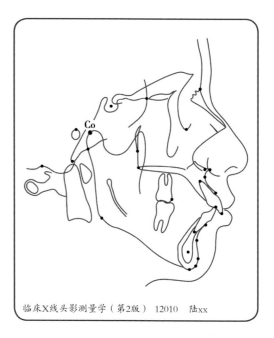

图 5-129 描迹图上的髁突点（Co.）

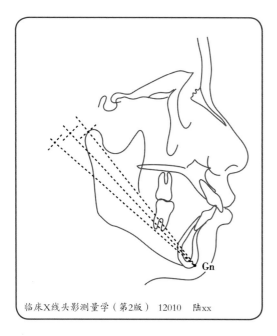

图 5-130 从颏顶点向髁突头后上部作直线，并在直线
前端作垂线，该直线可依颏顶点为圆心做顺时针移动，
垂线可做平行移动

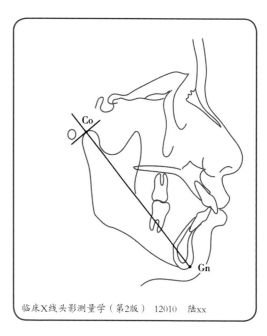

图 5-131 当垂线与髁突后上部相切，并且垂足与切点
重合时，该切点为髁突点（Co.）

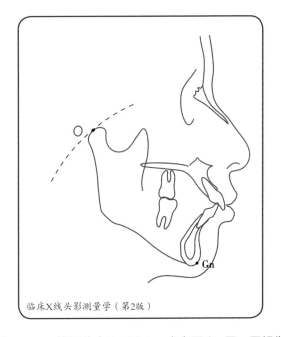

图 5-132　简便的方法：以 Gn. 点为圆心，用一圆规作半径与髁突头相切之切点为 Go. 点

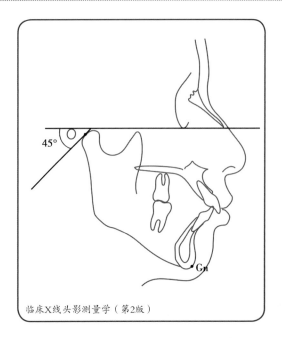

图 5-133　以 FH 平面为基准，向后作 45°角边线与髁突后部相切之点

12. 下颌磨牙点（lower molar，LMo.）　下颌第一恒磨牙近中接触点（图 5-134～图 5-137）。

与上颌第一恒磨牙一样，由于不是位于头颅正中矢状平面上，所以在定位侧位影像上常呈双重影像。注意在牙冠近中重叠影迹部分取中点，为下颌磨牙点。用同样方法也可确定远中点。需要时可寻找根分叉点，可帮助确定下颌第一磨牙的牙长轴。

下颌磨牙点同样可用作距离测量，也可用作重叠比较，以观察测量矫治前后下颌第一恒磨牙的移动情况。

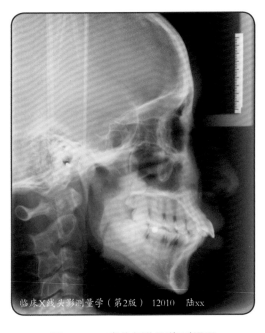

图 5-134　定位侧位影像对照图

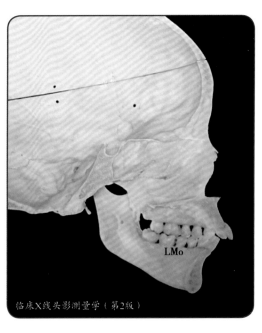

图 5-135　干头骨上的下颌磨牙点（LMo.）

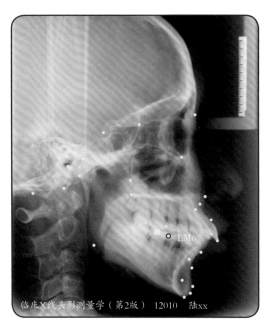

图 5-136　下颌磨牙点（LMo.）

下颌第一恒磨牙近中接触点

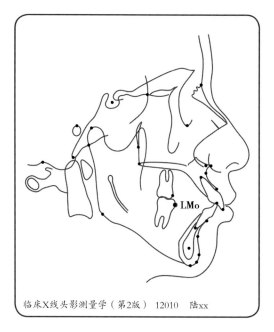

图 5-137　描迹图上的下颌磨牙点（LMo.）

13. 下颌孔点（mandibular foramen，MF.）　下颌孔阴影最高点（图 5-138～图 5-141）。

下颌孔位于左右下颌管的最上端，在左右升支内侧的中部。在 X 线头颅侧位影像上呈圆形或椭圆形阴影，取左右阴影影迹的最上点，然后均分取中，即为下颌孔点（MF.）。在下颌局部重叠法中，常与下颌正中联合、下颌管一起作为重叠区域，也可作为重叠法中生长变化的观察点（图 5-142）。

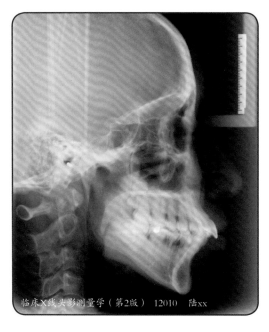

图 5-138　定位侧位影像对照图

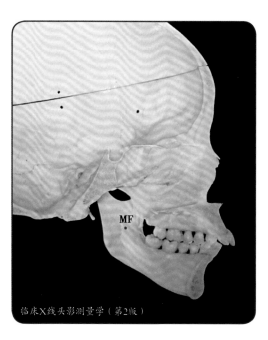

图 5-139　干头骨升支内侧之下颌孔点（MF.）

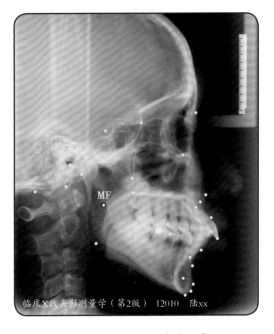

图 5-140　下颌孔点（MF.）
下颌孔阴影最高点

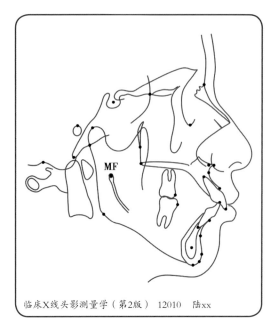

图 5-141　描迹图上的下颌孔点（MF.）

1. N. 鼻根点
2. S. 蝶鞍点
3. P. 耳点
4. Ba. 颅底点
5. Bo. Bolton 点
6. W 点
7. Or. 眶点
8. Ptm. 翼上颌裂点
9. ANS. 前鼻棘点
10. PNS. 后鼻棘点
11. A. 上牙槽座点
12. AMax. 前上颌点
13. SPr. 上牙槽缘点
14. UI. 上颌中切牙点
15. UIA. 上颌中切牙根尖点
16. UMo. 上颌磨牙点
17. LI. 下颌切牙点
18. LIA. 下颌切牙根尖点
19. Id. 下牙槽缘点
20. B. 下牙槽座点
21. Pog. 颏前点
22. Me. 颏下点
23. Gn. 颏顶点
24. D 点
25. Go. 下颌角点
26. Ar. 关节点
27. Co. 髁突点
28. LMo. 下颌磨牙点
29. MF. 下颌孔点

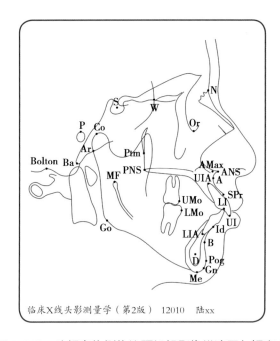

图 5-142　头颅定位侧位片硬组织影像描迹图与标志点

四、常用软组织侧貌标志点

使用 X 线头影测量技术进行面部侧貌的研究始于 20 世纪 50 年代末。这种方法不但显示了面部侧貌的形态特征，还能揭示覆盖软组织与其深部牙齿、骨骼的相互关系。学者们首先在面部侧貌轮廓上确定了一些标志点，并借此对正常𬌗人群和美貌人群面部侧貌的形态结构进行了测量研究，也有对覆盖软组织生长发育的研究。许多学者如 Downs，Steiner，Riedel，Burstone，Cox 等对软硬组织的相互关系进行了探讨。近年来,国内外又有大量研究涉及正畸治疗和正颌外科对面部侧貌的影响。不少学者还对正畸及正颌外科治疗前后的软硬组织变化值进行了定量研究,以指导进行精确的矫治设计及预测患者矫治后的面部侧貌外形。

随着口腔正畸临床矫治技术的快速发展,无论是口腔正畸专科医师还是患者,对容貌美均给予了很多关注。确实应该承认,容貌对一个人的人生、职业、社会交往,甚至心理都会产生重大的影响。X线头影测量技术作为研究和表达额、唇、鼻相互关系,以及与整个颌面关系的重要手段之一,正越来越受到临床医师的重视。下面介绍一些常用标志点(图 5-143)。

1. 额点(G.)
2. 软组织鼻根点(Ns.)
3. 软组织鼻梁凹点(Ns′.)
4. 鼻顶点(Prn.)
5. 鼻小柱点(Cm.)
6. 鼻下点(Sn.)
7. 上唇凹点(A′.)
8. 上唇缘点(UL′.)
9. 上唇突点(UL.)
10. 上口点(Stoms.)
11. 下口点(Stomi.)
12. 下唇突点(LL.)
13. 下唇缘点(LL′.)
14. 下唇凹点(B′.)
15. 软组织颏前点(Pos.)
16. 软组织颏顶点(Gn′.)
17. 软组织颏下点(Mes.)
18. 颈点(C.)

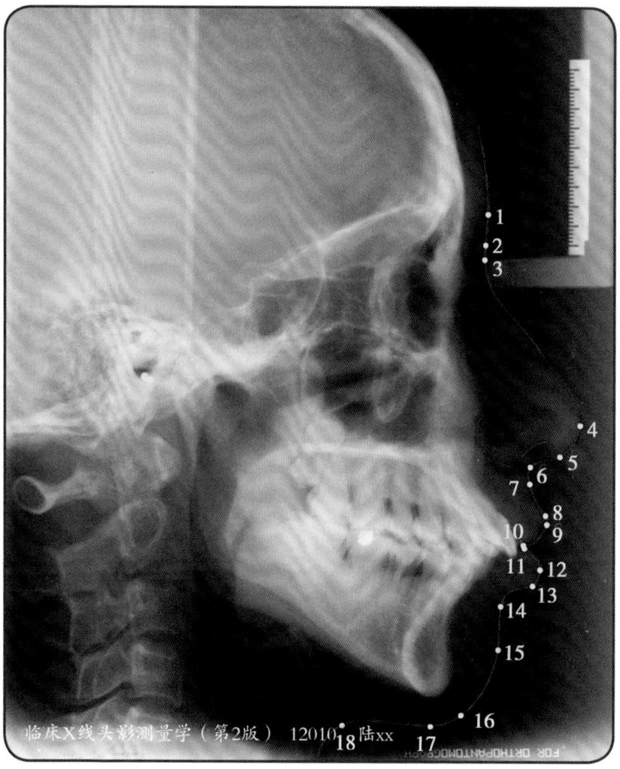

图 5-143　面部软组织侧貌轮廓标志点

1. **额点**(glabella,G.)　额部最突点。

多数人的额点位于眉心部位,但各人头型不同,也有额点位于更上部。正确的定位方法仍应以眶耳平面为基准作垂线,从前往后移动,最先与额部软组织相接触的点为额点。如用目测法来定点,也仍应以眶耳平面为基准,即将眶耳平面与定点人摆放呈直角,然后观察定点。这样所取标志点才更精准(图 5-144)。

2. **软组织鼻根点**(nasion of soft tissue,Ns.)　前颅底平面延长线与面部侧貌轮廓的交点。

Chaconas 于 1969 年提出软组织鼻根点的定点标准,为前颅底平面(SN 平面)的延长线与软组织侧貌轮廓的交点,他把此交点标为 N′,以与硬组织鼻根点区别(图 5-145)。

而 Leighton 于 1993 年提出软组织鼻根点应定位于鼻额缝区域表面凹形软组织的最深点。

作者认为鼻根点的一个解剖学意义是额部与鼻部的分界点,也是颅部与前面部的分界点,因此前一种定位更为准确。由于黄种人和黑种人鼻梁部较为塌陷,很多人其最深的点并不是鼻的根部之点。所以作者不支持 Leighton 的定位标准。

3. **软组织鼻梁凹点(Ns'.)** 在黄种人、黑种人中有些人鼻梁较为塌陷,其鼻梁软组织最凹处并不位于鼻根部,而是位于鼻梁部,故名为鼻梁凹点(图 5-145)。

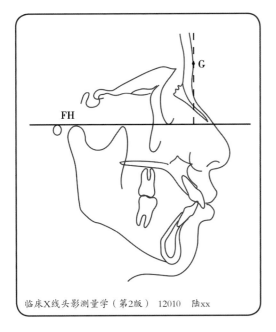

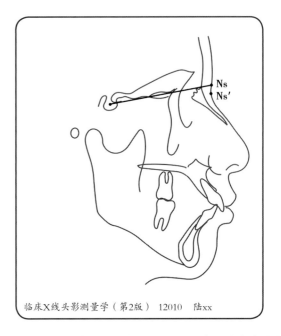

图 5-144 作 FH 平面的垂线,从前往后推该垂线与额部软组织相切之切点为额点(G.)

图 5-145 前颅底平面延长线与侧貌轮廓相交之点为软组织鼻根点(Ns.)。而鼻额缝区域凹形软组织最深点因人种关系,只能称为软组织鼻梁凹点(Ns'.)

4. **鼻顶点(Pronasale,Prn.)** 鼻尖部最前点。

作者认为与硬组织一样,凡定点为纵、横方向上"最突、最凹、最上、最下"等定点,应统一以眶耳平面为基准平面,而不能硬组织定点是一个头位标准、一个基准平面,软组织定点又是另有一个头位标准、另一个基准平面。

5. **鼻小柱点(columella,Cm.)** 鼻小柱最前点。

Farkas 和 Leighton 将鼻小柱点定义为鼻小柱最前点。

6. **鼻下点(Subnasale,Sn.)** 鼻小柱与上唇的交点。

7. **上唇凹点(soft-tissue A point,A'.)** 鼻下点与上唇之间弧形连线的最凹点。

Bhatia 和 Leighton 于 1993 年提出上唇凹点应位于相对于鼻下点与上唇间在该部皮肤表面的最凹点。作者认为其定位应统一以眶耳平面为基准,作垂线与该凹陷部皮肤表面相切的切点为上唇凹点(A')。只有当眶耳平面垂线切不到时,可以从鼻下点(Sn.)作与上唇部间切线,推该切线的平行线与上唇最凹部相切之切点,为上唇凹点(A'.)。有人提出从硬组织上牙槽座点(A.)作 FH 水平平面的平行线,向前与上唇皮肤表面相交点为上唇凹点(A'.)。这是错误的,因为按此方法确定的点在很多病例中并不符合上唇凹点的定义。亦即在很多病例中,硬组织上牙槽座点(A.)与软组织上唇凹点(A'.)并不位于同一水平高度上。

8. **上唇缘点(upper vermilion border,UL'.)** 上红唇与皮肤交界点。

需要注意的是,很多人在描迹软组织的侧貌轮廓时,没有将上下红唇与皮肤交界处的细微特征描出来,而是将皮肤与红唇一笔带过,从而无法准确定出上唇缘点。下唇缘点也同样。上唇缘点通常作测量上唇厚的起点,也可与鼻下点相连代表上唇的倾斜度。

9. **上唇突点**（upper lip，UL.）　上唇的最前突点。

Ricketts 于 1989 年将上唇突点定义为上唇的最前突点。其他如 Chaconas，Bhatia 和 Leighton 基本持相同观点，只不过他们将上唇突点英文缩写为 LS.（laberale superius）。Burston 于 1959 年提出上唇突点的定位是从腭平面（PP 平面）作垂线与上唇相切之切点。但多数学者认为应该以 FH 平面为横坐标，作垂线与上唇前部相切之切点。

10. **上口点**（stomion superius，Stoms.）　上下唇在下颌姿势位时，上唇下缘的最低点。

11. **下口点**（stomion inferius，Stomi.）　上下唇在下颌姿势位时，下唇上缘的最高点。

在正常面型者中，当上下唇轻轻闭合时，上下口点最先重合在一起。同样道理，上口点（Stoms.）和下口点（Stomi.）也应以眶耳平面（FH 平面）为水平基准。

12. **下唇突点**（lower lip，LL.）　下唇的最前突点。

Bhatia 和 Leighton 将下唇突点定义为在正中矢状平面上，下红唇的最突点。下红唇的最突点同样应以眶耳平面（FH 平面）作为水平基准平面，作垂线从前往后推移，其最先与下红唇部相切的点，即为下唇突点。

13. **下唇缘点**（lower vermilion border，LL′.）　下红唇与皮肤交界点。

14. **下唇凹点**（soft tissue B point，B′.）　颏唇沟的最凹点。

Bhatia 和 Leighton 将其定义为软组织颏前点与下唇突点间皮肤表面最凹点。亦即颏唇沟的最凹点，代表下唇的基底部。同样应以眶耳平面为水平基准平面，作垂线与最凹部相切的切点。在切不到的情况下，可作下唇与软组织颏部之间的切线，推该切线的平行线与颏唇沟最凹处相切的切点。也有人试图从下牙槽座点作 FH 平面的平行线，向前与下唇部皮肤相交点作为下唇凹点（B′.）。这是错误的，因为在很多病例中，下牙槽座点（B.）与下唇及颏部之间皮肤表面最凹部并不在同一水平高度。硬性地按此方法确定下唇凹点（B′.），很可能并不符合它的定义。

15. **软组织颏前点**（pogonion of soft tissue，Pos.）　颏部软组织最前突点。

该点代表软组织颏部的前后向位置，是构成软组织面平面和其他平面的重要标志点之一。其实某些高角病例患者的软组织颏前点同样无法以眶耳平面为基准作垂线来确定。建议以下唇突部与软组织颏部切线的切点为软组织颏前点（Pos.）。

16. **软组织颏顶点**（gnathion of soft tissue，Gn′.）　蝶鞍点、硬组织颏顶点连线（Y 轴）延长线与颏部软组织外形轮廓的交点。

Chaconas，Bhatia 和 Leighton 则认为应定为软组织颏前点与颏下点皮肤连线在正中矢状平面上的中点。作者认为此定点标准也没错，只是有时软组织颏下点本身不太好定位，特别是在肥胖有双下巴的人群中。因此，作者支持以 Y 轴延长线的交点来定位的标准。

17. **软组织颏下点**（menton of soft tissue，Mes.）　软组织颏部最下点。

有些人较胖，有时呈所谓"双下巴"，颏部软组织从颏顶部开始一路呈向后向下行，直到颈部，很难定出一个"最低点"。在这种情况下，作者建议以眶耳平面为基准作垂线，通过硬组织颏下点向下与软组织表面相交点为软组织颏下点（Mes.）。

18. **颈点**（cervical point，C.）　软组织颏下区与颈部相交的最凹点。

以上软组织标志点作为面部侧面轮廓上的定点，均位于头颅正中矢状平面上，不存在左右两侧形成双重影像的问题。

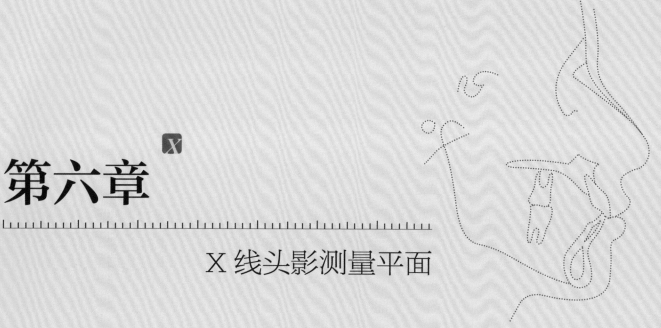

第六章

X 线头影测量平面

前面介绍了一些常用的测量标志点,这些标志点的一个基本作用就是在两点间连线,形成测量平面。严格地讲,两点间连线只能称为线段,并不构成平面。尤其是当两个标志点均位于头颅正中矢状平面上时,如 S 点与 N 点连线。加之 X 线片影像本身只具有二维结构。但是学者们在习惯上仍把有些线段称为平面,如 S-N 连线称为前颅底平面。这是因为我们把它设想为通过 S-N 连线存在着一个与头颅正中矢状平面相垂直的平面。这也反映了学者们想用 X 线头影测量这一技术来反映头颅三维结构的愿望,这种愿望是好的,也是可以理解的。

但也有些人在画测量"平面"即线条时,混淆了几何学中"连线"与"切线"的概念,我们知道连接两点的是"连线"而不是"切线",切线只能连接切点,或从一点出发与另一圆弧相切形成切点。如连接左右两个眶点,通常只能是连线。除非这两个眶点也同时满足"切点"的定义;又如连接左右下颌角点,通常只能用连线(图 6-1),除非该病例左右下颌角点恰好又符合"切点"的要求。而要用切线来连接的只能是两个

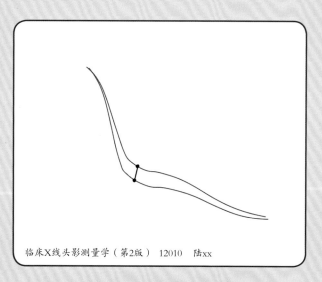

临床X线头影测量学(第2版) 12010 陆xx

图 6-1 连接左右下颌角点,通常只能用连线

圆弧"部位",而不是特定的"点"。只有当切线与圆弧部相切时才形成切点。因此,侧貌线(profile line)的定义应该是从软组织额部向上唇或下唇最前突部所作的切线(图6-2)。

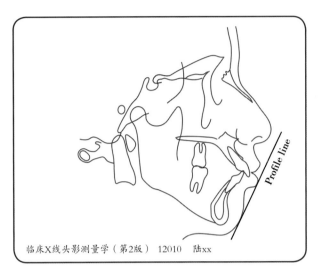

临床X线头影测量学（第2版）　12010　陆xx

图6-2　侧貌线
从软组织额部向上唇或下唇最前突部所作的切线

第一节　基准平面

在头影测量中,基准平面(reference planes)作为相对稳定的平面。由此平面与各测量标志点及其他测量平面间构成角度、线距、比例等测量项目。目前最常用的基准平面包括前颅底平面、眶耳平面和Bolton平面(图6-3)。

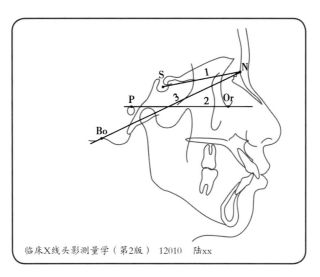

临床X线头影测量学(第2版)　12010　陆xx

图6-3　常用基准平面
1. 前颅底平面　2. 眶耳平面　3. Bolton平面

一、前颅底平面

前颅底平面(anterior cranial base plane,SN.):由蝶鞍点(S.)与鼻根点(N.)的连线组成,在头颅的正中矢状平面上,代表前颅底的前后范围。由于这一平面在生长发育过程中,无论是生长方向还是生长速度均具有相对的稳定性,因而常作为面部结构对颅底关系的定位基准平面。

二、眶耳平面

眶耳平面(frankfort horizontal plane,FH.):这是人类学的一个水平定位平面,也是头影测量中一个重要而常用的基准平面;还是帮助确定在纵横方向上所谓"最突、最凹、最上、最下"标志点的横坐标;由解剖耳点(P.)与眶点(Or.)连线组成。在读片定点时,应将眶耳平面摆放成与读片定点人呈十字垂直,即为与地平面平行。

三、Bolton平面

Bolton平面:由Bolton点与鼻根点(N.)连线组成。多用作重叠头影图的基准平面。

第二节　硬组织常用测量平面

常用测量平面有较多个，而有些测量平面又有二种甚至三种定义，如下颌平面。建议在使用时注明是 Downs 下颌平面，还是 Steiner 下颌平面或者 Tweed 下颌平面。因为三种下颌平面各不相同，测量数据相互不具有可比性。同样，其他具有多种定义的平面使用时也建议分别予以注明。

一、腭平面

腭平面（palatal plane，ANS-PNS.）：后鼻棘点（PNS.）与前鼻棘点（ANS.）的连线。代表上颌骨的倾斜度（图 6-4）。

二、后颅底平面

后颅底平面（posterior cranial base plane，S-Ba.）：蝶鞍中心点与颅底点连线。位于头颅正中矢状平面上，代表后颅底的生长方向，生长速度相对稳定，有些个体可持续到二十岁左右。与前颅底平面构成颅底角（图 6-4）。

三、全颅底平面

全颅底平面（cranial base plane，Ba-N.）：颅底点（Ba.）与鼻根点（N.）的连线。该平面将头颅分为颅部与颌面部两部分（图 6-4）。

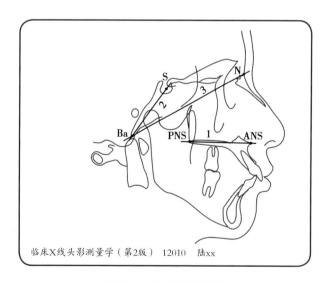

临床 X 线头影测量学（第2版）　12010　陆xx

图 6-4　常用测量平面
1. 腭平面　2. 后颅底平面　3. 全颅底平面

四、𬌗平面

𬌗平面（occlusal plane，OP.）：在头影测量中，𬌗平面一般有以下两种确定方法：

一种是 Downs 𬌗平面，是以第一恒磨牙的咬合中点（上下颌第一磨牙近中颊尖的中点）与上下颌中切牙点间距的中点（覆𬌗或开𬌗的 1/2 处）的连线（图 6-5）。Tweed-Merrifield 诊断系统中用的 OP 平面角就是 Downs 𬌗平面。

另一种是自然的或称功能𬌗平面，由均分后牙𬌗接触点而得，通常使用第一磨牙及第一乳磨牙或第一、第二前磨牙的上下咬合接触点，这种方法形成的𬌗平面不使用切牙的任何标志点（图 6-6）。Wits 分析法和 Johnston 草耙分析法用的都是功能𬌗平面。

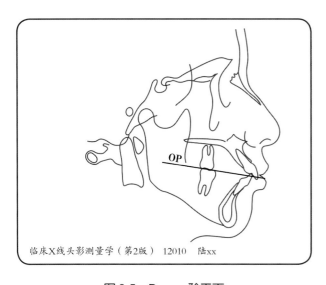

图 6-5　Downs 𬌗平面

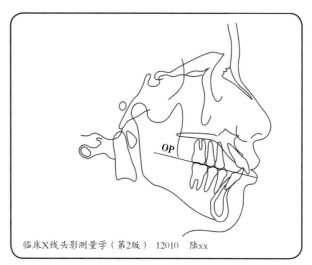

图 6-6　功能𬌗平面

五、下颌平面

下颌平面（mandibular plane，MP.）：代表下颌体的倾斜度。其确定方法有以下三种（图 6-7）：

1. **Downs 下颌平面**　通过颏下点（Me.）向后与下颌角下缘相切的线条，这也是最常用的一种下颌平面。

2. **Tweed 下颌平面**　下颌体下缘最低部的切线，这是 Tweed 三角分析法中其中一条边。在 Tweed 分析法中，下颌体下缘的切线（代表下颌平面）与眶耳平面组成了 FMA 角，该角的大小反映了下颌的倾斜度和下面部的高度。但是 Tweed 下颌平面的一个缺点就是在下面部高度正常的情况下，只是由于某些个体下颌体下缘向下隆起，也会使 FMA 角严重增大。反过来讲，这种情况下的 FMA 角开大，并不反映下颌体倾斜度和中下面部高度异常。因此，大多数人在 Tweed 分析法中逐渐采用最常用的 Downs 下颌平面，即通过颏下点（Me.）向后与下颌角下缘相切的线条。

3. **Steiner 下颌平面**　下颌角点（Go.）与颏顶点（Gn.）间的连线。

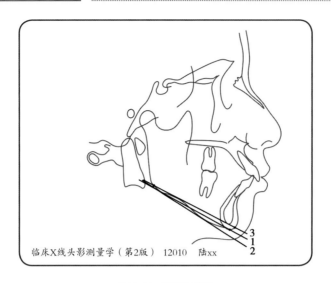

图 6-7　下颌平面
1. Downs 下颌平面　2. Tweed 下颌平面　3. Steiner 下颌平面

六、下颌升支平面

下颌升支平面（ramal plane，RP.）：代表升支的垂直向倾斜度，确定方法有两种：下颌升支及髁突后缘的切线。若 X 线片上髁突影像不清楚，也能以关节点（Ar.）与下颌角后缘的切线代之（图 6-8）。

七、面平面

面平面（facial plane，N-Pog.）：由鼻根点（N.）与颏前点（Pog.）的连线组成（图 6-8）。

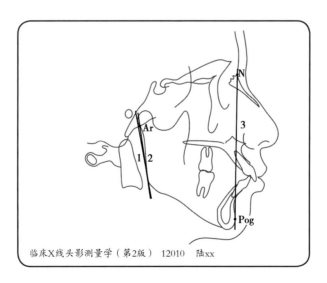

图 6-8　下颌升支平面与面平面
1. 髁突后缘与下颌角后缘之切线——升支平面
2. 关节点与下颌角后缘之切线——升支平面
3. 面平面

八、NA 平面

NA 平面（nasion-A point plane）：鼻根点（N.）与上牙槽座点（A.）的连线（图 6-9）。

九、上下牙槽座平面

上下牙槽座平面（subspinale to supramentale plane，AB.）：上下牙槽座点的连线（图 6-9）。

十、AP 平面

AP 平面（subspinale-pogonion plane）：上牙槽座点（A.）与颏前点（Pog.）的连线（图 6-10）。

十一、Y 轴

Y 轴（Y axis）：蝶鞍点（S.）与颏顶点（Gn.）的连线（图 6-10）。

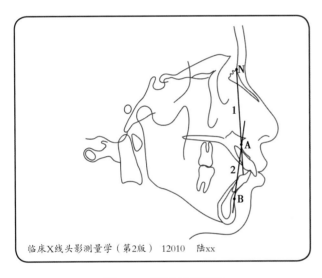

图 6-9 常用测量平面
1. NA 平面 2. 上下牙槽座平面

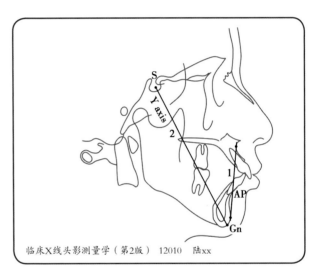

图 6-10 常用测量平面
1. AP 平面 2. Y 轴

第三节　软组织常用测量平面

以下这些软组织测量平面实际又都是基准平面，运用时一般是测量各部软组织到这些平面的距离，借以反映面部侧貌的特征。

一、软组织面平面

软组织面平面（facial plane of soft tissue）：是指软组织鼻根点（Ns.）到软组织颏前点（Pos.）的连线（图 6-11）。

二、审美平面

审美平面（Ricketts esthetic plane）：由 Ricketts 提出，是指鼻顶点（Prn.）至软组织颏前点（Pos.）的连线，也称 E 线（图 6-12）。用以测量上下唇凸点到该平面的距离。当上下唇位于该平面前方，测量值为正，反之为负。研究表明，生长过程中上下唇凸距逐渐减小。这可能是鼻部和颏部向前生长之故。

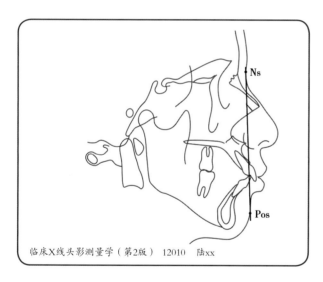

图 6-11　软组织面平面

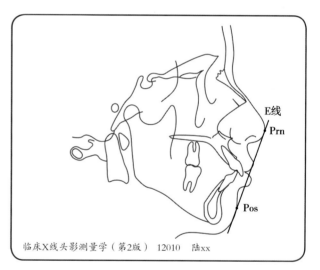

图 6-12　审美平面

三、Holdaway 线

Holdaway 线：简称 H 平面。上唇凸点（UL.）至软组织颏前点（Pos.）的连线（图 6-13，图 6-14）。该线与硬组织 N-B 连线构成的角称为"H"角。Holdaway 将白种人的正常侧貌标准定为：① ANB 角 2°，H 角 7°～8°；②下唇缘正好位于 H 线上；③鼻部与上唇的比例协调；④鼻顶点位于 H 线前方 9mm（13 岁）；⑤唇肌无紧张状态。Holdaway 认为，确定唇肌紧张与否，可根据鼻底厚与上唇凸厚之差来判断。若两者之差 >±1mm，即可确定上唇处于紧张状态。以后 Holdaway 又将 H 角改为 H 平面与软组织面平角的上交角。

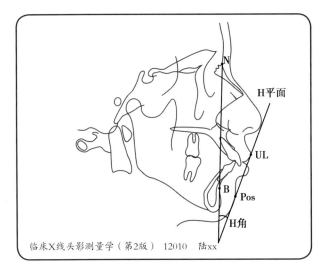

图 6-13　Holdaway 线（H 平面）

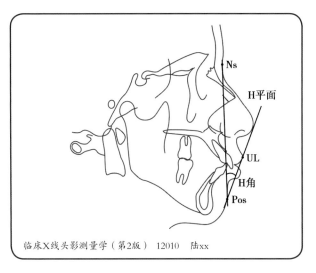

图 6-14　Holdaway 后又将 H 角改为 H 平面与软组织面平面的交角

四、Steiner 软组织观察线

Steiner 软组织观察线：简称 S 线，是指经过软组织颏部最前点和侧面鼻突部至上唇间 S 形轮廓中点的连线（图 6-15）。用以评价上下唇的位置，Steiner 认为理想的 S 线切过上下唇最突点。

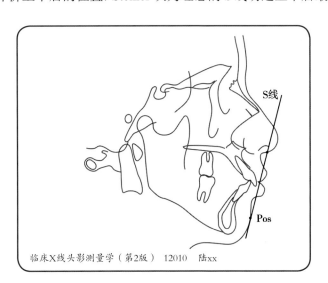

图 6-15　Steiner 软组织观察线（S 线）

五、侧貌轮廓线

侧貌轮廓线（profile line）：Merrifield 受 Holdaway（H 平面）线的启发，于 1966 年提出，其原来的定义为相切于软组织颏部与上唇或下唇最突点的切线。其延长线与眶耳平面相交形成 Z 角，是评判侧貌美的重要指标。

侧貌轮廓线的另一定义也是由 Merrifield 在同一篇文章中提出，是软组织颏前点（Pos.）与最前突唇部（上唇或下唇）间的切线。应该指出，从几何学来讲，通常"切线"无法连接有明确定义的两个标志点。因此，国内学者将其定义改为软组织颏前点与上唇或下唇最突点的"连线"。作者认为这一修改虽然消除了几何学上的错误，但在有些病例中，"连线"会穿过软组织颏前点及唇突点而进入颏部和唇部组织内（图 6-16），从而不能反映颏唇部的侧面轮廓形态及与中面部的关系。三十年后 Merrifield 于 1996 年在《鉴别诊断》一文中将定义作了修改，侧貌线为从软组织颏部到最前唇部的切线（图 6-17）。

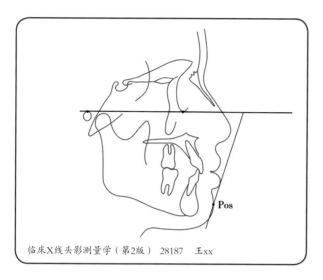

图 6-16　不是软组织颏前点与上唇或下唇最突点的连线，因为连线有时会穿过软组织颏前点及唇突点进入颏部和唇部组织，不能反映侧貌轮廓形态

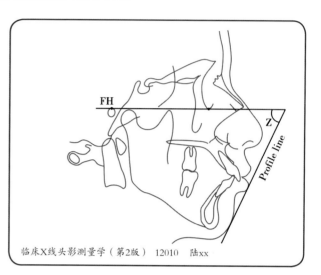

图 6-17　侧貌轮廓线
颏部与最前唇部的切线

六、鼻下点垂直线

鼻下点垂直线（subnasale true vertical line，TVL.）：由 Spradley 等于 1981 年提出，为自然头位状态下通过鼻下点（Sn.）的铅垂线（图 6-18）。以此作为基准平面，测量各软硬标志点到该基准平面的距离。

七、额点垂线

额点垂线：由 Farrow 等于 1993 年提出，又称 G 线，是从额点（G.）到眶耳平面（FH 平面）的垂线延长线（图 6-19）。测量上下唇到此垂线的距离，借以判断唇部的突度。

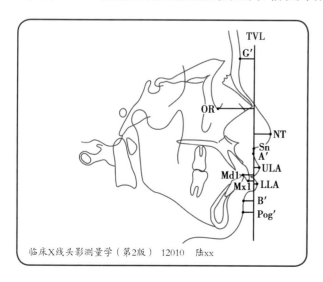

图 6-18　鼻下点垂直线

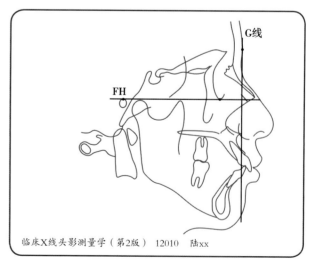

图 6-19　额点垂线（G 线）

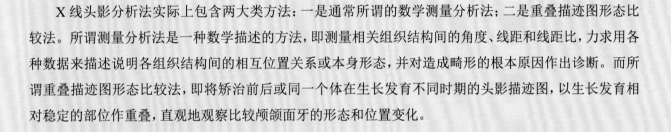

第七章

X 线头影的常用分析法

　　X 线头影分析法实际上包含两大类方法：一是通常所谓的数学测量分析法；二是重叠描迹图形态比较法。所谓测量分析法是一种数学描述的方法，即测量相关组织结构间的角度、线距和线距比，力求用各种数据来描述说明各组织结构间的相互位置关系或本身形态，并对造成畸形的根本原因作出诊断。而所谓重叠描迹图形态比较法，即将矫治前后或同一个体在生长发育不同时期的头影描迹图，以生长发育相对稳定的部位作重叠，直观地观察比较颅颌面牙的形态和位置变化。

第一节 数学测量分析

一、常用测量项目

X 线头影测量应用发展 80 余年来已出现很多测量项目。这些测量项目可分为软组织测量和硬组织测量。从组织结构和部位来看，又可分为颅部、上下颌骨、牙 - 牙槽和面部。从测量方法和单位来看，又可分为角度测量、线距测量和线距比分析。

每一测量项目都有其特定的意义，但均用来说明颅、颌、牙、面的相对关系。Johnston 总结有 7 种相互关系：即上颌相对于颅底，如 SNA 角；下颌相对于颅底，如 SNB 角；牙齿相对于上颌，如 UI-PP 角；牙齿相对于下颌，如 IMPA 角；上下颌的相互关系，如 ANB 角；上下颌牙的相互关系，如上下颌中切牙角；以及侧貌突度，如审美平面（图 7-1）。Johnston 的总结很好地说明牙颌畸形正是由于颅、颌、面、牙各部的不调所导致。当然实际的情况可能还要复杂得多。还有上颌牙相对于颅底的关系，如上颌中切牙角（UI-SN）；下颌牙相对于中面部的关系，如 FMIA 角；以及反映颅底本身形态，如颅底角；下颌骨本身形态，如下颌角等不一而足。

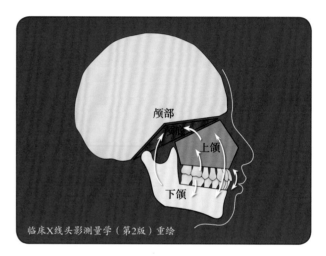

图 7-1 Johnston 总结的 7 种颅、颌、牙、面的相对关系

但是，孤立地评价一项指标常会得出错误的结论。因为头颅是由颅、颌、面、牙各部分结构组成的复合体。其正常与否并不完全取决于某单一指标，而取决于各部分的配合与补偿。变异是生物界的普遍现象，在一定的变异范围内，只要颅、颌、面、牙各部有协调的组合与相互补偿，就会产生正常的颅面形态。由此我们也就可以理解，牙颌畸形正是由于颅、颌、面、牙各部的不调所导致。因此，在评价畸形特征、分析畸形机制时，综合评价各项测量指标的意义，从整体上来识别变异结构对形成牙颌畸形的协同作用是至关重要的。

需要强调的是数学测量分析中的线距测量，更要注意不能单独看一项数据与正常均值比较是否正常，因为各人的头颅有大有小，关键是看该个体各项线距测量值是否协调，因此要看相互在水平或垂直方向上是否协调。如在水平方向上看上下颌之间，以及与前颅底之间长度和位置是否协调，又比如在垂直方向上看后、前面高比例是否协调。既然要比较，就应该在一个统一的方向标准上进行，否则就可能出现测量数据一样，线距比一样，但面形差异很大的情况。

（一）颅底及相邻结构

颅底角（cranial basal angle）：N-S-Ba。

由前颅底平面和后颅底平面构成，反映前、后颅底间的相互位置关系，亦即颅底本身的形态。该角在生长过程中较恒定。在头型的研究中发现与该角的大小有密切关系，长头畸形颅底角开大，而短头畸形颅底角小。两种异常头型均伴随上下颌等结构相对位置的异常（图7-2）。

鞍角（saddle angle）：N-S-Ar。

由前颅底平面与蝶鞍点（S.）至关节点（Ar.）的连线构成，反映颞下颌关节窝相对于前颅底的前后向位置关系。鞍角过大反映颞下颌关节窝处于远中位，若无其他结构的补偿，则下颌后缩，面型常呈Ⅱ类凸面型；反之关节窝处于近中，下颌前突，呈Ⅲ类凹面型。但若关节角、下颌角、升支长和下颌体长等结构发生相应的补偿，也可不产生畸形面型（图7-3）。

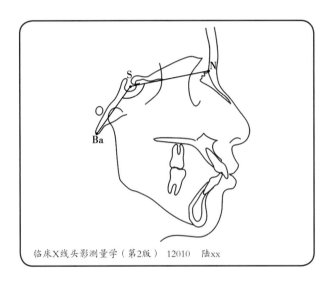

图7-2　颅底角（N-S-Ba）
由前、后颅底平面构成

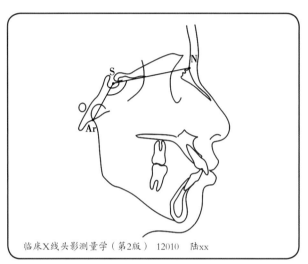

图7-3　鞍角（N-S-Ar）

早年由于 X 线片的质量，致使颅底点（Ba.）不易辨认，因此有学者提出了关节点（Ar.），试图来替代颅底点（Ba.）。但是后来有些人干脆把鞍角（NSAr）称为颅底角，把 SAr 连线称为后颅底平面，把 NAr 连线称为全颅底平面，甚至认为 NSAr 角的过大或过小，也反映了颅底形态的变化，而导致中面部矢状方向的改变。这实际上是一种误解。我们都知道鼻根点（N.）、蝶鞍点（S.）和颅底点（Ba.）都位于头颅正中矢状平面上，而关节点（Ar.）是枕骨基部与两侧髁突后缘的立体交点，也即是一个假想交点，而且并不位于正中矢状平面上。我们知道由前颅底平面（SN 平面）与后颅底平面（SBa 平面）构成的颅底角一旦小或过大，则会向前推挤或向后牵拉中面部的生长，而 NSAr 则主要反映下颌关节窝的前后向位置，两者的作用、意义是不完全相同的。

关节角（articular angle）：S-Ar-Go′。

由蝶鞍点（S.）至关节点（Ar.）连线与升支平面构成。该角的异常会导致颌面部的前后向长度和面部高度的不调。该角过大，下颌后旋，面下 1/3 过长；该角过小，下颌向前向上旋转，下颌前突，面下 1/3 较短。下颌角的变化可补偿或加重畸形症状。正畸治疗可改变关节角的大小，当远中向移动后牙或升高后牙时，咬合打开，关节角随之增大；反之关节角随之减少（图7-4）。

前颅底长（extent of anterior cranial base）：S-N。

从蝶鞍点（S.）至鼻根点（N.）的实际距离（图7-5）。该长度主要用于评价与上下颌长度的比例关系。

Holdaway 发现前颅底长的生长较稳定,每年约增加 3～4mm。前颅底过长过短都会影响上下颌之间以鼻根点(N.)为参照的相互位置关系测量的准确性。如 ANB 角,在上下颌相对位置不变的情况下,前颅底过长使鼻根点位置过前,就会使 ANB 角实际测量值变小;反之测量值变大。

　　后颅底长(extent of posterior cranial base):S-Ba。

　　蝶鞍点(S.)至颅底点(Ba.)的距离(图 7-6)。该长度的生长过程较稳定、持续。也有些学者将后颅底长确定为蝶鞍点至关节点的距离,S-Ar 距与颞下颌关节窝的位置有关,因此对颅面侧貌有很大影响。该距离过短时若无其他结构的补偿,则面部呈凸型,前面高较小;反之呈凹面型,前面高较大。

　　全颅底长(extent of cranial base):N-Ba。

　　鼻根点(N.)至颅底点(Ba.)的距离(图 7-7)。生长过程稳定、持续。

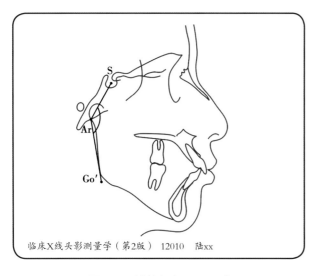

图 7-4　关节角(S-Ar-Go')

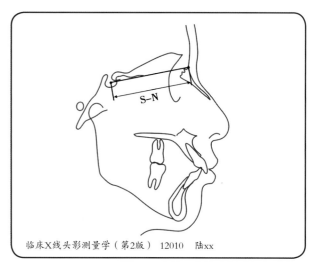

图 7-5　前颅底长
蝶鞍点至鼻根点的距离

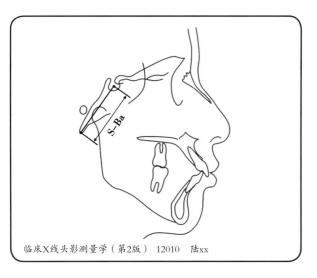

图 7-6　后颅底长
蝶鞍点至颅底点的距离

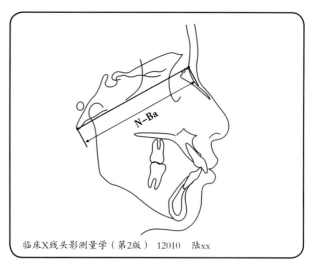

图 7-7　全颅底长
鼻根点至颅底点的距离

（二）上下颌骨

常用的测量上下颌骨相对颅部和其他结构及上下颌相互位置关系的项目很多。通常所用的基准平面为前颅底平面（SN平面）或眶耳平面（FH平面）。

SNA角：由上牙槽座点（A.）至鼻根点（N.）连线与前颅底平面构成。反映上颌前部相对前颅底平面的前后向位置关系，在生长过程中较恒定，当该角过大时，上颌相对前突，面部侧貌呈凸面型；反之上颌后缩，面部呈凹面型（图7-8）。但此角也会受鼻根点和蝶鞍点位置变异的影响。

SNB角：由下牙槽座点（B.）至鼻根点（N.）连线与前颅底平面所构成。反映下颌前部相对前颅底平面的前后向位置关系。当该角过大时，下颌相对前颅底的位置前突；反之呈后缩。在生长过程中该角逐渐增大。在安氏Ⅱ类下颌后缩病例的治疗中应充分利用下颌的生长潜力。但是在分析评价结果时较难鉴别究竟是生长还是治疗作用所致（图7-9）。此角同样会受鼻根点和蝶鞍点位置变异的影响。

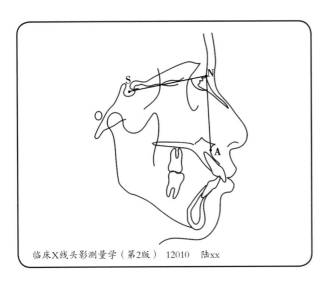

临床X线头影测量学（第2版） 12010 陆xx

图7-8 SNA角
由上牙槽座点至鼻根点连线与前颅底平面构成

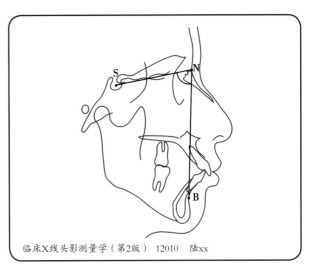

临床X线头影测量学（第2版） 12010 陆xx

图7-9 SNB角
由下牙槽座点至鼻根点连线与前颅底平面构成

ANB角：由上牙槽座点（A.）至鼻根点（N.）连线与鼻根点至下牙槽座点（B.）连线所构成的角。反映上下颌之间以鼻根点为参照的前后向相互位置关系。当A点位于NB连线前时，该角为正值，反之为负值。该角在儿童期较大，生长过程中随着SNB角的增大而逐渐减小。该角测量值的准确性会受异常前颅底长的影响，而无法反映上下颌的实际相互位置关系（图7-10）。

A-X-B角：为避免鼻根点（N.）位置的异常，而引发ANB角无法准确反映上下颌的位置关系。Freeman提出，即从上牙槽座点（A.）向眶耳平面（FH平面）作垂线，垂足为X点，然后测量AXB角（图7-11）。他在几种假想的不同面部突度，而上下颌骨前后向关系未变的侧面像上进行测量，发现ANB角及Downs的上下牙槽座角均随面部突度变化而改变，而AXB并不随之改变。

A-X-D角：Beatty提出以AXD角来代替ANB角，Beatty认为既然ANB角会受鼻根点（N.）位置异常的影响，那么就以X点来取代。而该X点为上牙槽座点向前颅底平面（SN平面）作垂线之垂足，D为下颌正中联合中心点（图7-12）。

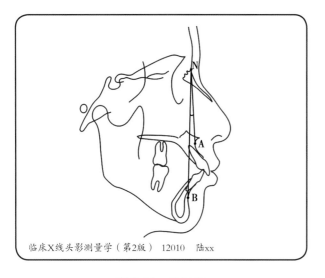

临床X线头影测量学（第2版） 12010 陆xx

图7-10　ANB角
由上牙槽座点至鼻根点与鼻根点至下牙槽座点连线构成

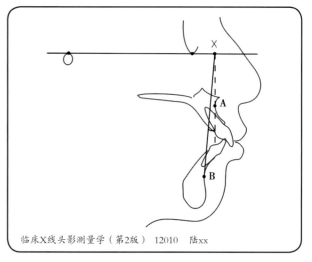

临床X线头影测量学（第2版） 12010 陆xx

图7-11　A-X-B角从上牙槽座A点向眶耳平面作垂线，垂足为X点，然后测AXB角以反映上下颌骨的矢状向位置关系

　　AO-BO值：又名"Wits"分析，由Jacobson提出，分别从上下牙槽座点向功能性𬌗平面作垂线，两垂足分别为AO与BO，测量两垂足间距离以反映上下颌间的位置关系（图7-13）。他发现通常女性正常𬌗的AO点与BO点相重合，而男性正常𬌗的BO点位于AO点前方1mm。Jacobson将女性正常值定为0，而男性定为-1mm（BO点在前为负值）。

　　实际上AO-BO值的变异系数也比较大，仅次于ANB角，表明其受周围因素影响的程度也很大，AO-BO值与ANB和A-X-B呈高度相关，说明AO-BO值所表现的上下颌前后位置关系与其他几项测量结果一致，它可以替代ANB测量，但由于它们之间高度相关，所以影响它们的因素也势必相关。

　　作者认为其实每一项单独测量项目都有其一定的局限性，综合评判才能得出可靠的结论。这是因为每一个正常𬌗或貌美个体，是由其颅颌面牙各组织结构相互补偿、相互匹配的结果。

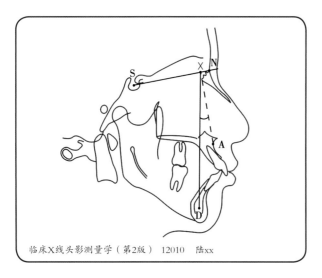

临床X线头影测量学（第2版） 12010 陆xx

图7-12　AXD角，以上牙槽座A点向前颅底平面作垂线，该垂足为X点，而D为下颌正中联合中心点

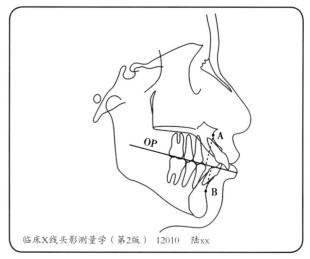

临床X线头影测量学（第2版） 12010 陆xx

图7-13　AO-BO值分别从上下牙槽座点向功能𬌗平面作垂线，两垂足分别为AO与BO，测量两垂足间距离，以反映上下颌骨矢状向位置关系

SNP角：由鼻根点（N.）至颏前点（Pog.）连线与前颅底平面所构成。反映下颌颏部相对于前颅底平面的突度。当该角明显大于SNB角时，显示颏部前突。SNP角是口腔正颌外科手术的一项测量指标（图7-14）。

SND角：由下颌正中联合部中心点（D点）至鼻根点（N.）连线与前颅底平面所构成。其意义与SNB角相同，用于反映下颌相对前颅底平面前后向的位置关系（图7-15）。

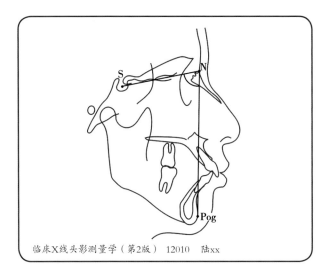

图7-14　SNP角
由颏前点至鼻根点连线与前颅底平面构成

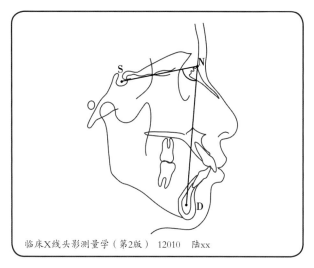

图7-15　SND角
由下颌正中联合中心点至鼻根点连线与前颅底平面所构成

Downs颌凸角（angle of convexity）：由鼻根点至上牙槽座点连线（NA）与颏前点至上牙槽座点连线（AP）延长线的交角。用以测量面部上、中、下1/3间的前后向相互关系。当AP连线延长线在NA连线前方时。此角为正值角；反之若延长线在NA后方时，为负值角。该角越大表示上颌相对突度越大；反之表示上颌相对后缩（图7-16）。实际上该测量项目反映的是畸形的症状和程度，而没有反映畸形的机制。

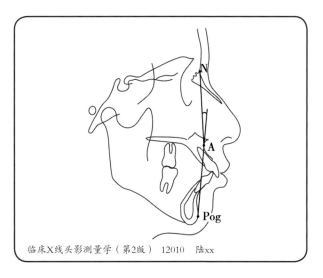

图7-16　Downs颌凸角
由鼻根点至上牙槽座点连线与颏前点至上牙槽座点连线
延长线的交角

Y 轴角(Y axis angle):蝶鞍点(S.)至颏顶点(Gn.)连线与前颅底平面所构成的前下交角。反映下颌颏部对前颅底平面的位置关系和面部高度。若该角过大,则下颌呈顺时针向下向后旋转;反之呈向上向前旋转[图 7-17(A)]。

有些学者如 Downs 则将该角确定为蝶鞍点(S.)至颏顶点(Gn.)连线与眶耳平面的前下交角。此角反映的是下颌对中面部的位置关系和中下面部高度[图 7-17(B)]。

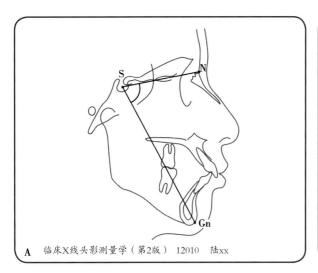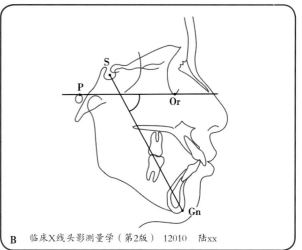

图 7-17 Y 轴角
A. N-S-Gn Y 轴角:Y 轴与前颅底平面所构成的前下交角　　B. Downs Y 轴角:Y 轴与眶耳平面的前下交角

联合变量(combined variation,C.V.):V.Luzi 发现 SNA 角与鞍角 N-S-Ar 间存在着明显的反变关系,以相互补偿,结合成正常面型。如 SNA 角减小,上颌后缩。但若鞍角随之增大,以致下颌也稍后缩,上下颌间通过这种补偿,可保持相对的正常关系。因此,在有些情况下单独一项 SNA 角无法正确反映侧貌形态。而两者的联合值较稳定,作为反映中面部前后方向发育的指标较单独一项指标要深刻而准确。均值为 208.8°±3.8°(图 7-18)。

也有学者发现,在预测面部生长方向时,若将下颌角与鞍角、关节角联合起来分析,则更为全面(图 7-19)。Björk 测量白种人三个角的总均值为 396°±6°。若总值过大,则生长趋势呈垂直向,下颌向下向后旋转;反之生长呈水平向,下颌向前向上旋转。

腭平面倾斜角(angle of inclination of palatal plane):SN-PP。

由腭平面与前颅底平面构成。反映腭平面相对前颅底的倾斜度。该交角在后为正值,反之为负值。该角越大则上面部高度也越大,若无其他结构的补偿,则全面高也增大,该角在生长过程中较为恒定(图 7-20)。

下颌平面角(mandibular plane to Frankfort plane angle):MP-FH。在 Tweed 三角分析法中则称为 FMA 角。

下颌平面与眶耳平面的交角,下颌平面为通过颏下点向后与下颌角下缘的切线。反映了下颌体对中面部的关系,此角过大代表下颌体呈顺时针向下向后旋转,若无其他结构的补偿,则表现为前下面高大,下颌后缩,面部呈凸型;反之代表下颌体呈逆时针向上向前旋转,前下面过短,下颌前突(图 7-21)。

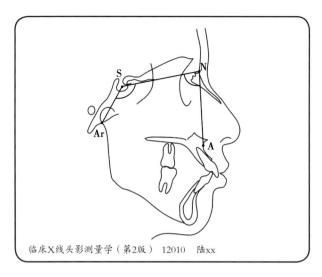

图 7-18　联合变量

SNA 角与鞍角 NSAr 间存在明显的反变关系

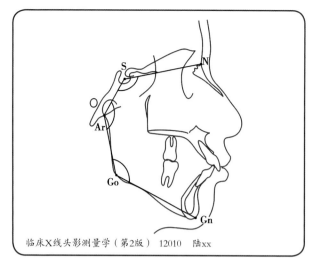

图 7-19　联合变量

若将下颌角与鞍角、关节角联合分析,则更为全面

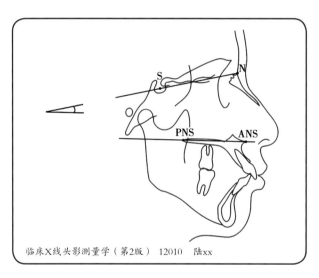

图 7-20　腭平面倾斜角

由腭平面与前颅底平面构成

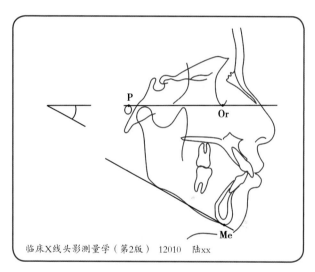

图 7-21　下颌平面角

下颌平面与眶耳平面的交角

基础平面角(basal plane angle):PP-MP。

由腭平面与 Downs 下颌平面构成,是一项重要的测量指标,反映腭平面(亦即代表上颌骨的平面)与下颌平面的相互关系和面下 1/3 的开张度。交角在后为正值,反之为负值。在生长过程中随着升支的增长和下颌的向上向前旋转,该角逐渐减小。若升支的增长不足,与磨牙的萌出不协调,则会使该角过大,使面下 1/3 过长,并产生开𬌗畸形(图 7-22)。

下颌角(gonial angle):Ar-Go'-Me。

由升支平面与下颌平面构成(图 7-23),是反映下颌骨形态的一项指标,也是生长预测的一项重要指标。该角在生长过程中逐渐减小。下颌角本身的大小受遗传的影响,取决于前下面高与升支长的关系。两者生长不协调则会导致该角大小的异常。在前下面高正常的情况下,升支越长下颌角就越小,反之就越大。而在升支长度正常时,前下面高与下颌角大小呈正比。反过来该角的大小又对面部的生长方向、

侧面轮廓及下颌切牙的相对位置都有很大的影响。为了详细分析下颌角的作用,又可将其分成两个角。这里介绍三种方法:

1. Jarabak 分析法　其下颌角是由关节点升支平面与 Downs 下颌平面所构成。从鼻根点(N.)至下颌角顶点(Go′)连一条线,将下颌角分成上下两个角。若上角(Go1)过大则升支呈水平矢状方向生长,下颌前突;反之则呈垂直方向生长,导致后面高过大。若下角(Go2)过大则下颌体向后下方向旋转生长,导致下颌后缩、前面高过大;反之则导致下颌向前上旋转、下颌前突、前面高过小(图7-24)。Jarabak 分析法的缺点是生长发育期患者鼻根点(N.)每年在向前生长,从而会影响到 Go1 和 Go2 的大小变化。这种变化并不代表升支矢状向开大,也不代表前面部高度的变小。

2. Rakosi 分析法　其下颌角是由髁突后缘升支平面与 Downs 下颌平面所构成。从下颌角顶点(Go′)向前颅底平面作垂线,该线条将下颌角分成前后两个角:后角(Go1)和前角(Go2)(图7-25)。根据 Go1 的大小,可将过大的下颌角区分成两种类型:①下颌角向后开大,Go1 较大(图7-26);②下颌角向前开大,Go1 保持基本正常或较小(图7-27)。第一种类型对基础平面角(PP-MP)无影响,而第二种类型基础平面角开大。因此,Go1 角与基础平面角无显著相关性,而 Go2 角由于一条边与前颅底平面垂直,是恒定不变的。因此,Go2 角大小的变化直接反映了下颌平面倾斜度的变化,它与基础平面角有显著相关性($r=0.78$)。

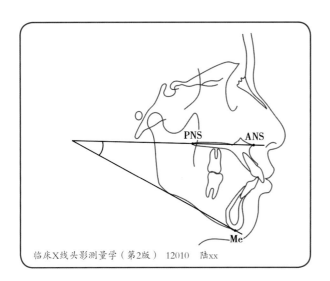

图7-22　基础平面角

由腭平面与下颌平面所构成

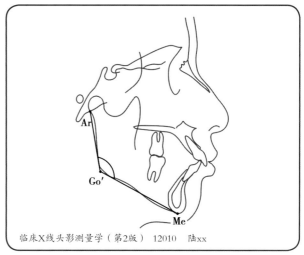

图7-23　下颌角

由升支平面与下颌平面所构成

3. NaiXue Tian 分析法　作者认为将下颌角分成两个角的目的,是为进一步分析下颌角大小异常骨面型究竟造成的是垂直向异常,还是矢状水平向异常。而以 SN 平面为基准并不能准确反映,因为 SN 平面并不完全是水平方向的,不能作为横坐标来使用。而应该以 FH 水平平面为基准,从下颌角顶点(Go′)向 FH 平面作垂线 VFH,将下颌角分成 Go1 与 Go2,此垂线 VFH 即为纵坐标。Go1 可称为升支倾斜角。

可同时根据 Go1(升支倾斜角)角度大小和升支平面相交于 FH 横坐标上的刻度,以及 Ar 点坐标 XY 值三项指标来反映矢状水平向距离的不调。Go1 角度和刻度指标过大,均指示下颌角是真正的矢状水平向开大。而对基础平面角(PP-MP)和 FMA 角无影响,即下颌体的倾斜度不变,从而前面高不变;对 Go2 的大小变化,可同时用 Go2 角度大小和 Me 点水平投射在 VFH 纵坐标上刻度的大小及 Me 点坐标 XY 值

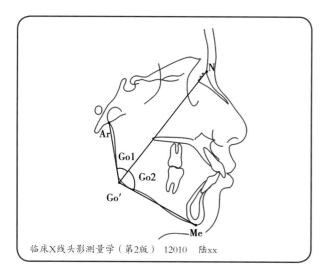

图7-24　下颌角 Jarabak 分析法

从鼻根点向下颌角顶点 Go' 作连线，将下颌角分成 Go1 和 Go2

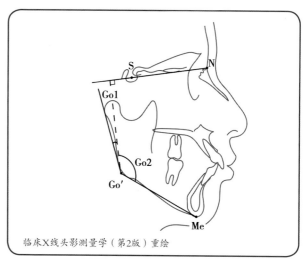

图7-25　下颌角 Rakosi 分析法

从下颌角顶点 Go' 向前颅底平面作垂线，将下颌角分成 Go1 和 Go2

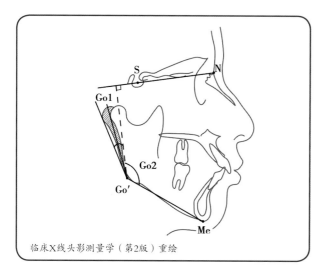

图7-26　下颌角 Rakosi 分析法

下颌角向后开大，Go1 较大

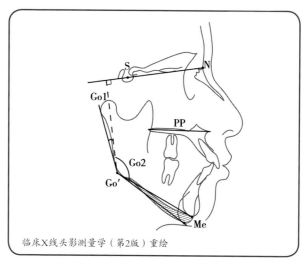

图7-27　下颌角 Rakosi 分析法

下颌角向前下开大，Go2 较大，PP-MP 角随之开大

的大小来反映垂直高度的不调。Go2 角度的测量也可直接减去 90° 角而测量下颌平面延长线与 FH 的交角，即 FMA 角。就线距测量来讲，如果 Me 点在 VFH 上的水平投射点到 Go' 点的距离过大，则呈高角骨面型，下颌平面倾斜度加大，导致基础平面角和 FMA 角开大，前中下面高增大（图 7-28，图 7-29）。

以 FH 平面为基准，其意义更在于 FH 水平平面与 VFH 垂直线构成了一个坐标系，在运用 Go1 和 Go2 角度测量的同时，还可用线距测量和坐标值来分别反映下颌骨的水平与垂直向，则具有明显而更精准的优点。

上颌体长（extent of maxillary base）：从上牙槽座点（A）向腭平面（PP）作垂线的垂足到后鼻棘点（PNS）的连线为上颌体长，生长较稳定、持续。上颌长度的异常会影响中面部在水平方向上的发育，若无其他结构的相应补偿，上颌体过长会导致上颌前突，面部侧貌呈凸面型；反之则上颌相对后缩，面部呈凹面型（图 7-30）。

下颌体长（extent of mandibular base）：分别从下颌角点（Go）和颏前点（Pog.）向 Downs 下颌平面（MP）作垂线，两垂足间的距离为下颌体长。下颌的长度将直接影响面下 1/3 的凸度。长度相对上颌过大则下颌前突，常会造成前牙反𬌗，面部呈凹面型；反之下颌后缩，前牙深覆盖，面部呈凸面型。下颌体生长一般较稳定、持续（图 7-31）。

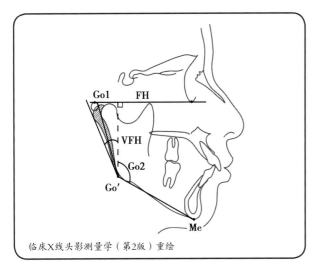

图 7-28　可同时根据 Go1 角度大小和升支平面相交于 FH 横坐标上的刻度 Ar 点坐标值来反映矢状水平向距离的不调

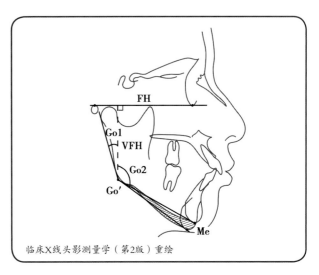

图 7-29　可同时用 Go2 角度大小和 Me 点水平投射在 VFH 纵坐标上刻度的大小及 Me 的坐标值来反映垂直高度的不调

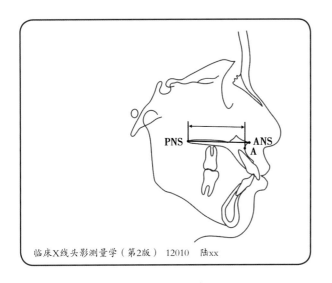

图 7-30　上颌长
从上牙槽座点向腭平面作垂线，垂足至后鼻棘点的距离

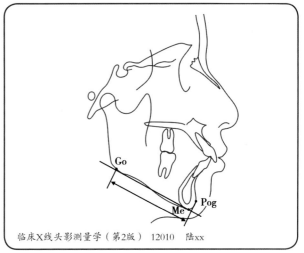

图 7-31　下颌体长
分别从颏前点和下颌角点向下颌平面作垂线，两垂足间的距离

升支长（extent of ascending ramus）：从关节点（Ar.）至下颌角顶点（Go'）的实测距离（图 7-32），又称后面高。升支长度的生长会直接影响面部高度，若生长不足，与磨牙的萌出不协调，则会导致前面高相对过长，并出现前牙开𬌗畸形。

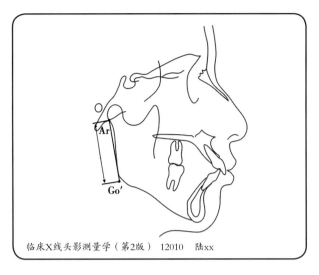

临床X线头影测量学（第2版） 12010 陆xx

图 7-32 升支长
从关节点 Ar 至下颌角顶点 Go′ 的距离

（三）牙 - 牙槽

上颌中切牙角（angulation of upper incisor）：UI-SN。

上颌中切牙牙长轴与前颅底平面的后下交角（图 7-33），反映上颌中切牙相对前颅底的倾斜度。若该角过大表示上颌中切牙唇向倾斜，如伴有位置前突，可内收上颌前牙。如单纯唇向倾斜，可加冠舌向转矩力。若该角过小，表示上颌中切牙内倾，可加冠唇向转矩力。有些学者将此角确定为上颌中切牙牙长轴与眶耳平面的后下交角，或上颌中切牙牙长轴与腭平面的前下交角（图 7-34），其意义相同，均用于评判上颌中切牙的唇、舌向倾斜情况。

下颌中切牙角（angulation of lower incisor）：LI-MP。

下颌中切牙牙长轴与 Downs 下颌平面之后上交角。在 Tweed 分析法中，此角又称为 IMPA 角。反映下颌中切牙相对于下颌平面的倾斜度。若该角过大，表示下颌中切牙唇向倾斜；反之则表示下颌中切牙舌向倾斜（图 7-35）。

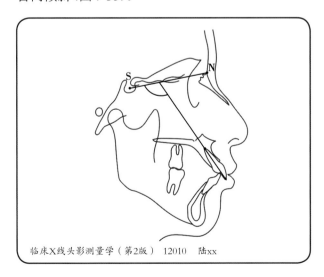

临床X线头影测量学（第2版） 12010 陆xx

图 7-33 上颌中切牙角
上颌中切牙牙长轴与前颅底平面的后下交角

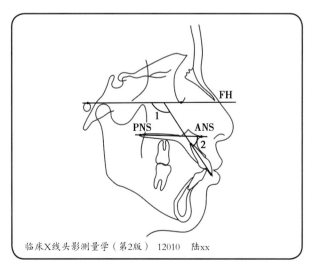

临床X线头影测量学（第2版） 12010 陆xx

图 7-34 上颌中切牙角
1. 上颌中切牙牙长轴与眶耳平面的后下交角 2. 上颌中切牙牙长轴与腭平面的前下交角

下颌中切牙眶耳平面角（Frankfort plane to mandibular incisor angle）：FMIA。

下颌中切牙眶耳平面角是 Tweed 三角分析法中的一项核心测量指标，即下颌中切牙牙长轴与眶耳平面的后下交角（图 7-36）。

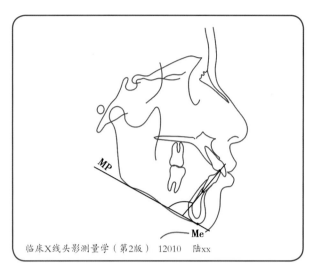

图 7-35 下颌中切牙角
下颌中切牙牙长轴与下颌平面的后下交角

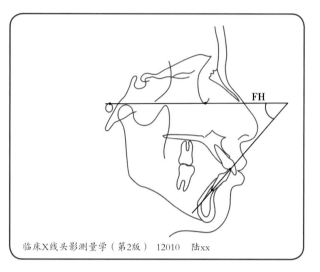

图 7-36 下颌中切牙眶耳平面角
下颌中切牙牙长轴与眶耳平面的后下交角

上下颌中切牙角（inter-incisal angle）：上下颌中切牙牙长轴的后交角（图 7-37），表示上下颌中切牙的倾斜度。该角越大，上下颌中切牙的倾斜度越小；反之倾斜度就越大。影响该角大小的因素不仅有上下颌中切牙的倾斜度，还有下颌平面的倾斜度。在下颌中切牙对下颌平面关系不变的情况下，基础平面角（PP-MP）越大，上下颌中切牙角就越小；反之就越大。

上下牙槽缘角：SNPr 和 SNId。

这是两个角，分别由从上下牙槽缘点至鼻根点连线与前颅底平面构成（图 7-38），反映上下牙槽缘相对前颅底平面的前后位置关系，借以评判上下牙槽缘的凸度。

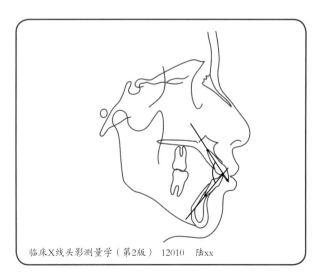

图 7-37 上下颌中切牙角
上下颌中切牙牙长轴的后交角

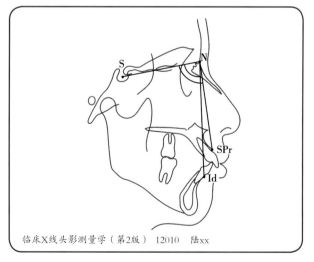

图 7-38 上下牙槽缘角
这是两个角，分别从上下牙槽缘点至鼻根点连线与前颅底平面构成

上颌前牙-牙槽高（height of upper incisor and alveolar）：UI-PP。

从上颌中切牙切端至腭平面的垂直距离（图7-39），通常用于深覆𬌗和开𬌗的畸形机制分析。

下颌前牙-牙槽高（height of lower incisor and alveolar）：LI-MP。

从下颌中切牙切端至Downs下颌平面的垂直距离（图7-40）。此测量值实际上包括了下颌体的整个高度，该指标通常也用于深覆𬌗和开𬌗的畸形机制分析。

上下颌中切牙凸距（incisor position）：有两种测定方法：一是分别从上下颌中切牙切端到鼻根点（N.）至颏前点（Pog.）连线（即面平面）的垂直距离（图7-41）；二是分别从上下颌中切牙切端到上牙槽座点（A.）至颏前点（Pog.）连线（AP平面）的垂直距离（图7-42）。一些学者认为这两项测量指标在确定恒牙列的矫治方案中非常重要。矫治的一个重要目标就是要使这两项指标达到正常。根据这两项指标的测定值，可帮助确定是否需要减数治疗，以及采用哪一种类型的支抗装置。

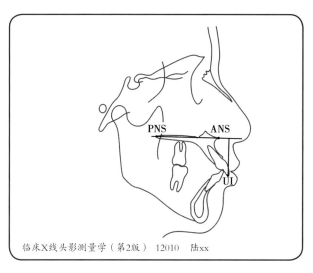

图7-39　上颌前牙-牙槽高
从上颌中切牙切端至腭平面的垂直距离

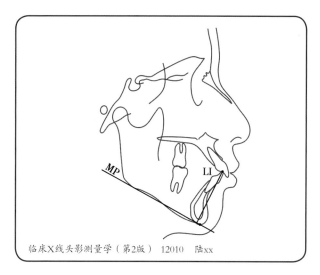

图7-40　下颌前牙-牙槽高
从下颌中切牙切端至下颌平面的垂直距离

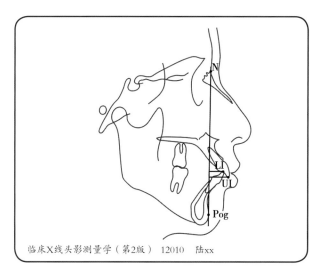

图7-41　上下颌中切牙凸距
上下颌中切牙切端分别至面平面的垂直距离

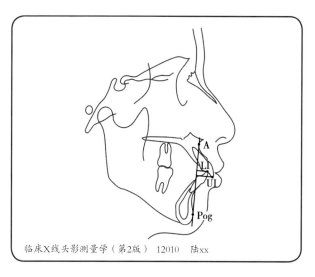

图7-42　上下颌中切牙凸距
上下颌中切牙切端分别至AP平面的垂直距离

（四）前、后面部高度

前面高（anterior facial height）：N-Me。

从鼻根点至颏下点的实际距离（图 7-43）。该指标测量值的变异范围较大，这是因为每个人的头颅有大有小。因此，不可单纯凭一项指标的大小来评判是否存在畸形。

另一种前面高（AFH.）是 Tweed-Merrifield 诊断系统中的一项测量，是指从 Me 点到 PP 平面的垂直距离。严格讲这不应该称为前面高，而应该叫前下面高。

前上面高（upper facial height）：N-ANS。

从前鼻棘点（ANS）向鼻根点（N.）至颏下点（Me.）连线作垂线，垂足至鼻根点的距离（图 7-43）。

前下面高（lower facial height）：ANS-Me。

从前鼻棘点向鼻根点至颏下点连线作垂线，垂足至颏下点的距离。该高度过大，若无上下颌牙 - 牙槽高度的相应补偿或补偿不足，将导致开𬌗，这种开𬌗类型往往范围较大，反之将导致深覆𬌗。前下面高异常的主要原因与下颌的生长旋转方向有关（图 7-43）。

后面高（posterior facial height）：S-Go。

从蝶鞍点至下颌角点的实际距离（图 7-44）。后面高的生长与升支生长长度和方向密切相关。

在 Tweed-Merrifield 诊断系统中，则是把后面高设定为从关节点（Ar.）作下颌角后缘切线，相交于 Downs 下颌平面，交点为下颌角顶点 Go′。从 Ar 点到 Go′ 点的距离为后面高（图 7-45）。

后、前面高比：S-Go/N-Me。

这是一项重要指标，比单纯一项前面高或后面高能更深刻地反映颅面部的畸形，比值约为 62%。若比值过大表明下颌向前向上呈逆时针方向生长；反之表明下颌呈向下向后方向生长。

在 Tweed-Merrifield 诊断系统中，后、前面高比是指 Ar-Go′ 与 Me 点到 PP 平面的垂直距离之比。

前下面高与前面高比：ANS-Me/N-Me。

这也是一项重要指标，在确定深覆𬌗或开𬌗的矫治设计中有重要参考意义。由于个人颅面大小不同，单凭下面高很难确定其是否异常。只有从面部各个结构的相互关系来对比，才能得出正确结论，比值约为 56%。

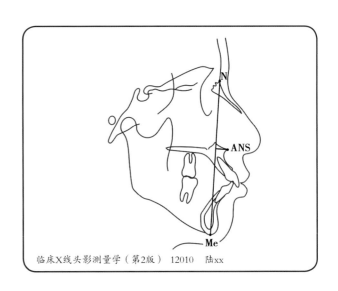

图 7-43 前面高、前上面高、前下面高

1. 前面高（N-Me）：从鼻根点至颏下点的实际距离

2. 前上面高（N-ANS）：从前鼻棘点向鼻根点至颏下点连线作垂线，垂足至鼻根点的距离

3. 前下面高（ANS-Me）：从前鼻棘点向鼻根点至颏下点连线作垂线，垂足至颏下点的距离

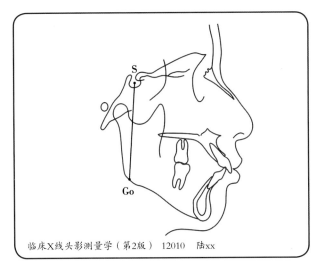

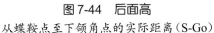

图 7-44　后面高

从蝶鞍点至下颌角点的实际距离（S-Go）

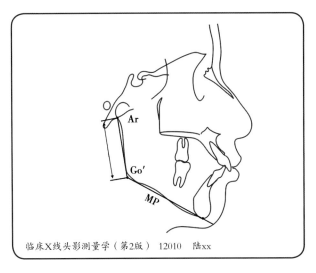

图 7-45　Tweed-Merrifield 诊断系统之后面高（Ar-Go'）

我们在临床科研中，需要根据研究或者临床病例分析的目标，来选择合适的头影测量项目，并灵活应用，讨论分析各个项目所体现的含义，从而为研究或临床实践提供参考指导。以下为一则综合运用的实例。本书编者之一张梦涵在导师卢海平、田乃学的指导下，对 127 位安氏Ⅱ类 2 分类错𬌗畸形患者，从临床诊断与矫治的角度对不同骨面型进行了分组研究。该研究从垂直向和水平向两个维度来考虑骨面型的分类，以 FH 平面及其垂线 VFH 作为坐标系，把下颌角分为除直角之外的两个角，即分别以下颌平面相对 FH 平面的倾斜度（FMA 角）与下颌升支平面相对 VFH 平面的倾斜度（ArGo'-VFH 升支倾斜角）作为分类依据。根据 FMA 角把患者分成高角、低角、均角，或者根据升支倾斜角将患者分为过小、正常与过大。在线距测量中，将所需在垂直向和水平向相互比较的线段距离分别投射到纵横坐标（即 VFH 与 FH 平面）上，然后测量垂足间距离，以保证相互比较的线距方向的一致性，并对颅底形态、上下颌骨水平向关系及垂直向关系、牙 - 牙槽高度、牙齿位置与倾斜度、颏部形态和软组织形态进行了全方位的研究。

研究发现高角安氏Ⅱ类 2 分类患者相较于低角患者，尽管下颌骨后部位置靠前，但下颌骨在水平方向上的长度偏短，故下颌骨前部表现为相对后缩，另外垂直方向上前者相较于后者，上下颌前牙 - 牙槽绝对高度偏大，上下颌后牙 - 牙槽的绝对高度无差异，但其相对于后面高的高度偏大，Downs 𬌗平面向前下倾斜明显。在以下颌升支倾斜程度的分组研究中发现，升支倾斜角较小的患者，上颌骨后部位置靠后，腭平面向前下倾斜，而下颌骨后部位置及下颌骨体部在水平方向上的长度无明显差异，但由于下颌升支水平方向上的长度偏短，综合来看下颌表现后缩，另外垂直方向上前者相较于后者，上颌前牙 - 牙槽的绝对高度偏大，上颌前牙更舌倾，覆𬌗偏大，Downs 𬌗平面向前下倾斜。研究认为牙齿咬合的限制可能与下颌升支倾斜程度较小有一定关系。研究还发现低角患者的颏部在水平方向的突距更大，从而颏部更明显。

研究认为这种分组对治疗具有重要的指导意义：由于高角患者相对于低角患者，上下颌前牙 - 牙槽绝对高度偏大，而后牙 - 牙槽相对于后面高的高度偏大，故高角患者首先考虑压低前牙来解除深覆𬌗，但为了改善面型，也可适当压低后牙，改善咬合平面。而压低前牙的策略需要参考微笑时唇线的位置，从而判断是压低上颌前牙还是下颌前牙，还是两者都需要。此外，低角患者上下颌后牙 - 牙槽绝对高度无差异，但由于后下面高偏大，则后牙 - 牙槽高度相对于后下面高偏小，故低角患者可以适当升高下颌后牙来矫正深覆𬌗。

研究还发现，下颌升支平面的倾斜程度与前牙的舌倾程度、深覆𬌗的严重程度有关。升支倾斜角较小者相对于较大者，上颌前牙伸长并更舌向倾斜，由此可能限制了下颌升支及下牙槽的矢状水平向生长，至使下颌升支矢状水平向长度偏短，虽然下颌骨体部生长正常，但下颌牙列未能伴随下颌骨的生长而充分向前生长，造成了生长的分离，颏部显前突。矫治可在改善垂直向异常后，适度压低并唇倾上颌前牙，而下颌前牙则根据咬合关系适当唇倾。

安氏Ⅱ类 2 分类错𬌗具有较高的复发率，又因为不同骨面型及肌肉力量存在差异，复发的发生经常源于肌肉的压力与垂直向高度的改变，保持的策略就显得尤为关键。建议：对高角患者设计成覆盖于上颌牙列的𬌗板，形成正中止接触（centric stop），并于上下颌前牙区设计盖过切牙切缘的切缘帽以维持压低的牙槽高度；而对低角患者上颌常规设计平导，并保持后牙空开 0.5mm 或轻接触，下颌则可采用舌侧固定保持或 Hawley 保持器。另外，对于矫治前舌倾较明显的患者，保持阶段需要维持覆𬌗关系及切牙角度，常规舌侧固定保持，既可保持切牙角度又可维持垂直向高度。

（五）软组织测量项目与面部侧貌美学

对于非专业人士而言，侧貌美学的概念往往仅涉及颜面软组织的美观程度，因此患者更关心的是外观的改善。而正畸医师则强调侧貌美观应建立在正确咬合关系及口颌系统的健康和功能的基础之上。此外，侧貌美学的标准还受人种、民族、性别、时代、社会、心理等各种因素的影响，这些因素使得正畸治疗的标准更加复杂。因此，正畸医师在坚持正畸治疗原则的前提下，必须同时考虑以上因素的影响。即使对同一位患者，正畸医师之间的诊断标准也不统一。Angle 提供的颜面审美标准是希腊阿波罗塑像以及美神维纳斯塑像的侧貌（图 7-46）。Wilson（1957）通过分析证明，这些希腊雕像都存在面下 1/3 后缩、绝对对称、侧面鼻额连成一条直线、颏唇沟深等诸多特征，这种侧貌美学衡量标准多带有艺术家的审美，对于人正常生理功能而言存在一定问题。Angle 的学生 Tweed 医师也特别强调侧貌的美观和平衡，倡导通过直立下颌切牙来改善患者的侧貌美观。

人们对于正畸治疗的侧貌美学标准既有差异性，又有统一性，这种统一性在于大家都在不断寻找一种尽可能客观的评价方法。

与 Angle 类似的是，Case 医师采用石膏面模法来评价颜面美观，而 Hellman 医师则是对人面部的直接测量。随着照相技术、X 线头影测量技术的出现与发展，正畸医师对于颜面形态特征的研究随着临床实践工作在不断进展与深化。

1. 相片分析　随着照相技术的出现，一些学者开始采用相片上点线角来分析面貌特征。这些用于分析的相片必须在一定标准下完成拍摄，一般包括正位像、侧位像，有时常增加正面微笑像与半侧位像。

（1）侧位相片分析

1）"五凸三凹"与"侧面三停"

"五凸"：是指额部及鼻尖、上唇、下唇、颏部五处高点。

"三凹"：是指鼻根处、唇珠上方的人中沟、颏唇沟三处凹陷。

"侧面三停"：又可称为"侧面三庭"，是以耳屏中心为圆心，耳屏中心至鼻尖的距离为半径，向前画半圆；再从耳屏中心向发际点、眉间点、鼻尖、颏前点画四条线，将侧脸划分为基本相同的等份，形成的夹角为近似的三个角（图 7-47）。

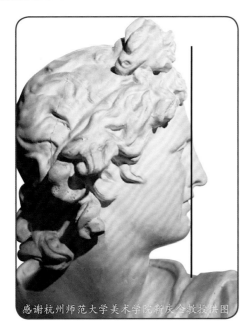

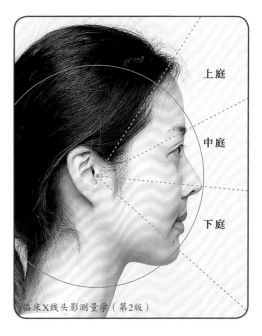

图 7-46 阿波罗塑像的侧貌　　　　图 7-47 侧面三停(庭)

2) **Simon 定位平面及不规则四边形**：Simon 采用眶耳平面及眶平面为定位平面，观察各部分与定位平面的关系。自然头位时正中位，观察软组织额顶点与眶平面间水平位置关系，下颌后缩者，额顶点位于眶平面上或后方平均 2mm。

他还提出了由耳屏点(T.)、眶下点(Ors.)、额顶点(Gn′.)、下颌角点(Gos.)构成的四边形(图 7-48)。Simon 测量正常干头骨，发现约 80% 的人其眶平面、口角、额顶点在同一个垂直平面上，利用这个四边形可评价口角的位置(现在看来并不完全正确)。

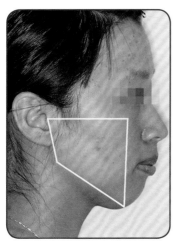
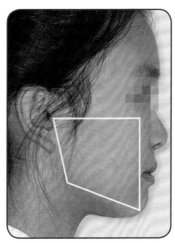
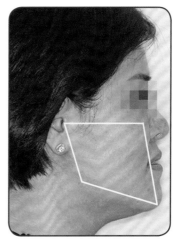

图 7-48 不规则四边形分析法

3) **Stoner 最佳侧貌**：Stoner 对正常人与错𬌗患者矫治前后侧位像进行比较分析，测量下列项目以得出最佳侧貌(excellent profile)的标准(图 7-49)：

面角∠PO-NC：眶耳平面(PO)与面平面(NC)相交所成之后下角。正常范围为 79.0°～92.0°。

颏下唇角∠NC-LC：下唇颏平面即下唇突点(L.)至软组织颏前点(C.)连线与面平面的夹角。正常范围为 0.0°～14.5°。

颏上下唇角∠UL-LC：上下唇平面与下唇颏平面的夹角，用以观察下唇与颏部的关系及上下唇的关系。正常范围为−4.0°～12.0°。

唇面角∠UL-NC：上下唇平面（UL）即上唇突点（U.）至下唇突点（L.）与面平面（NC）的夹角。正常范围为4.5°～20.0°。

据说Stoner是根据34例最佳侧貌测量得出的四项唇面部指标的正常范围，但我们也看到此四项测量指标的正常范围跨度均较大，而范围过大，从某种意义上来说该测量指标也就不敏感，几乎很多不怎么美观的病例的测量值也都在此范围内了。

4）**斋藤上下引线**：斋藤于1965年提出以耳鼻线（耳屏与鼻下点连线）为基准平面，从鼻下点分别向上引出75°、向下引出90°两条引线（图7-50）。他研究发现，正常侧貌的日本儿童（12岁），其上引线过额点，下引线过颏前点。

5）**侧面型**（profile form）**估计法**：有两种测量法：一是侧面型引线（图7-51）即额点（G.）- 上唇突点（UL.）- 颏前点（Pos.）；另一则是额点（G.）- 鼻下点（Sn.）- 颏前点（Pos.）。分别形成了两个后交角，意义相同。根据交角大小，可将侧面型分为：直面型、凸面型、凹面型。

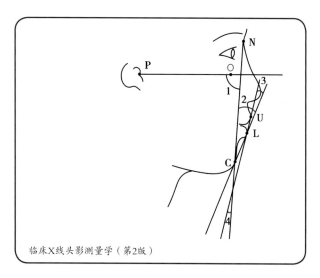

图7-49 Stoner侧面相片分析
1. 面角　2. 颏下唇角　3. 颏上下唇角　4. 唇面角

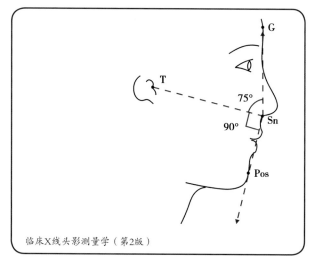

图7-50 斋藤侧面相片分析法

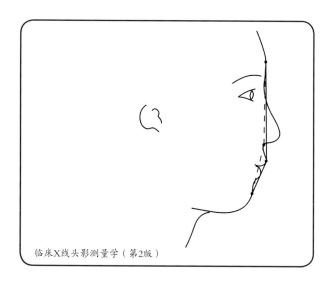

图7-51 侧面型引线
实线：额前点 - 上唇突点 - 颏前点
虚线：额前点 - 鼻下点 - 颏前点

6）**唇阶梯**：Korkhaus用唇阶梯（lip step）来分析唇突度，将唇突度关系分为正唇阶梯（positive lip step）和反唇阶梯（negative lip step）。安氏Ⅰ类多表现为轻度反唇阶梯；安氏Ⅱ类多表现为重度反唇阶梯；安氏Ⅲ类多表现为正唇阶梯（图7-52）。对于安氏分类与唇阶梯不相符的患者，例如安氏Ⅱ类如果也表现为正唇阶梯，导下颌向前须谨慎。

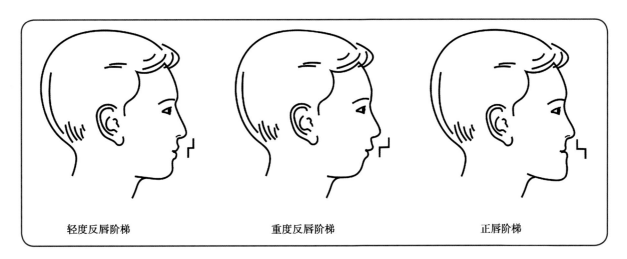

轻度反唇阶梯　　　　　　　重度反唇阶梯　　　　　　　正唇阶梯

图7-52　Korkhaus唇阶梯

（2）**正位相片分析**：对于患者侧貌的研究还必须结合正面情况进行分析。正面相片的分析可以从对称性（面高度比例、面宽度比例、面高宽比例关系）以及唇形分析等方面来衡量。

1）**对称性**

高度比例

①"大三停"：是从前额发际线至眉骨，从眉骨至鼻底，从鼻底至颏下，把面部的长度三等分，各占比例的1/3。

②"小三停"：是从鼻底至口裂点、口裂点至颏唇沟正中点、颏唇沟正中点至颏点将面下部1/3区域三等分，各占比例的1/3。

宽度比例

"五眼"：是指左右发际之间，由左右内外四个眼眦点把面部的宽度五等分，即为五只眼形，各占比例的1/5（图7-53）。

美貌人群中，面部最宽线距位于两侧颧弓之间，两侧颞间距与下颌角间距相近，并且较颧弓间距小约20%～30%。

面高宽比例

全面部高度：为发际点（trichion，Tr.）和软组织颏下点（Mes.）之间的距离；面部宽度：通常指颧间距。面宽与面高比约为0.618∶1。

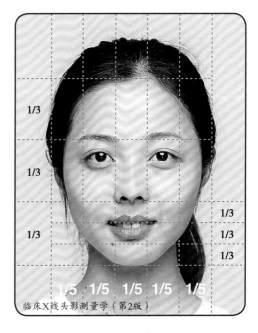

图7-53　三停五眼

值得注意的是，任何人的颜面都不可能是绝对对称的，总是存在细微的差异。颜面左右的非对称率从上向下呈增大趋势。研究发现，左脸的表情肌更灵敏发达，这是因为左脑支配语言逻辑思维，控制右半侧躯体，而右脑支配感觉形象思维，控制左半侧躯体。所以人们常认为左脸比右脸更迷人，特别是女性。

2）唇形分析

①唇闭合度：正常唇闭合时，上下唇自然闭合，只有轻轻接触，或者出现轻微唇间隙。在牙尖交错位时为1.8±1.2mm，下颌姿势位时为3.7±1.6mm。唇松弛状态时，上颌切牙暴露量约为上红唇缘下2～3mm。

但对于唇闭合不全的患者，特别是上唇短、前突病例，下唇向上闭合导致颏肌紧张，影响口内外肌力平衡，影响颏部发育。

②红唇厚度：在美貌人群中，下红唇比上红唇厚，约为上红唇的1.5倍。但红唇厚度具有人种差异，如黑种人较厚而突，白种人较薄而阔。红唇厚度也会随年龄发生变化，25岁以后特别是40岁以后，红唇厚度明显变薄。

③唇红缘：唇红缘的形态可分为弓形、桥形和弧形（图7-54）。中国正常人群的唇红缘形态以弓形最多。值得注意的是对于上唇短的弧形唇，形成的"开唇露齿"，矫治过程中上颌切牙的内收导致上唇代偿增厚，上唇反而不能增长，使牙齿暴露情况更严重。

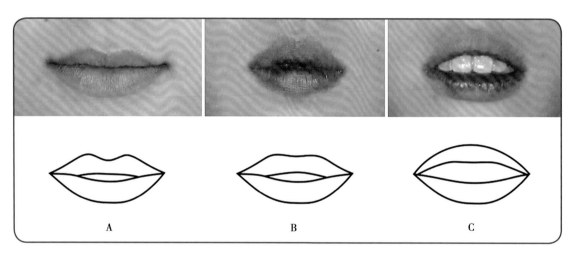

图7-54　唇弓及分类
A. 弓形唇　B. 桥形唇　C. 弧形唇

公认的美丽的唇形：上唇红中线高7～8mm，下唇红中线高10mm，上唇红缘外侧角（唇峰点）较中央角（唇珠点）高3～5mm，上唇缘最下点较中央角低1～2mm，左右口角连线应与咬合平面及瞳孔平面平行。

④唇齿关系：主要涉及自然状态、微笑状态、侧面观状态的分析。

自然状态下，上唇覆盖上颌前牙以露出小于2mm切缘为宜。老年人上颌前牙切缘可能与上唇下缘平齐。

在微笑状态时，唇齿也存在一定关系。Hulsey于1970年研究发现最佳微笑为：微笑线比值（上颌切牙切缘曲度与下唇上缘曲度之比）为1～1.25；微笑时左右基本对称；上唇与龈缘在同一水平；口角线通过上唇唇珠下点。有学者发现女性的微笑线高于男性，且女性有轻度的露龈微笑也是可以接受的。

a. 颊廊：是指微笑时暴露出的最远中牙齿颊侧和口角之间的间隙，是评估微笑时横向唇齿关系的指标（图7-55），常用颊廊比值（双侧颊廊之和与上颌牙列左右远中颊面间的平面距离之比）评估。若颊廊过小甚至缺失会形成"义齿样微笑"，显得不自然；若过大（颊廊比值>14%），会显得微笑不够饱满。

颊廊与性别、面下1/3高度及上颌前后向位置有关：男性的颊廊一般比女性的大；长面型相对短面型颊廊更小;前移上颌骨暴露牙弓后部更宽部分,颊廊则减小。

b. 微笑指数:口角宽度与唇间隙(上唇下缘最低点与下唇上缘中点)的比值(图 7-56),是反映微笑宽度与高度的比值。其比值 >5.0 时,微笑较协调。微笑指数越小,微笑高度相对越大,暴露牙齿越多,就越显年轻。

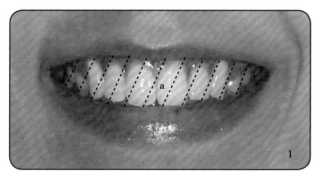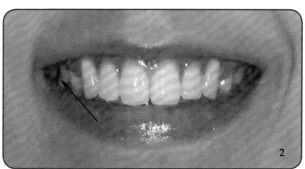

图 7-55 测量颊廊比值
1. 微笑区域(a) 2. 颊廊区域(箭头所指处)

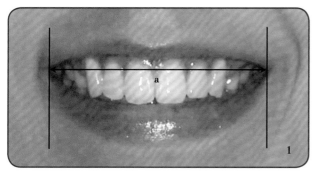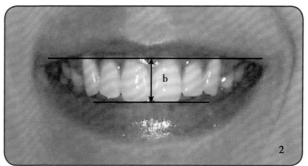

图 7-56 测量微笑指数
1. 微笑宽度(a) 2. 微笑高度(b)

在侧面观的唇齿关系中,要注意唇突度以及前牙突度的改变对唇突度的影响。唇突度的观察指标在后面的章节会详细介绍,值得注意的是有时矫治需要保持一定的唇突度。

a. 适当的唇突度是年轻的表现,在正畸治疗中内收前牙不应过度,否则可能因为唇肌松弛显老态。从另一方面讲内收上颌前牙时,对于唇肌松弛者,一定要通过唇肌训练来改善唇突度。

b. 一些在侧面观表现一定唇突度的人群,在正面观却拥有迷人的脸庞,破坏这种唇突度反而破坏了这种美感。对于鼻部与颏部形态较好、嘴唇稍厚的患者,可保持一定的唇突度,使面貌显得更生动。

对于非对称性唇齿关系,正畸医师应该注意调整牙弓宽度改变颊廊大小,以形成视觉补偿。

(3)**45°侧面相片分析**:颏部内收角(R 角):过鼻顶点作鼻底点水平线的垂线,与过面下 1/3 颏部最凸点的切线形成的夹角。主要用来评价比较正畸矫治过程的变化。正畸矫治中若颏部内收,面下 1/3 颏部最凸点就会越接近颏部,那么 R 角将会变小(图 7-57)。

限于当时照相技术水平,这些测量方法都仅限于对表面软组织的分析,无法深入到内部骨骼中。这一重要的局限使得这些方法测得的结果存在一定程度上的误差。尽管存在误差,但在正畸诊断与美观评价中,仍然需要结合相片分析的方法。

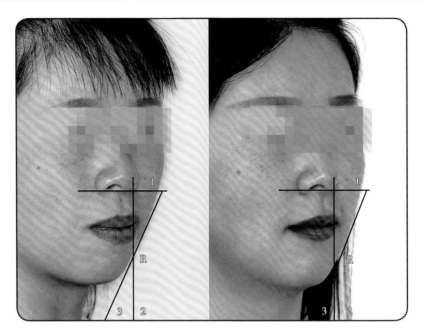

图 7-57　侧貌 45°美学分析

2. 侧貌美学的 X 线头影测量分析　随着 X 线头影测量技术的发展，许多学者将研究深入到骨骼结构中，并把这种研究方法运用到软组织测量分析中，分别从观测平面、角度以及线距长度来评价侧貌美观。

（1）**常用软组织观察线（平面）**

1）**Steiner 软组织观察线**：Steiner（1953）提出经过软组织颏前点（Pos.）和侧面鼻唇 S 形（鼻突部至上唇的 S 形）中点的连线为 S 线（图 7-58），用以评价唇的位置，运用时须考虑鼻与颏部的大小。Steiner 认为侧貌理想的白种人，S 线切过上下唇最突点。

2）**审美平面**（Ricketts esthetic plane）：由 Ricketts（1960）提出，是指鼻顶点（Prn.）与软组织颏前点（Pos.）的连线，简称 E 线（图 7-59），测量上下唇凸点至该平面的距离，用以评价上下唇突度。当上下唇位于该平面前方，测量值为正，反之为负。Ricketts 研究发现，正常面型的白种人下唇相对于 E 线应在上唇的稍前方约 2mm。

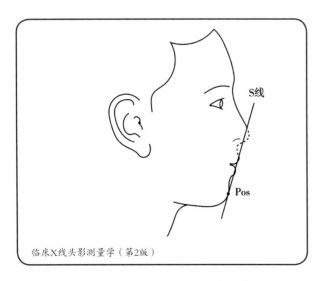

图 7-58　Steiner 面型分析的 S 线

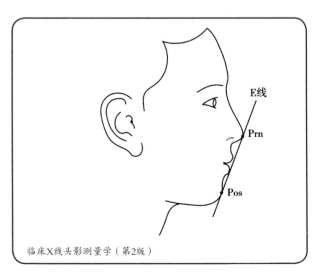

图 7-59　Ricketts 面型分析的 E 线

上下唇凸距值与人种、生长发育等因素有关：

①黄色人种上下唇常位于 E 线上，但稍位于 E 线之后也是正常的；白种人上唇在 E 线之后平均 7.5mm，下唇在 E 线之后平均 5.2mm；黑种人常见上唇位于 E 线前 0.3mm，下唇位于 E 线前 2.9mm。

②生长过程中上下唇凸距均逐渐减小，可能与鼻部和下颌向前生长有关。故在矫治中应该注意对于发育中的儿童要充分考虑生长因素的影响，不应过度内收前牙。

3）Schwarz 面型分析法：Dreyfus 于 1933 年提出一条从软组织鼻根点（Ns.）垂直于面部 FH 平面（耳屏中点至眶点连线，相当于眶耳平面）的垂线 Pn，又称 Dreyfus 线。Schwarz 医师于 1961 年在欧洲尤为倡导 Pn 线，并同时引出一条从面部眶下缘点（Or.）平行于 Pn 的垂线 Po。Po 与 Pn 之间的区域称为颌面区（gnathic profile field，GPF.）（图 7-60），他发现颌面区距离在白种儿童期为 13～14mm，成人为 15～17mm。

Schwarz 医师根据软组织鼻下点（Sn.）、软组织颏前点（Pos.）相对于颌面区 GPF 前后位置以及形成的倾斜位来评价侧貌：

①Sn. 位于 Pn 线上为平均面型（average face）；位于 Pn 线后方为缩面型（retroface）；位于 Pn 线前方为突面型（anterface）。

②Sn. 与 Pos. 的连线（T 线）与 Pn 线形成了一个侧面三角，称为"T"三角，正常值约为 10°，为直面型。有学者认为若 T 角轻度增大常带给男性刚毅感，而轻度减小则带给女性温柔感（图 7-61）。作者认为情况可能恰恰相反，应该是 T 角轻度减小，颏部稍前突，男性显得刚毅；而女性 T 角轻度增大，颏部稍后缩圆润，则会显得温柔。

③若 Pos. 也随 Sn. 相应地异位，即"T"三角不变保持 10° 直面型，那么相应地形成平均直面型（straight average face）、后缩直面型（straight retroface）和前突直面型（straight anterior face）。

④理想的最佳侧貌为平均直面型：Pos. 位于 GPF 中央，软组织颏下点 Mes 约在 Po 线上，Sn. 在 Pn 线上；T 线平分上唇红部，并相切于下唇缘。

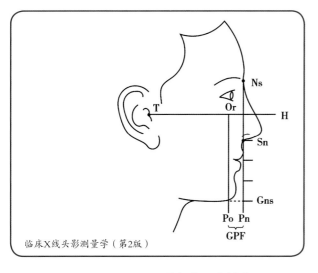

图 7-60 Schwarz 面型分析的三个基准平面

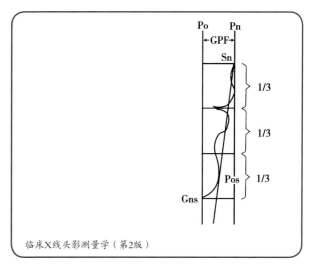

图 7-61 Schwarz 面型分析的侧面"T"三角

4）H 线与 H 角：Holdaway 倡导上唇突点（UL.）至软组织颏前点（Pos.）的连线为基准平面，称为 H 线（图 7-62）。因为没有利用鼻部解剖结构，H 线评价侧貌敏感性差。有研究发现 H 线对于评价安氏Ⅲ类骨性反𬌗的下唇判定较好,因为该错𬌗多表现为上颌后缩使上唇后缩,下颌前突使下唇位置前突,但颏部前突不严重,相对于 H 线,下唇前突显得较严重,故下唇前突指标较易显现出来。

Holdaway 还定义 H 线与硬组织 NB 延长线构成的角为 H 角,指出面型较好者 H 角与 ANB 关系较为恒定。他将白种人正常侧貌标准定义为:

①ANB 角 1°~3°,H 角 7°~9°;

②下唇缘正好位于 H 线上或线前方 0.5mm 时较为理想,但位于 H 线后 1~2mm 也属正常;

③鼻部与上唇的比例协调;

④软组织鼻下点位于 H 线后方 5mm,鼻顶点位于 H 线前方 9mm(13 岁);

⑤唇肌无紧张状态。

Holdaway 认为确定唇肌紧张与否,可根据鼻底厚 - 上唇凸厚之差来判断。若两者之差大于 ±1mm,即可确定上唇处于紧张状态。

后来,Holdaway 又重新更改 H 角定义:为软组织面平面与 H 线的交角,以评价上唇对于面前软组织的突度。在软硬组织关系协调的人群,H 角与侧面突度有关。

5)Z 线:Merrifield 对 H 线进行改进,倡导从软组织颏部至最突唇部的切线(Z 线)作为评价前突的参考线,又称侧貌线(profile line)(图 7-62)。该线与眶耳平面所形成的后下角构成 Z 角,正常值为 70°~80°,理想值为 75°~78°。理想状态下,侧貌线应切过上唇,下唇正切或者位于此线稍后位置。

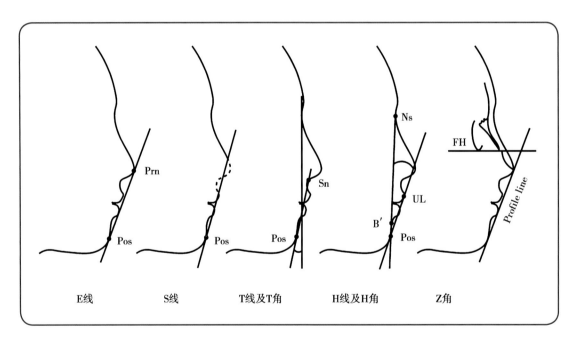

图 7-62　侧面软组织参考线、角

6)B 线:Burstone 发现唇在放松和闭合状态下对侧貌的影响是不同的,唇从放松状态到闭合状态的过程中,正常表现为轻微的肌收缩,下唇较上唇移动多,上下唇变平并紧靠前牙。当唇较长时,上颌切牙的内收并没有引起唇的内收。

他发现对于成年人而言,鼻下点(Sn.)和软组织颏前点(Pos.)很少受正畸作用力的影响,故以这两点的连线(B 线)为基准平面(图 7-63),测量上下唇最突点至此平面的垂直距离来评价上下唇的突度。正常青少年上唇突度为 3.5mm±1.4mm，下唇突度为 2.2mm±1.6mm。

7）**上下指示线**：由 Mew 提出上下指示线（图 7-64），用以评价生长期面貌变化情况。

上指示线：从软组织鼻顶点（Prn.）至左上颌中切牙切端间连线，该线在生长高峰期前后 5 年内，每年增长 1mm，至成人为 42～45mm，在正常白种人中，此线总体变化长度不超过 S-N 长度。

下指示线：软组织颏前点（Pos.）（颏部放松时距耳屏最远点）至左下颌中切牙切端间连线。一般比上指示线短 2mm。

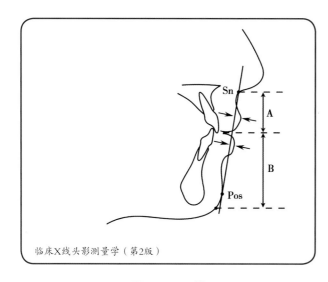

图 7-63　B 线

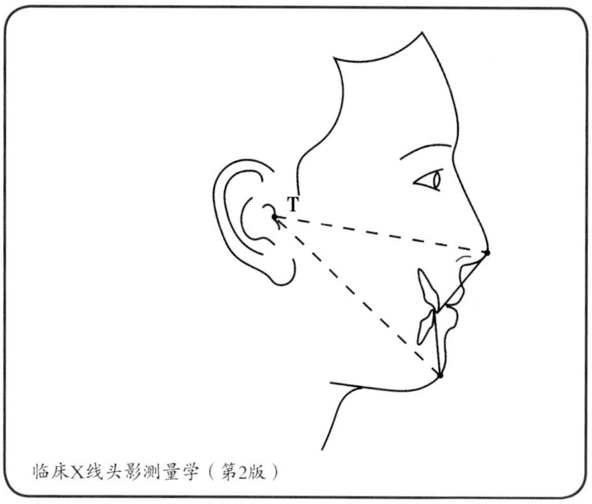

图 7-64　上下指示线（实线）

作者认为颏部放松时，距耳屏最远的点并不是颏前点，而是颏顶点，而且颏顶点也是评价下颌骨向下前生长的重要指标。故实际而言下指示线应该是指从软组织颏顶点至左下颌中切牙切端间连线。正畸医师运用时应该注意结合实际情况，不应盲目套用。

8）**OP 平面**：Peck 提出了以耳屏切迹上最前点（T）与软组织鼻根点（Ns.）- 软组织颏前点（Pos.）间中点（P）的连线为 OP 平面（图 7-65）。他发现在生长发育过程中，耳屏向下后生长，面侧面向下前生长，但 OP 与 SN 基本平行，故可采用 OP 作为基准平面。

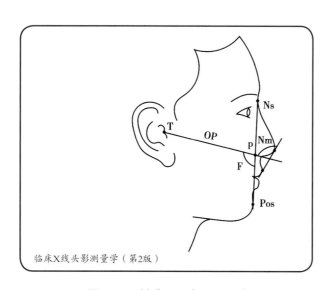

图 7-65　基准平面（OP 平面）

评价软组织侧貌的主要测量指标为：①面角（F）：OP 与面平面（Ns-Pos 线）相交的后下交角，其正常值为 102.5°，范围为 96.0°～106.5°；②鼻颌角（Nm.）：鼻顶点（Prn.）与上唇突点（UL.）连线与 OP 的后上交角，此角反映上唇与鼻的关系，正常值为 106.1°，范围为 97.0°～114.5°。

9）面垂线

①额点垂线：Farrow 从软组织额点（G.）作垂直于 FH 平面的垂线，测量上下唇最突点至此线的距离，评价唇部美观。白种人为 0.3mm，黑种人为 3.1～6mm。

② GALL 线：由 Andrews 倡导的一条额面垂线，是指从前额部引出与头部冠状面平行且代表上颌理想前界的垂线（图 7-66）。

有学者还提出前额临床中心点（the forehead's facial-axis point，FFA.）的概念：前额部最上点（发际点）与前额部最下点（眉尖点）的中点。而前额倾斜度系指发际点与眉尖点连线与 GALL 线的角度。

GALL 线引出时前额部位置的确定与前额倾斜度有关：当前额倾斜度小于等于 7°，此线过前额临床中心点（FFA 点）；当前额倾斜度大于 7°，此线位于 FFA 点前方，角度每增加 1°，此线向前移动 0.6mm，但不超过眉尖点。测量上下唇到此 GALL 线的距离判断唇部美观。

Andrews 认为在美貌人群中，上颌中切牙冠中点 FA 点在 GALL 线上，且上下颌切牙有良好的咬合接触关系。

③ T 角：Schwarz 从软组织鼻根点（Ns.）作 FH 平面垂线，将其与 Sn-Pos 连线所形成的角称为 T 角，代表软组织侧貌突度。其指出面型较好的正常𬌗白种人 T 角为 10°，且上唇与此垂线相切，下唇与 Sn-Pos 线相切。

④鼻下点垂线：Spradley 于 1981 年经研究发现从鼻下点（Sn.）引出垂直于真性水平面（true horizontal）的垂线相对稳定，以此来评价唇部位置（图 7-67）。

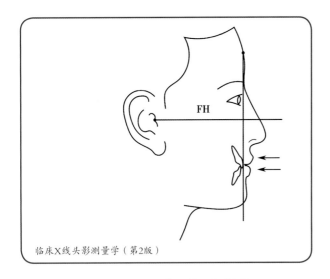

图 7-66　以 G 线评价唇部美观

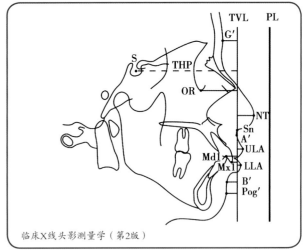

图 7-67　Spradley 鼻下点垂线
该线平行于铅垂线（PL）

Arnett 于 1999 年倡导这条通过软组织鼻下点（Sn.）垂直于地面的真性垂线（true vertical line，TVL.），测量指标包括五个部分：𬌗与硬组织因素、软组织结构、面部长度、投影至 TVL 的距离、面部的协调性。

该研究方法强调了面中部软组织结构的直观特征，能更加准确的反映患者的侧貌。

（2）常用软组织测量项目

1）**侧面突角**：评价软组织的侧面突角时需结合硬组织侧面突角，有利于分析硬组织结构的生长发育对于侧面突度的影响。

①颌凸角（angle of convexity）：除了 Downs 颌凸角，另外还有一个就是 Subtelny 颌凸角，或者叫 Riedel 颌凸角。就是由鼻根点、上牙槽座点和颏前点（N-A-Pog）构成的后交角。该角过小面部呈凸面型，反之呈直面型甚至凹面型（图 7-68）。

②面凸角（soft tissue convexity）：面凸角为软组织鼻根点（Ns.）- 鼻下点（Sn.）- 颏前点（Pos.）的交角，反映前额、面中部、面下部的总体协调关系，称为侧面型估计法。根据面型角大小评价面型，可将侧面型分为：直面型（交角约为 180°）、凸面型（<180°）、凹面型（>180°）。也可判断上下颌骨基骨前后向的协调性，以咬合情况分类：Ⅰ类的面型角平均约为 170°±5°；Ⅱ类错𬌗 <165°；Ⅲ类错𬌗 >175°。面凸角是 Subtelny 颌凸角和软组织厚度的综合体现。另一种测量方法为软组织鼻根点 - 鼻下点连线与颏前点（Pos.）- 鼻下点连线延长线的交角，同样反映了软组织侧貌的突度（图 7-68）。

③全面凸角（full soft tissue convexity）：又称为鼻凸角。全面凸角为软组织鼻根点（Ns.）- 鼻顶点（Prn.）- 颏前点（Pos.）的后交角，反映包含鼻部的整个面部的突度。该角在生长过程中有逐渐减小的趋势，这是由于鼻部向前生长所致（图 7-68）。

Subtelny 研究发现在生长发育阶段，硬组织颌凸角逐年增大，而软组织面凸角增长较少，全面凸角则减小了，这提示侧面硬组织生长的同时，鼻底厚度与鼻高度也同时增加，使得面型趋于稳定变化。

2）**鼻唇角**（NLA. nasolabial angle）：鼻唇角是鼻下点（Sn.）与鼻小柱点（Cm.）连线和鼻下点（Sn.）与上唇缘点（UL'.）连线的前交角（图 7-69），反映上唇相对于鼻底部的相对关系。均值为 97.1°±10.7°，生长过程中较稳定。该角与上颌切牙位置、唇部软组织厚度、鼻部形态有关，也与人种、性别有关。临床上作为最常用的评价侧貌的指标，方便并直观，但是由于干扰因素较多，使得用鼻唇角来评价上唇突度不一定准确。

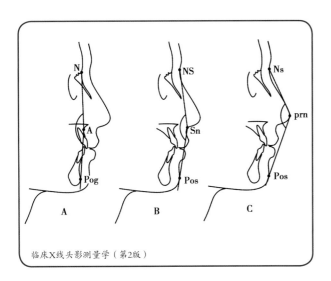

图 7-68　侧面凸角
A. Subtelny 颌凸角　B. 面凸角　C. 全面凸角

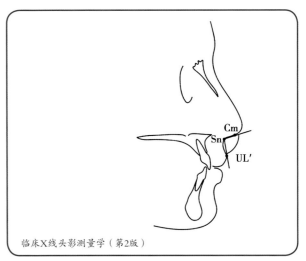

图 7-69　鼻唇角

3）**唇倾角**（图 7-70）

①上唇倾斜角：上唇凹点（A'.）到上唇缘点（UL'.）连线与 FH 平面的后上交角。反映上唇倾斜度，在生长过程中较稳定。唇倾角比鼻唇角更能客观反映上唇特点。

②下唇倾斜角：下唇凹点（B'.）到下唇缘点（LL'.）连线与 FH 平面的后下交角。反映下唇倾斜度，均值为 46.0°±8.9°，该角在恒牙初期的生长过程中逐渐增大，下唇稍直立。

4）**上下唇角**：上唇凹点（A'.）至上唇缘点（UL'.）连线与下唇凹点（B'.）至下唇缘点（LL'.）连线的后交角（图 7-70），为上下唇倾斜角之和，代表上下唇突度。恒牙初期均值为 114.6°±8.7°。生长过程中逐渐增大，表明随着生长发育上下唇突度逐渐减小。

5）**颏唇沟角**：由下唇缘点（LL'.）、下唇凹点（B'）和颏前点（Pos.）所构成（图 7-71），受下唇与颏部形态影响。下唇、颏唇沟和颏构成复合体，决定着颏部的轮廓。该角在生长过程中逐渐减小，恒牙初期均值为 133.9°±8.4°。该角与生长发育、人种、性别等有关。

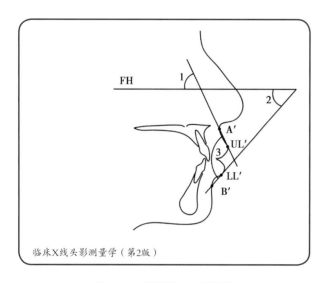

图 7-70　唇倾角、上下唇角

1. 上唇倾角　2. 下唇倾角　3. 上下唇角

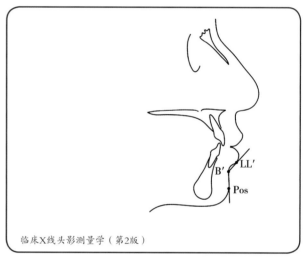

图 7-71　颏唇沟角

6）**颏颈角**：鼻下点（Sn.）至软组织颏前点（Pos.）连线的延长线与软组织颈点（C.）至软组织颏下点（Mes.）连线的延长线相交构成的夹角（图 7-72），反映颏的形态。颏颈角的大小与颏位、颏部发育、下颌旋转生长有关，一个不美观的偏大颏颈角面容，往往是由于颏位后缩，颏部发育不足所致。改善这种不美观面型往往通过改变颏部形态与下颌旋转位置。

7）**软组织面角**：软组织面角（FH-Ns-Pos）是指软组织鼻根点（Ns.）和颏前点（Pos.）连线与 FH 平面的交角，它与面凸角相结合来分析面型的畸形机制则更为可靠。

（3）**常用软组织长、厚度分析**：软组织长厚度分析往往从以下几个方面进行：

1）**额厚**：由额点至硬额的水平距离。恒牙初期之前的生长过程中额厚逐渐增大，在恒牙初期的均值为 6.5mm±0.9mm（图 7-73）。

2）**鼻根点厚**：软、硬鼻根点之间的水平距离。生长过程中较少发生变化，但与性别有关，恒牙初期男性均值为 6.5mm±1.3mm，女性均值为 5.7mm±1.2mm（图 7-73）。

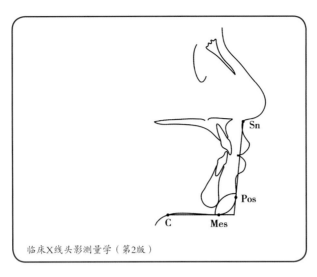

临床X线头影测量学（第2版）

图 7-72　颏颈角

3）**鼻底厚**：鼻下点至上牙槽座点之间的水平距离。恒牙初期男性均值为 16.5mm±1.8mm，女性均值为 15.0mm±1.9mm。男女有显著差异，在生长过程中，男性鼻底有持续增长现象，而女性增长主要表现在恒牙初期（图 7-73）。

4）**上唇厚**：Burstone 于 1959 年提出了上唇厚的测量概念，是从上唇最突点到上颌切牙唇面最突点的水平距离，其上唇最突点的定位是从鼻底（腭平面）作垂线与上唇前部最先相切的点，而其上颌切牙唇面最突点则是从上牙槽座点 A.（鼻棘下点）向上颌切牙唇面作切线的切点（见图 9-13）。

Merrifield 于 1996 年提出上唇厚是从上唇缘点（UL'.）到上颌中切牙唇面的最高点（见图 9-14）。但是当上颌中切牙和上唇唇向倾斜严重时，该测量方法得出的是上唇内部斜向的测量值，并不能精确地反映上唇厚度。更精准的测量方法应该是从上唇缘点（UL'.）到上颌中切牙唇面的垂直距离（见图 9-15）。

上唇厚与上颌切牙位置紧密相关，在安氏Ⅱ类 1 分类病例中，由于上颌前牙轻中度前突和唇部张力加大，上唇厚度减小，故在矫治中当上颌切牙内收后移 3mm，唇增厚 1mm。而当上颌前牙严重前突，呈开唇露齿，上唇则表现为翻卷增厚。当矫治内收上颌前牙，有时反而导致上唇代偿性增厚，上唇的长度也不能增长，开唇露齿依然严重。因此，矫治内收上颌前牙时需配合唇肌训练。

5）**上唇长**：鼻下点至上口点的垂直距离。恒牙初期男性均值为 16.5mm±1.8mm，女性均值为 15.0mm±1.9mm。生长过程中随着年龄的增长而逐渐增长。在白种儿童中上唇长度增加量，安氏Ⅲ类平均为 1.9mm，安氏Ⅱ类平均为 1.5mm（图 7-74）。

6）**下唇凸厚**：下唇突点至下颌切牙唇面的垂直距离。恒牙初期男性均值为 15.9mm±1.9mm，女性均值为 13.7mm±1.5mm。生长过程中男性在恒牙初期有增厚现象，女性保持稳定。在安氏Ⅱ类 1 分类病例中，下唇较厚，其厚度取决于下颌的前后向位置及前牙的覆盖程度，故在矫治过程中，由于下颌颌位的前移及下颌切牙的唇向开展，下唇凸厚度减小（图 7-74）。

7）**下唇凹厚**：下唇凹点至下牙槽座点间的水平距离。恒牙初期之前的生长过程中逐渐增厚，在恒牙初期的均值为 13.9mm±1.7mm（图 7-73）。

8）**唇凹深度**：上下唇的翻卷程度是重要的美学指标（图 7-75）。

①上唇凹深：又称为鼻唇沟深。作鼻下点 Sn 至上唇部切线的平行线，推移该平行线与上唇凹相切之

切点到切线的垂直距离。

②下唇凹深：又称为颏唇沟深。作软组织颏部至下唇部切线的平行线，推移该平行线与下唇凹相切之切点到切线的垂直距离。

如果深度过大，反映唇的翻卷程度大，唇部可能相对过长。

9）**软颏厚**：软、硬颏前点间的水平距离。恒牙初期的均值为 13.4mm±1.9mm，生长过程中较稳定（图 7-73）。

10）**全颏厚**（total chin thickness）：这是 Merrifield 于 1996 年提出的，是从软组织颏前点（Pos.）到 NB 连线延长线的水平距离（the total chin thickness is measured horizontally from the NB line extended to soft pogonion.）（图 7-76）。全颏厚其实应包含软硬组织的颏部厚度。该测量方法的问题是，在颏部形态和软组织颏部厚度不变的情况下，仅仅因为 N 点与 B 点相对位置发生改变，硬颏厚和全颏厚的测量值都会发生变化。此道理与 ANB 角受鼻根点 N. 的位置影响而变化一样。

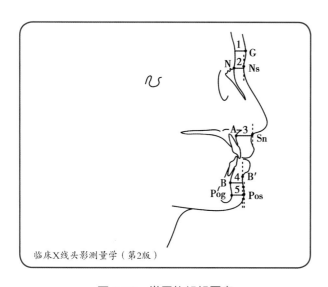

图 7-73　常用软组织厚度
1. 额厚　2. 鼻根点厚　3. 鼻底厚　4. 下唇凹厚　5. 颏厚

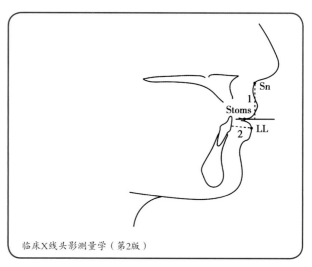

图 7-74　常用软组织长度、厚度
1. 上唇长　2. 下唇凸厚

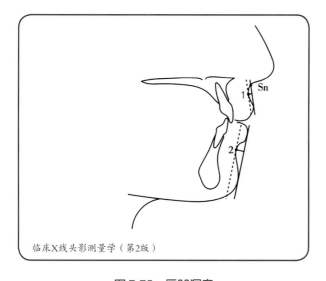

图 7-75　唇凹深度
1. 上唇凹深　2. 下唇凹深

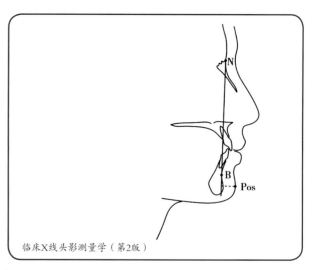

图 7-76　全颏厚

（4）**人种、性别、生长发育、正畸治疗与侧貌美学**：在运用以上相片分析与 X 线头影测量分析方法来评价侧貌美观程度的时候，正畸医师必须充分考虑人种、性别、生长发育、正畸治疗等对面部侧貌美观的影响。

1）**人种**：以上学者研究指标多参考白种人的标准，我们必须注意的是要充分考虑人种问题所导致的正常美观标准的不一致。

黑种人上下颌均前突，软组织鼻突度小，但因为舌肌力量强，唇肌相对松弛，导致上下唇突度大，唇的厚度没有明显差异，面下 1/3 较丰满。

与白种人相比，中国人下唇较突而鼻部后缩。

2）**性别**：女性在 12 岁左右软组织绝大部分已发育完成，而男性的软组织生长可持续到 18 岁，并且生长量较女性明显。男性的额部、鼻部的生长发育甚至到 18 岁以后还存在。

3）**生长——鼻、唇、颏**

①鼻：Subtelny 研究指出在生长发育过程中，骨性侧貌突度逐渐减小，软组织侧貌突度基本保持不变，但包括鼻在内的全面突度却不断增大。软组织侧貌突度虽然在一定程度上受骨性突度影响，但硬组织停止生长后，软组织还是可以持续增长的。

②唇：在生长发育中，鼻部与颏部向前生长，相对的唇部就显得后缩，故对于生长发育期的患者，治疗结束时面型应该稍微丰满些，当生长发育完成后，由于鼻颏部向前的生长，面型可成为直面型。

尽管唇部会显得后缩，但是上下唇的关系、唇颊关系可以基本保持不变。

③颏：研究发现骨性颏部向前生长伴随软组织颏部向前生长，并且生长量保持基本一致。

4）**正畸治疗**：正畸治疗过程往往涉及关于切牙位置的控制，从而实现对于唇部软组织形态的改变，这种改变又会反过来影响切牙位置的稳定性。因此，正畸医师常通过分析来预测上唇部对于切牙舌向移动的变化，以及切牙唇向移动的长期稳定性。这里就上唇部对于切牙舌向移动的变化展开讨论。

对于前突病例，正畸治疗很重要的一步就是对于前牙的内收，并且能在一定程度上预测软组织的回收量。Ricketts 研究得出，上颌前牙内收与上唇内收的比值为 3∶2，并且内收后上唇增厚，但下唇不增厚，而发生向后卷曲。Roos 认为 Ⅰ 类错𬌗畸形患者治疗后，上唇增厚下唇却变薄。Rudee 研究发现，在拔除第一前磨牙后，上颌前牙内收与上唇内收的比为 2.9∶1；他认为上颌切牙较下颌切牙对下唇影响大，并且上颌前牙内收与下唇内收的比为 1∶1。

唇回收量差异的机制可能是唇张力的差异所导致的唇厚度的改变，这在一定程度上影响上颌前牙内收与上唇内收的比。唇张力的差异分析需评估唇部姿态，即评估唇（下颌姿势位）与切牙间的前后向和垂直向关系。

①在前后向，上颌前牙唇面与口腔黏膜间可能存在或缺乏一个间隙。当紧张度过大时，这个间隙缺失，前牙内收与唇内收相关性差；唇紧张度减小至恢复正常张力时，前牙内收与唇内收高度相关；当唇紧张度小显得松弛时，上颌前牙唇面与口腔黏膜间可能存在一个间隙，前牙内收与唇内收相关性差。

②在垂直向，唇线高度与下颌姿势位唇间隙均会影响这个过程。当前牙覆盖在 3～4mm 时，这个比为 2∶1；当覆盖达到 8～10mm 时，这个比为 3∶1。下颌姿势位唇间隙小，唇相对长，则唇回收不明显。

前面讲到对于任何一个病例的测量结果，孤立地评价一项指标常会导致错误的结论。因为头颅是由颅、颌、面、牙各部分结构组成的复合体，其正常与否并不完全取决于某单一指标，而取决于各部分的配合与补偿。

变异是生物界的普遍现象，在一定的变异范围内，只要颅、颌、牙、面各部有协调的组合与相互补偿，就会产生正常的颅面形态。在分析畸形机制时，综合评价各项测量指标的意义，从整体上来识别变异结构对形成牙颌畸形的协同作用是至关重要的。以下通过两个病例来说明上述问题。

病例1：患者，女，30岁。青少年时期曾行减数前磨牙正畸治疗，现面型不美观，咬合不佳，前牙深覆𬌗深覆盖求诊。

检查可见上下颌第一前磨牙缺失，缺牙间隙无；磨牙远中关系；前牙深覆𬌗、深覆盖；上颌切牙轻微内倾；露龈笑；开口度2指，颞下颌关节运动无弹响及疼痛。曲面体层片显示双侧髁突影像不连续，边缘锯齿状，左右不对称（图7-77）。

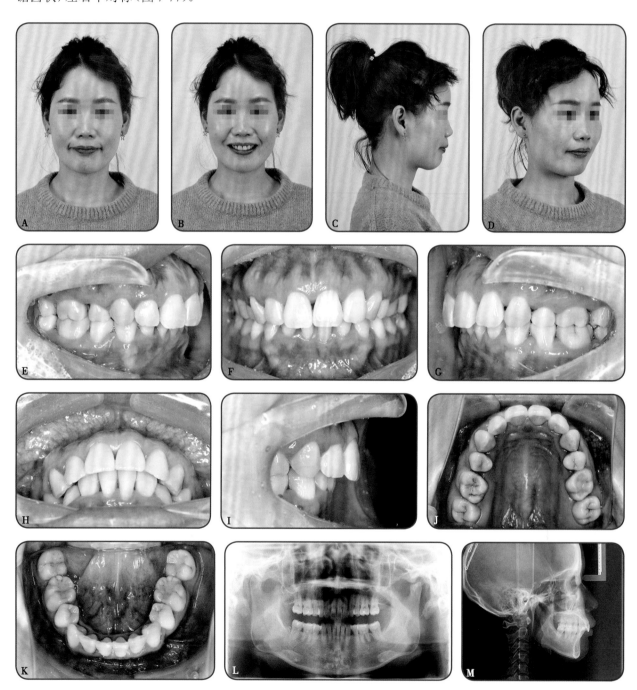

图7-77　病例1患者治疗前面像、口内像及X线片

A～D.面像　E～K.口内像　L、M.全口牙位曲面体层片及头颅定位侧位片

患者治疗前头颅定位侧位片分析见表7-1。如果单独看表7-1中的每项测量结果，我们发现患者SNA为85°，处于标准差的正常范围内，属于"正常"，同样SNB为77.4°，也在标准差的正常范围内。而患者的面型表现为明显的Ⅱ类骨面型，如果只根据单个项目来判断，显然是不准确的，需要结合更多的测量项目进行佐证，以明确错颌畸形的诊断。测量结果中，可见ANB为7.6°，Wits值为6.0mm，两个指标相互验证，均提示骨性Ⅱ类错颌。这是由于虽属正常范围但偏向前突的上颌（SNA）与虽正常但偏向后缩的下颌（SNB）的协调作用造成的；IMPA为102°，提示下前牙唇倾，但L1-NB（°）与L1-NB（mm）均在正常范围内，提示由于下颌后缩及下颌平面、殆平面的逆时针旋转对该两项测量值的异常均有掩饰作用；FMA为21.7°，OP-FM为4.8°，Downs Y轴角为61°，还提示下颌骨闭合生长型；U1-NA为3.7°，U1-SN为88.7°等均提示上颌前牙过度直立，对上颌前突也有一定的掩饰作用。

表7-1　病例1患者治疗前头颅定位侧位片分析

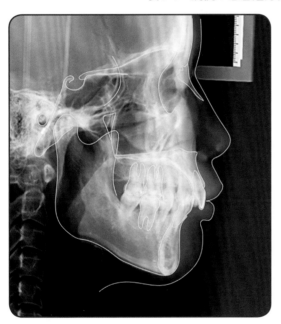

测量项目	均值	标准差	测量值
SNA/°	82.8	4.0	85
SNB/°	80.1	3.9	77.4
ANB/°	2.7	2	7.6
FMA	31.3	5.0	21.7
IMPA	93.9	6.2	102
FMIA	54.9	6.1	56.3
OP-FH	10	2	4.8
Downs Y轴角	66.3	7.1	61
WITS/mm	−1.2	2.4	6
U1-NA/°	22.8	5.7	3.7
U1-NA/mm	5.1	2.4	0.6
U1-SN/°	105.7	6.3	88.7
L1-NB/°	30.3	5.8	30.1
L1-NB/mm	6.7	2.1	7
U1-L1/°	125.4	7.9	138
FAC.HT.INDEX	0.7	0.05	0.71
Z-Angle	71.22	4.76	70

根据表7-1的头影测量分析以及临床检查，可以明确诊断患者属于凸面型，骨性Ⅱ类错颌，上颌前突，下颌后缩，前牙深覆殆、深覆盖。矫治的目标需代偿骨性的不调，如果需维持下颌前牙的唇倾度（IMPA为102°），下颌则需要3.0mm的空间用于压低下颌前牙整平下颌牙列，下颌磨牙双侧均需要远中移动1.5mm；上颌磨牙则需要远中移动，与下颌磨牙建立中性关系，磨牙远中移动所创造的间隙则用于压低、内收上颌前牙及转矩的表达。

病例2：患者，女，29岁。牙列拥挤伴前突，前牙开殆，逐渐加重，未行正畸治疗，现面型不美观，咬合不佳求诊。

检查可见前牙开殆；上颌牙列拥挤伴牙弓狭窄；下颌三颗切牙；上中线右偏；35残根；多数后牙牙体牙髓治疗史，个别牙治疗不完善。曲面体层片显示26、46根管治疗不完善，27、36龋病未治疗（图7-78）。治疗前头颅定位侧位片分析见表7-2。

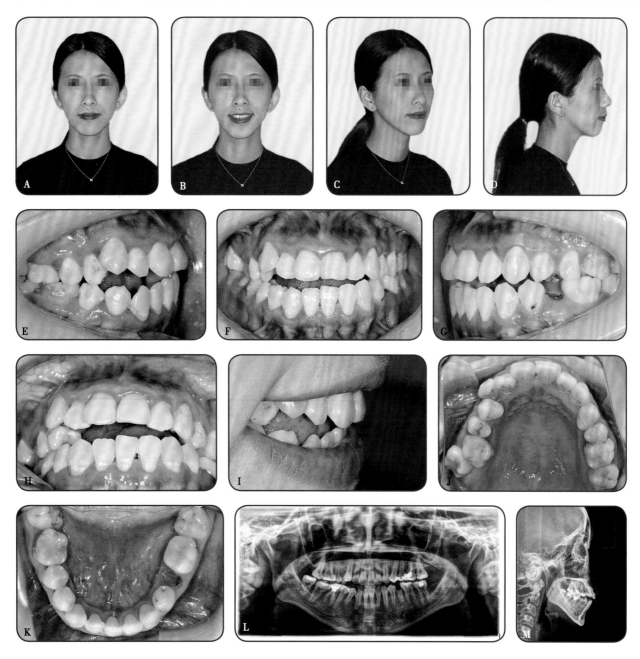

图7-78 病例2患者治疗前面像、口内像及X线片

A～D. 面像 E～K. 口内像 L、M. 全口牙位曲面体层片及头颅定位侧位片

　　患者治疗前头颅定位侧位片分析见表7-2。如果单独看表7-2中的每项测量结果，患者SNA为82.2°，接近理想均值，SNB为76°，超出标准差范围，且ANB为6.2°，提示下颌后缩。但患者的Wits值为−3.3mm，提示为骨性Ⅲ类，与ANB角所反应的结果刚好相反。那么应该如何判断真相呢？如果只看一项数据，我们就会变得茫然，所以需要结合其他数据进行综合分析。从表中可以看到OP-FH为15°，提示𬌗平面倾斜度过大，𬌗平面倾斜度越大，Wits值则会越小；同时FMA为37.8°提示严重高角，与𬌗平面的变化相一致；IMPA为84.7°，提示下前牙已经较为直立。U1-SN、U1-NA等均接近正常均值，提示上前牙相对于前颅底及上颌骨的位置基本正常；后前面高比为0.58，提示后前面高比显著失调；结合临床检查，患者面下1/3过长，呈开张生长型。

表7-2　病例2患者治疗前头颅定位侧位片分析

测量项目	均值	标准差	测量值
SNA/°	82.8	4.0	82.2
SNB/°	80.1	3.9	76
ANB/°	2.7	2	6.2
FMA	31.3	5.0	37.8
IMPA	93.9	6.2	84.7
FMIA	54.9	6.1	57.5
OP-FH	10	2	15
Downs Y轴角	66.3	7.1	66.5
WITS/mm	−1.2	2.4	−3.3
U1−NA/°	22.8	5.7	21
U1−NA/mm	5.1	2.4	3.7
U1−SN/°	105.7	6.3	103
L1−NB/°	30.3	5.8	28.4
L1−NB/mm	6.7	2.1	8.2
U1−L1/°	125.4	7.9	124.5
FAC.HT.INDEX	0.7	0.05	0.58
Z−Angle	71.22	4.76	67.4

　　根据临床检查，患者的面型表现为凸面型，唇肌闭合紧张，前牙开𬌗；结合头影测量分析，可以诊断患者属于凸面型，骨性Ⅱ类错𬌗，下颌后退，面下1/3过长。矫治的目标需减小面下1/3高度，通过逆时针旋转下颌骨纠正前牙开𬌗，改善咬合及面型。为达到这个治疗目标，关键是垂直控压低上下颌后牙，消除后牙支点，逆时针旋转下颌。由于下颌三颗切牙，为了建立良好的咬合关系，选择左侧拔除一颗前磨牙，右下颌尖牙改形替代侧切牙；上颌由于存在拥挤，以及上颌前牙不允许唇倾，因此需要减数两颗前磨牙，并建立中性磨牙关系。患者口腔正畸治疗中、治疗后见图7-79和图7-80。

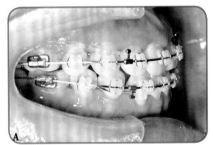
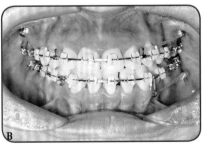
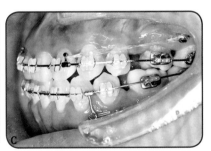
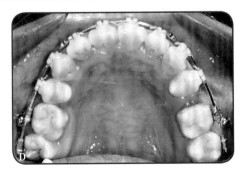
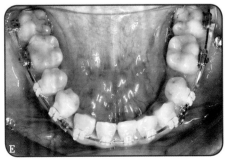

图7-79　病例2患者口腔正畸治疗中口内像

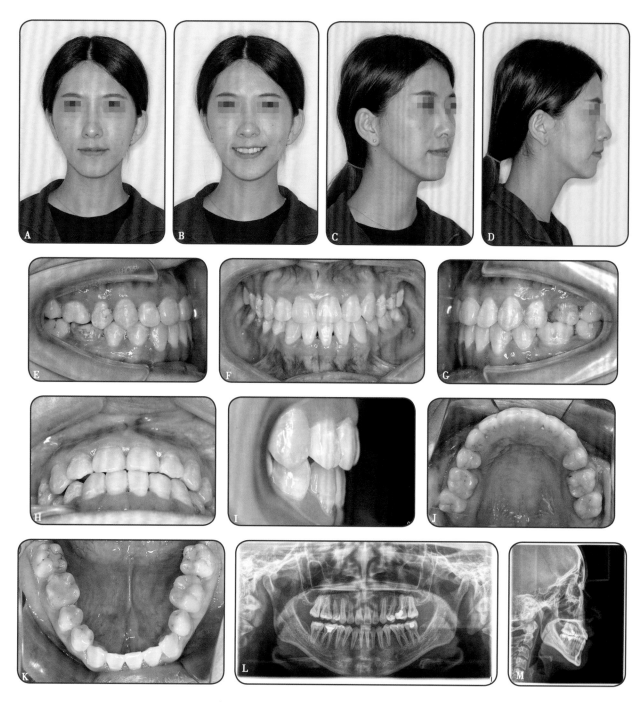

图 7-80　病例 2 患者口腔正畸治疗后面像、口内像及 X 线片
A～D. 面像　E～K. 口内像　L、M. 全口牙位曲面体层片及头颅定位侧位片

　　通过垂直向控制,上颌后牙被压低,下颌发生逆时针旋转,开𬌗解除,磨牙、尖牙建立中性关系,上下中线基本对齐,面型改善明显(表 7-3,图 7-81)。

表7-3　病例2患者治疗后头颅定位侧位片分析

测量项目	均值	标准差	测量值
SNA/°	82.8	4.0	81.5
SNB/°	80.1	3.9	77
ANB/°	2.7	2	3.5
FMA	31.3	5.0	35.8
IMPA	93.9	6.2	78
FMIA	54.9	6.1	66.2
OP–FH	10	2	15
Downs Y轴角	66.3	7.1	62
WITS/mm	−1.2	2.4	−4
U1–NA/°	22.8	5.7	26
U1–NA/mm	5.1	2.4	1.7
U1–SN/°	105.7	6.3	99.5
L1–NB/°	30.3	5.8	25
L1–NB/mm	6.7	2.1	5
U1–L1/°	125.4	7.9	136
FAC.HT.INDEX	0.7	0.05	0.61
Z–Angle	71.22	4.76	69

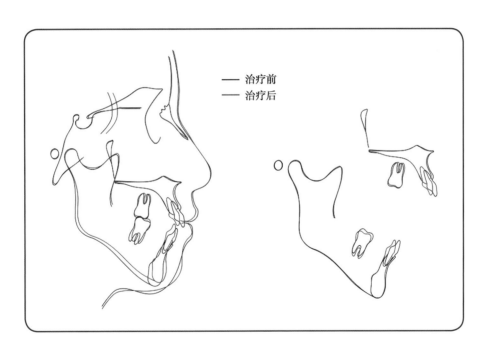

—— 治疗前
—— 治疗后

图7-81　病例2患者治疗前后X线头影测量对比图

二、常用测量分析法

至今学者们提出的X线头影测量分析法已不下百余种,主要是用数学的方法进行测量分析,用数据来描述颅、颌、面、牙间的相互关系,以便对牙颌畸形进行深入的机制分析,作出精准的诊断和矫治设计方案。

学者们各自提出的分析法一般都包括几个至几十个测量项目,这些测量项目往往是作为一个整体提出的,来对畸形机制作出综合评价。切忌孤立地评价每个单一的指标。因为头颅是由颅、颌、牙、面各部分结构组成的复合体。其正常与否并不完全取决于某单一指标,而是取决于各部分的配合与补偿。因为变异恰恰是生物界的普遍现象,在一定的变异范围内,只要颅、颌、牙、面各部有协调地组合与相互补偿,就会产生正常的颅面形态。在分析畸形机制时，综合解读各项测量指标的意义，从整体上来识别变异结构对形成牙颌畸形的协同作用是至关重要的。此外，还应强调在以头影测量作为手段的各种研究题目中或在临床病案的分析诊断中，所采用各测量项目应依据不同的研究分析目标来选择组合，而不必拘于某一分析法。

下面介绍一些常用且较为系统又有一定代表性的测量分析法。

（一）Tweed 分析法与 Tweed-Merrifield 经典方丝弓诊断设计系统

Tweed 于 1946 年提出著名的"Tweed 三角分析法"，是由眶耳平面、下颌平面和下颌中切牙牙长轴所组成的三角（图 7-82）。

眶耳平面 - 下颌平面角（FMA）：眶耳平面与下颌平面的交角，提示了下面部生长的方向，以及面中下 1/3 的垂直向和矢状向生长。需要指出的是，Tweed 曾经使用以下颌骨下缘的切线作为下颌平面，后来逐渐为从颏下点（Me.）向后与下颌角下缘相切的线条（Downs 下颌平面）所取代。

下颌中切牙 - 下颌平面角（IMPA）：下颌中切牙牙长轴与 Downs 下颌平面的交角。这是在保持或定位下颌切牙相对于基骨位置的一个很好的指标，下颌切牙位置应得到控制。

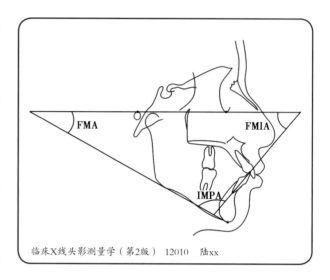

图 7-82　Tweed 三角分析法

Tweed 应用此颅面三角分析法对 95 名正常𬌗美国白种儿童进行测量研究，发现 FMA 均值为 25°，IMPA 均值为 90°，FMIA 均值为 65°。他认为 FMIA 为 65° 是建立良好面型的重要条件，但要达到 FMIA 的矫治目标，在 Tweed 三角的指标中，FMA 是很难通过一般的正畸方法来改变的，因而主要依靠改变下颌中切牙的位置和倾斜度来完成。

由于种族间的差异，Tweed 提出的矫治目标并不适合于中国人。为此我国学者测定了北京地区正常𬌗中国人的 Tweed 测量项目，建立了适合我国成年人的标准值（表 7-4）。然而寻求正畸治疗的患者往往是非正常𬌗人群，临床中发现经过正畸治疗的患者需达到矫治的理想值，往往比正常人群测量的标准值的要求更高。那么这种以正常𬌗人群的测量标准值作为参考的分析方法往往是不恰当的，这就提示应以矫治理想值作为参考。然而这方面的研究目前尚未开展。另外需要指出的是这种标准值所测量依据的眶耳平面，是以机械耳塞影像最高点来确定的。这是当年的历史条件所决定的，当时的 X 光机质量使得所拍摄的片子很难看清外耳道，所以大部分国内外学者都是以机械耳塞影像来代替解剖外耳道，但这毕竟不是人类学会议所确定的水平定位平面。

表 7-4　正常𬌗中国人的 Tweed 分析法

测量项目	均值	标准差
FMA	31.3	5.0
IMPA	93.9	6.2
FMIA	54.9	6.1

Merrifield 将 Tweed 矫治理念进一步发展和完善，指出要得到一个良好的颅颌面功能形态关系：必须把面部美观放在重要的位置；在维持良好的口腔健康的前提下，使咬合关系达到功能的良好状态；并强调下颌切牙直立于牙槽基骨的重要性，以维持这种面部美观和谐、牙列健康、功能的稳定；这种稳定状态必须与周围环境相协调；治疗同时应与生长发育相协调，尽量改善不利的生长型。为了达到以上矫治目标，必须充分意识到牙列在口腔三维空间内的水平向、冠状向及垂直向的移动距离是有限的，故不应过度扩张。Merrifield 根据这些矫治目标与所遵循的基本理念，指出必须对患者进行全面诊断，由此形成了经典方丝弓诊断设计系统，为临床作出正确的治疗计划提供依据。经典方丝弓诊断设计系统包括颅面形态分析、全牙列间隙分析、治疗难度评估、拔牙导引等。

1. 颅面形态分析与全牙列间隙分析 该诊断分析需从以下 5 个方面对患者进行综合分析，即面部美观、骨骼类型、牙量与骨量不调、矢状向关系不调和生长发育。

（1）**面部美观**：首先需对患者正侧貌进行整体评估，侧貌受上颌切牙位置、骨骼结构、软组织厚度等因素影响。在充分分析牙齿位置、骨骼结构以及软组织情况后，正畸医师将获得相关信息，有助于判断是否通过改变不利的生长型和牙齿位置来改变面型，通过直立切牙代偿骨骼畸形和软组织异常。

Tweed 和 Merrifield 均认识到侧貌可通过对面下 1/3 的控制来改善，如软组织鼻下点和软组织颏点的位置。Merrifield 进一步引入 Z 角作为定义理想软组织侧貌的重要指标。Z 角是指从软组织颏部至最突唇部的切线（Z 线）与眶耳平面所形成的后下角，正常值为 70°～80°，理想值为 75°～78°。Z 角是下颌平面角（FMA）、FMIA 角和软组织厚度 3 个指标的综合体现。

1）**下颌平面角**（FMA）：下颌平面角可同时反映面中下 1/3 的垂直向和矢状向生长，因此，下颌骨的水平位置、前面高、后面高都会影响 Z 角的大小。即当下颌向下向后旋转，或者后、前（下）面高比改变，都会导致 Z 角发生变化。

2）**FMIA 角**：Z 角作为 FMIA 角的软组织表现，而与 FMIA 密切相关（an adjunct to the FMIA）。可用来决定是否需通过内收直立下颌切牙来改变 FMIA 角。这里引出了修正后 Z 角的概念，修正后 Z 角为实际 Z 角加上 FMIA 差值（待治疗患者的 FMIA 值与 FMIA 标准值之差），如果修正后 Z 角＞80°，则切牙角（IMPA）为 92°；如果修正后 Z 角＜75°，下颌切牙应更直立来改善患者侧貌。

3）**软组织厚度**：软组织厚度也会影响 Z 角大小，此时需要比较上唇厚度与全颏厚的关系。

上唇厚度（upper lip thickness）：唇红缘到上颌中切牙唇面的垂直距离，随年龄增大通常上唇厚度会变薄。上颌中轻度前突患者，如果上颌前牙内收 4mm，上唇内收 3mm，同时上唇增厚约 1mm，伴下唇内收 4mm。

全颏厚（total chin thickness）：软组织颏前点至 NB 平面的水平距离，随个体的成熟而增大，男性较女性明显。

上唇厚度等于或者稍厚于全颏厚度，全颏厚与上唇厚度约为 1:1，否则需通过切牙位置代偿。

（2）**骨骼类型**：骨骼结构应从垂直向与水平向来分析，一定程度的骨骼结构异常可通过改变牙齿位置代偿，从而决定牙齿垂直向与近远中水平向的移动量。

1）**骨骼垂直向异常**：下颌平面角、后面高（PFH）、前（下）面高（AFH）及 PFH/AFH 等骨骼结构垂直向测量项目在本诊断系统中十分重要。

① Tweed 三角对确定下颌切牙位置起了重要的作用。

FMA：正常值为 22°～28°。此角增大，提示下颌体的陡度增大，中下面部垂直生长增加，面部侧貌为高角型；当此角减小，提示下颌体的陡度减小，中下面部垂直生长减少，面部侧貌为低角型。

FMIA：如果 FMA 角为 22°～28°，则正常值为 68°。而当下颌平面角为高角（>28°）的患者，可通过更多地直立下颌切牙代偿骨骼异常，FMIA 角值可为 65°；而对于低角（FMA<20°）患者，下颌切牙则可维持在原来相对唇倾的位置。该测量项目是 Tweed 三角分析法中的核心指标。

IMPA：正常值为 88°。对于下颌平面角 FMA 为高角的患者，下颌切牙应更直立来代偿；反之，IMPA 至少应维持治疗前位置，或减少直立（可结合上述修正后 Z 角得出 IMPA 角的应有值）。

② OP 平面角（OCPL occlusal plane）：Downs 𬌗平面与眶耳平面的交角，表示咬合平面的陡度，由肌肉功能的平衡所决定。正常值为 8°～12°。男女之间有 2°差异，男性 11°，女性 9°。正畸治疗需维持或减小𬌗平面角以控制垂直方向变化，否则可能因𬌗平面角的复发而造成𬌗关系的不良变化。

③后、前面部高度及比例：PFH、AFH 及 PFH/AFH 是面下 1/3 垂直高度更直接的测量指标。

后面高（PFH）：关节点（Ar.）沿下颌升支后缘切线至 Downs 下颌平面的距离，正常值为 45mm，在垂直向、水平向上均影响面部的形态，后面高的增大是下颌逆时针方向生长的关键。

前（下）面高（AFH）：是颏下点（Me.）到腭平面（PP）的垂直距离，很明确这是面下部的高度，但由于翻译的关系，一直以来都翻译成"前面高"，这与实际解剖概念并不相符。因此，作者建议 AFH 的中文译为"前（下）面高"为妥。12 岁时正常值为 65mm，偏离正常值 5mm 者需非常仔细地控制。在Ⅱ类患者的治疗中，正畸医师通过控制上下颌磨牙的伸长以及对上颌前牙段的压入，来限制前下面高的增加。

后面高与前（下）面高比的关系决定了 FMA 和下面部的比例。在Ⅱ类生长期患者中，下颌升支的生长量及其与前（下）面高的比例变化是治疗的关键。

2）骨骼水平向异常：颅面骨骼水平向是否正常（SNA 角、SNB 角、ANB 角、Wits 值）决定是否需对治疗目标进行一定程度的折中，减少下颌切牙的移动量。

① SNA：由鼻根点（N.）至上牙槽座点（A.）连线与前颅底平面所构成，正常值为 80°～84°，反映上颌前部相对于前颅底平面的前后向位置关系。当该角过大时，上颌相对前突，面部侧貌呈凸面型；反之上颌后缩，面部呈凹面型。

② SNB：由鼻根点（N.）至下牙槽座点（B.）连线与前颅底平面所构成，正常值为 78°～82°，反映下颌前部相对于前颅底平面的前后向位置关系。该角过大时，下颌相对前颅底位置前突，面部侧貌呈凹面型；反之下颌后缩，面部呈凸面型。过小过大都提示可能需要外科手术。

③ ANB：由鼻根点至上牙槽座点连线与鼻根点至下牙槽座点连线所构成的角，正常值为 1°～5°，反映上下颌之间以鼻根点为参照的前后向位置关系。该角增大，可能上颌前突或者下颌后缩；反之可能上颌后缩或者下颌前突。该角大于 10°或者小于 −3°，提示需外科手术。

④ AO-BO 距（Wits 值）：分别从上下牙槽座点向功能𬌗平面作垂线的垂足间距离，正常值为 0～4mm。表示上下颌骨前部的相互位置关系。排除了前颅底长度变化导致鼻根点位置的影响，SNA 角、SNB 角、ANB 角反映上下颌骨相对于颅底的水平向位置，而 AO-BO 距（Wits 值）在代表上下颌骨水平向相对位置方面，比 ANB 角更加敏感。但 AO-BO 受𬌗平面陡度影响，当陡度增加，AO-BO 值减小，甚至是负值。若超出 0～4mm 则治疗难度较大。

（3）牙量与骨量不调：在牙列三维空间的框架内分别测量矫治前、中、后段牙列所需的间隙，包括拥挤量及上述直立切牙改善面型所需的间隙，从而为临床分配间隙提供依据。

全牙弓分段为牙弓前段：左右第一前磨牙近中之间牙弓；牙弓中段：牙列第一前磨牙近中与第一磨牙远中之间牙弓；牙弓后段：牙列第一磨牙远中与下颌升支之间牙弓。全牙弓间隙分析包括牙弓前、中、后三段间隙分析。

1）**牙弓前段间隙分析**：包括牙弓不调与头影测量矫正值之和。

牙弓不调：牙弓前段拥挤度。

头影测量矫正值：直立下颌切牙需要一定的间隙，主要有两种测量方法，第一种是待矫治患者的FMIA 值与前述 FMIA 标准值相比，FMIA 差值角度每增大 1°，则需要 0.8mm 的间隙；第二种是下颌切牙牙长轴与 FMIA 标准值决定的牙长轴在 Downs 殆平面上测距差值每增加 1mm，则需要 2mm 的间隙。

2）**牙弓中段间隙分析**：包括牙弓不调与整平 Spee 曲线所需间隙。

牙弓不调：牙弓中段拥挤度。

Spee 曲线：牙弓左右侧 Spee 曲线高度之和的一半再加 0.5mm，即（A＋B）/2＋0.5（mm）。

3）**牙弓后段间隙分析**：包括牙弓不调与下颌磨牙后区生长发育所提供的间隙。

牙弓不调：牙弓后段拥挤度。

下颌磨牙后区生长的估计：在女性 14 岁、男性 16 岁前，每年可增加 3mm 的间隙，即女孩 14 岁前每年 3mm，男孩 16 岁前每年 3mm。

（4）**水平向关系不调**：上下颌牙列水平向关系不调主要涉及磨牙关系不调，矫治Ⅱ类或Ⅲ类磨牙关系均需间隙。测量方法为上颌第一前磨牙颊尖至下颌第一、第二前磨牙邻面接触点间的距离。若为远中尖对尖关系，可估计矫治一侧需要间隙 5mm，双侧 10mm。

（5）**生长发育**：也是诊断中需考虑的因素。青少年下颌升支因生长向后改建，从而在牙弓后段间隙分析加进下颌磨牙后区生长的估计。女孩 14 岁、男孩 16 岁前，预计下颌磨牙后区的生长增量为每年 3mm（一侧 1.5mm），相应的间隙不足就可以补偿。

以上颅面形态分析和全牙列间隙分析共同构成了一个诊断系统。

2. 治疗难度评估　经典方丝弓矫治技术诊断设计系统还包括对患者治疗难度的评估。

Grambling 通过对安氏Ⅱ类错殆矫治与否进行分组对比，分析颅颌面侧貌形态、牙列及牙列关系对疗效的影响，得出各测量项目偏离正常值时对畸形治疗难度的贡献权重及难度系数。这些指标的控制是Ⅱ类错殆能否治疗成功的关键，若超过条件范围可能需外科手术治疗（表 7-5）。与 Grambling 把 FMA、OP 角作为垂直控制的指标相仿，Gebeck 和 Merrifield 在后来的研究中发现前（下）面高和后面高的控制是Ⅱ类错殆治疗成功的关键。1989 年 Andre Horn 对前后面高的研究发现，FHI 正常值在 0.65～0.75，超出该范围则治疗难度较大。

表 7-5　Jim Grambling 的治疗难度评估

	难度系数	Ⅱ类错殆治疗成功的条件
FMA	5	18°～35°（22°～28°）
ANB	15	＜6°
FMIA	2	＞60°
OP 角	3	＜7°
SNB	5	＞8°

因此，在 Tweed-Merrifield 经典方丝弓的诊断设计系统中，对患者治疗难度的评估显得尤为关键。治疗总难度的评估包括颅面形态分析难度与全牙弓间隙分析难度两方面的评估。根据上述研究得到各测量项目的难度系数，测量项目超出正常范围的数值部分乘以相应难度系数就构成了难度指数，对治疗预后的评估、治疗过程的管理有重要指导意义（表 7-6）。颅面形态分析中以 FMA 为例，其正常值范围为 22°～28°，若其测量值为 32°，由于其难度系数为 5，难度指数即为（32－28）×5＝20；若进行间隙分析同时观察其 FMIA，由于其为高角，FMIA 正常值为 65°，而实际测得 FMIA 为 50°，故头影测量矫正值为（65－50）×0.8＝12，即间隙不足 12mm，由于头影测量矫正值的难度系数为 1，故其难度指数为 12×1＝12；以预计生长量为例，当患者为 12 岁的女孩，预计生长量为（14－12）×3＝6mm，由于其难度系数为 −0.5，故难度指数为 6×（−0.5）＝−3，那么总难度指数就减少了 3。

表 7-6 患者治疗难度评估

颅面形态分析(cranial facial analysis)

测量项目正常值		测量值	难度系数	难度指数
FMA	22°～28°		5	
ANB	1～5		15	
Z 角	70°～80°		2	
OP 角	8°～12°		3	
SNB	78°～82°		5	
PFH/AFH	0.65～0.75（×100）	（×100）	3	
		颅面分析难度值（C.F. difficulty total）		

全牙列间隙分析(total space analysis)

牙弓前段(anterior arch)		难度系数	难度指数
牙弓不调(tooth arch Dis.)		1.5	
头影矫正值(headfilm Dis.)		1	
牙弓前段间隙分析		total	
牙弓中段(midarch)			
牙弓不调(tooth arch Dis.)		1.5	
Spee 曲线(curve of Spee)		1	
牙弓中段间隙分析		total	
殆关系不调Ⅱ类或Ⅲ类(occlusal disharmony)		2	
牙弓后段(posterior arch)			
牙弓不调(tooth arch Dis.)		0.5	
预计生长量(expected increase)(−)		−0.5	
牙弓后段间隙分析		total	
全牙弓间隙分析			
全牙列间隙分析难度值（S.A. total）			
总难度值（difficulty total）			

临床诊断和分析的难度值

轻度：0～60　　　中度：60～120　　　重度：120+

病例3：患者，女，11岁。图7-83为患者面像与口内像，以及全口牙位曲面体层片和头颅定位侧位片，表7-7为患者治疗前颅面头影测量项目，表7-8为患者治疗难度评估。

表7-7 病例3患者颅面头影测量项目和测量值

测量项目	测量值	测量项目	测量值
FMIA	54.8°	OP 角	13.4°
FMA	33.0°	Z 角	52.2°
IMPA	92.2°	PFH	36.9mm
SNA	86.2°	AFH	57.3mm
SNB	77.6°	INDEX	0.64
ANB	8.6°		

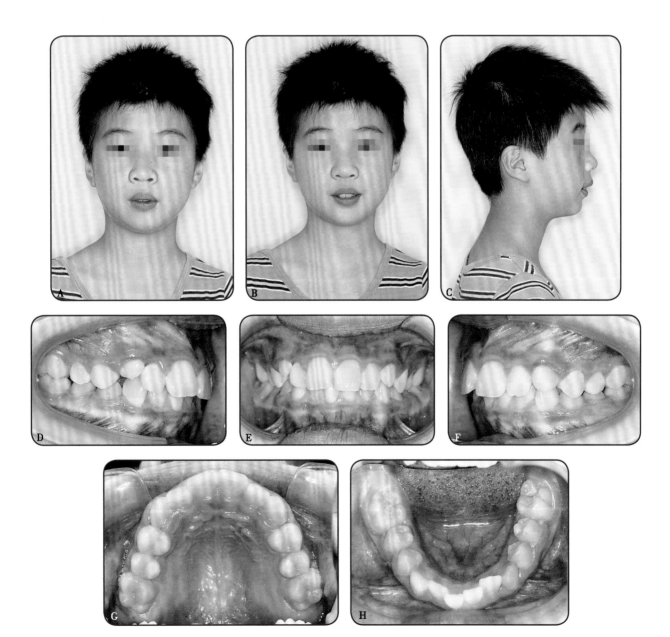

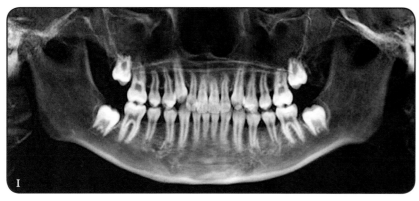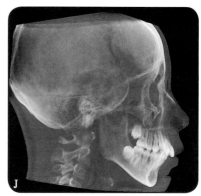

图 7-83　病例 3 患者治疗前面像、口内像及 X 线片
A～C. 面像　D～H. 口内像　I、J. 全口牙位曲面体层片及头颅定位侧位片

表 7-8　病例 3 患者治疗难度评估

颅面形态分析(cranial facial analysis)

测量项目正常值		测量值	难度系数	难度指数
FMA	22°～28°	33	5	25
ANB	1°～5°	8.6	15	54
Z 角	70°～80°	52.2	2	35.6
OP 角	8°～12°	13.4	3	4.2
SNB	78°～82°	77.6	5	2
PFH/AFH	0.65～0.75(×100)	0.64(×100)	3	3
		颅面分析难度值(C.F. difficulty total)		123.8

全牙列间隙分析(total space analysis)

牙弓前段(anterior)		难度系数	难度指数
牙弓不调(tooth arch Dis.)	4	1.5	6
头影矫正值(headfilm Dis.)	8.16	1	8.16
牙弓前段间隙分析	12.16	total	14.16
牙弓中段(midarch)			
牙弓不调(tooth arch Dis.)	0	1.5	0
Spee 氏曲线(curve of Spee)	2.5	1	2.5
牙弓中段间隙分析	2.5	total	2.5
𬌗关系不调Ⅱ或Ⅲ类(occlusal disharmony)	8	2	16
牙弓后段			
牙弓不调(tooth arch Dis.)	6	0.5	3
预计生长量(-)(expected increase)(-)	9	-0.5	-4.5
牙弓后段间隙分析	-3	total	-1.5
全牙弓间隙分析	19.66		
全牙列间隙分析难度值(S.A. total)			31.16
总难度值(difficulty total)			154.96

个体化诊断和临床分析的难度值
轻度：0～60　　　中度：60～120　　　重度：120+

根据全牙弓间隙分析，共需要 19.66mm 间隙，患者治疗难度指数为 154.96，属于高难度病例。而正畸医师在诊断治疗计划中该怎样利用以上信息呢？由此我们引出了拔牙导引的概念。

3. **拔牙导引**（space management guidance） 经典方丝弓矫治技术诊断设计系统还包括拔牙导引。正畸医师根据上述颅面形态分析、全牙列间隙分析等来确定是否减数以及减数的牙位。Merrifield 医师指出拔牙导引只是建议，不能机械地当作原则来使用，应结合临床具体分析。

（1）**前牙段牙列区间隙分析**

1）间隙不足小于 2mm，不需拔牙。

2）间隙不足 3～5mm，其中无拥挤量，拔除 L8、U8。

3）间隙不足 3～5mm，其中伴有拥挤量，拔除 L5、U5。

4）间隙不足 5～7mm，其中拥挤量小于 3mm，拔除 L5、U4。

5）间隙不足 5～7mm，其中拥挤量大于 3mm，拔除 L4、U4。

6）间隙不足 7～15mm，拔除 L4、U4。

7）间隙不足大于 15mm，拔除 L4、U4 以及 4 颗磨牙。

（2）**中牙段牙列区间隙分析**

1）间隙不足小于 3mm，不需拔牙。

2）间隙不足 3～5mm，其中无拥挤量，拔除 L8、U8。

3）间隙不足 3～5mm，伴磨牙关系Ⅱ类，拔除 L5、U4。

4）间隙不足 5～7mm，拔除 L5、U5。

5）间隙不足 5～7mm，伴上颌前牙前突，拔除 L5、U4。

6）间隙不足 7～15mm，拔除 L5、U4 以及 4 颗磨牙。

7）间隙不足大于 15mm，拔除 L5、U4 以及 4 颗磨牙。

（3）**后牙段牙列区间隙分析**

1）间隙不足小于 5mm，第三磨牙位置正常，等待其萌出。

2）间隙不足小于 5mm，第三磨牙位置不正，早期拔除。

3）间隙不足 5～15mm，下颌第三磨牙早期拔除，上颌第三磨牙等到 16 岁拔除。

牙弓前段优先处理，其次是中段，最后是后段。

（4）**水平关系不调**（Ⅱ类）：这种Ⅱ类关系须通过 AO-BO 测量验证。

1）ANB 3°～5°：①拔除 L8、U8；②拔除 U4；③拔除 L5、U4。

2）ANB 5°～8°，拔除 L8、U7。其中：①若伴前牙段牙列区间隙不足大于 15mm，同时拔除 L4、U4；②若伴中牙段牙列区间隙不足 7～15mm，同时拔除 L5、U4。

3）ANB 9°～12°，拔除 L8、U6。其中：①若伴前牙段牙列区间隙不足大于 15mm，同时拔除 L4、U4；②若伴中牙段牙列区间隙不足 7～15mm，同时拔除 L5、U4。

4）ANB 大于 12°：正畸正颌联合治疗。

（5）**水平关系不调**（Ⅲ类）：Ⅲ类关系须通过 AO-BO 测量验证 ANB 0～5°。

1）如果可以通过牙齿倾斜和转矩获得间隙，不需要拔牙。

2）如果发育完成，可以拔除下颌切牙。

3）如果间隙不足，拔除 L4、U5。

（6）垂直关系不调（开𬌗）

1）轻度：定向力压低磨牙；拔除 L4、U4 是有利的。

2）中度：定向力压低磨牙；拔除磨牙是有利的。

3）重度：正畸正颌联合治疗。

（7）垂直关系不调（深覆𬌗）

1）轻度：定向力伸长磨牙（后倾曲）；拔除 L5、U5 是有利的。

2）重度：①前牙𬌗垫 + 后牙颌间牵引；②正畸正颌联合治疗。

（8）颏部 - 唇部关系

1）轻度：通过切牙内收改善，拔牙矫治利于切牙内收。

2）重度：正畸正颌联合治疗。

4．病例讨论　该如何运用拔牙导引来指导我们进行治疗计划的制订与间隙的管理呢？下面就病例 3 展开讨论。

病例 3 中牙弓前段间隙分析 12.16mm，拥挤 4mm；牙弓中段间隙分析 2.5mm；牙弓后段间隙分析 3mm；ANB 8.6°。

（1）牙弓前段间隙分析：初步得到拔牙牙位为 L4、U4。

（2）牙弓中段间隙分析：不需拔牙。

（3）牙弓后段间隙分析：如第三磨牙位置正常，等待其萌出；但患者第三磨牙缺失。

（4）磨牙Ⅱ类关系，ANB 8.6°，需拔除磨牙，而患者第三磨牙缺失。

（5）根据"牙弓前段优先处理，其次是中段，最后是后段"的原则，结合该患者第三磨牙缺失情况，得到拔牙方案为拔除 L4、U4。

（6）拔除 4 颗前磨牙可得拔牙间隙为 15mm，牙弓前中段间隙不足 14.66mm，运用拔牙间隙后得剩余间隙 15 - 14.66 = 0.34mm。

（7）下颌磨牙近中移动以填补剩余拔牙间隙，双侧磨牙关系Ⅱ类矫治需要间隙 8mm，剩余拔牙间隙 0.34mm，间隙不足 8 - 0.34 = 7.66mm，每侧各约 3.83mm。

（8）为矫治第 7 条所述磨牙关系不调，可采取的方法如下：

1）可以利用颌骨的差异性生长，上颌通过 J 钩来控制住生长，而下颌往往还有生长潜力，以弥补下颌磨牙近中移动不足的 7.66mm 间隙；

2）若间隙仍不足，上颌磨牙可适度后移（并严格控制垂直向），以矫治磨牙关系不调；

3）ANB 8.6°，骨性Ⅱ类关系，下颌切牙适度唇倾，从而获得间隙，既可弥补间隙不足以矫治磨牙关系不调，也可以协调侧貌面型。

（9）拔牙间隙的管理——保护支抗，需要运用 Tweed-Merrifield 定向力技术，配合强支抗上颌 J 钩与Ⅱ类牵引。

图 7-84 为该患者矫治过程中佩戴 J 钩的面像，以及完成后的面像、口内像、全口牙位曲面体层片及头颅定位侧位片，表 7-9 为患者完成后颅面头影测量项目。

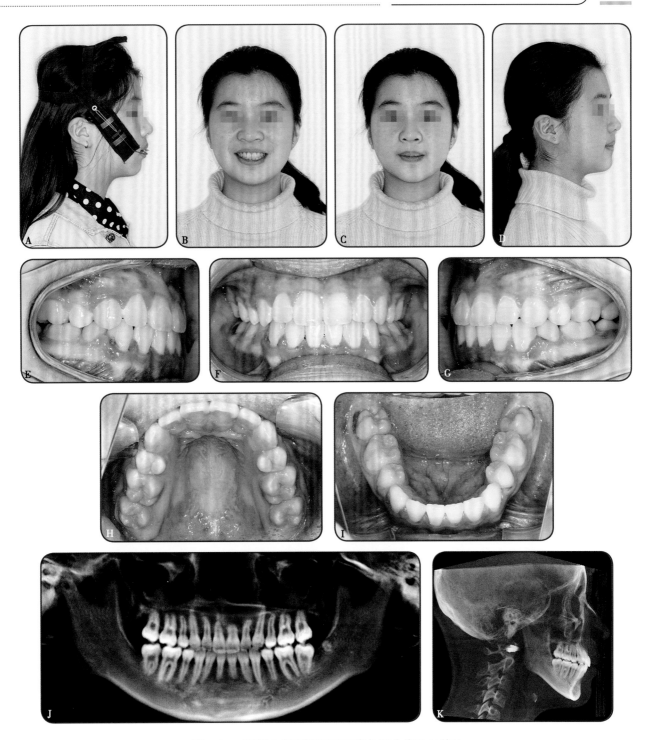

图7-84 病例3患者治疗后面像与口内像及X线片

A～D. 面像；E～I. 口内像；J、K. 全口牙位曲面体层片及头颅定位侧位片

表7-9 病例3患者完成后颅面头影测量项目和测量值

测量项目	测量值	测量项目	测量值
FMIA	61.3°	OP角	12.3°
FMA	31.5°	Z角	72°
IMPA	87.2°	PFH	41mm
SNA	84.5°	AFH	61mm
SNB	80°	INDEX	0.7
ANB	4.5°		

综上所述，Tweed-Merrifield 经典方丝弓诊断设计系统的要点如下：首先通过颅面形态分析获得诊断信息，通过面部美观分析来判断是否可通过牙齿代偿改善面型，骨骼类型分析判断可否通过改变牙齿位置代偿一定程度的骨骼结构异常，从而决定下颌切牙的移动量；根据牙量与骨量不调、矢状向关系不调和生长发育计算与预测间隙，进行全牙弓间隙分析；同时完成颅面分析与全牙弓间隙分析的患者治疗难度评估；正畸医师通过诊断系统获得颅面部诊断信息后，参考拔牙导引选择减数策略，从而有计划有顺序的利用间隙，并采用定向力控制牙齿移动，从而使矫治结果达到功能美观的最佳状态。

Tweed-Merrifild 经典方丝弓诊断设计系统是一个将头影测量结合其他检查评估的良好典范，从而能帮助临床正畸医师对患者进行全面的诊断与设计。

该诊断系统的测量项目既包含了硬组织测量，又包含了软组织测量；既包含了水平向测量，又包含了垂直向测量；同时考虑评估了牙位改变对骨骼位置异常的代偿，从而改变侧貌。

但是在测量项目中有六个问题值得讨论：

（1）**Tweed 三角中的下颌平面**：在实际运用中大部分早已改用 Downs 下颌平面，作者也持赞成意见，但迄今似乎没有文献予以明确。因此有时仍然会造成混乱而缺乏可比性。从学术的角度来讲，大家认可的是正式发表的文献或书籍。这也就是为什么发表的文章和出版的书籍要求列出参考文献以便于查证的道理。建议 Tweed Foundation 能在适当的刊物上予以明确。

（2）**上唇厚**：当上颌中切牙和上唇唇向倾斜严重时，无论是 Burstone 还是 Merrifild 的测量方法得出的都是上唇内部斜向的测量值，并不能准确地反映上唇厚度。

上唇厚较精确的测量方法为 Merrifild 方法之改良。测量起点仍保留为上唇缘点（UL′），测 UL′ 到切牙唇面的垂直距离。此测距大致与上唇长轴呈 90°。

（3）**后、前面高比**：在 Tweed-Merrifild 诊断设计系统中，后、前面部高度及比例是面下 1/3 垂直高度的测量指标。认为后面高与前（下）面高比的关系，决定了 FMA 角和下面部的前后比例。并认为在 II 类生长期患者中，下颌升支的生长量及其与前（下）面高的比例变化是治疗的关键。

遗憾的是该测量项目并不科学。由于下颌升支（后面高）的不同倾斜度，即使测量值和测量比都一样，实际面型的差异都会很大（图 7-85）。这是因为前（下）面高与后面高并没有在一个统一的垂直平面上进行测量比较。实际上凡是线距测量用于相互比较的，均应统一在水平方向（FH 平面，横坐标）或垂直方向（纵坐标）上进行，至少应该是相同方向进行比较。而且即使前面高在测量距离不变的情况下，亦即后 / 前面高比在正常范围内时，仅仅因为腭平面呈向前下倾斜时，面型也会有很大的不同。这也告诉我们线距测量的相互比较，不但方向要尽可能一致，比较的起步原点也要固定。同样的长度，但前、后面高在不同的垂直高度上测量，数据、比例即使完全一样，面型都可以大不一样。第三个干扰因素是前、后面高之间的水平距离，在前、后面部高度的测量以及两者的比例都不变的情况下，如果两者之间的距离越近，则越趋向高角面型，反之则趋向低角面型。一个测量项目可能受到三种因素的影响，其可靠性因此存异。作者认为该测量项目不如 FMA 角更能反映垂直向的骨面型。

（4）**全颏厚**：从软组织颏前点（Pos.）到 NB 连线延长线的水平距离。全颏厚从含义上应包含软硬组织的颏部厚度。但是此测量方法易受鼻根点 N 点与下牙槽座 B 点相对位置的影响，在颏部形态和颏部软硬组织厚度没有改变的情况下，仅仅因为鼻根点或下颌骨位置的过前或过后，使得鼻根点与下牙槽座点相对位置改变而导致测量值变化，有时甚至 NB 平面倾斜而延长线在硬颏前方，测量仅包含部分软组织厚度。此道理与 ANB 角易受鼻根点位置影响一样，在上下颌骨相对位置不变的情况下，仅仅因为鼻根点位置的影响而变大或变小。

改良全颏厚：应该包含硬颏厚和软组织颏部厚度。我们认为既然无法从组织结构来界定下颌正中联合的哪些部分是颏部，但可以从形态学来界定。在 FH 平面保持水平时，把下牙槽座 B 点前方的下颌正中联合突出部分看作硬颏部。从 B 点向 FH 平面作垂线并向下延伸。从颏前点（Pog.）到垂线的垂直距离为硬颏厚，而从软组织颏前点（Pos.）到垂线的垂直距离则为全颏厚。此测量不受鼻根点 N. 与下牙槽座 B 点相对位置变化的影响。而当下颌发生顺时针旋转时，形态上首先表现颏部后缩，测量值当然随之减小甚至呈负值。用此全颏厚测软组织颏前点（Pos.）到通过下牙槽座 B 点的 FH 垂线的垂直距离较为合理。此测量值包含了硬颏厚和软组织颏部厚度（图 7-86）。

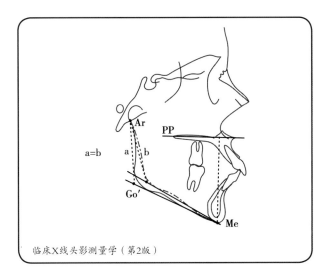

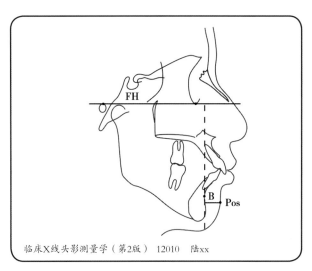

图 7-85　不在相同垂直平面上进行测量，即使测量值和测量比都一样，但实际面型却会有很大差异

图 7-86　改良全颏厚

（5）**侧貌线**（Z 线）：该问题主要出在国内的教材，其定义为"软组织颏前点与上唇或下唇最突点的连线"，这是错误的。在很多情况下，该连线会进入软组织内部，不能反映面部侧貌轮廓。而根源则在 Merrifield 本人，他于 1966 年的一篇文章中提出了侧貌线（profile line）和 Z 角的概念。但在同一文章中所提两个侧貌线定义都存在问题。此后，1996 年 Merrifield 在《鉴别诊断》一文中修改了该定义，为软组织颏部与最前上唇或下唇轮廓的切线。

（6）**"个体化诊断系统"之商榷**：Merrifield 本人把他的 14 项测量项目称为 differential diagnosis，而不是 individual diagnosis 或 personal diagnosis。个人认为翻译为"鉴别诊断"较为合适。当然该诊断设计系统中的全牙弓间隙分析管理确实是根据不同病例的自身情况测量而定。但是它的 14 项颅面测量指标跟其他分析法一样要去跟平均值标准差进行比较。如果说该诊断系统是为不同个体提供诊断设计方案，因此是"个体化"的诊断系统，那么所有分析法是不是都可以称为个体化分析法了。其实为个体病例提供诊断设计与该分析方法是否是个体化分析法是两回事。从头影测量历史来看，其发展分为两个路径：一是数学测量；二是重叠图形形态比较。而在数学测量中又分为两个路径：一个是平均值标准差，各民族各地区都分男女建立了不同牙龄期的平均值和标准差，个体正常与否的诊断需与正常平均值标准差进行比较；另一个则不依靠与正常均值比较，而是依靠该个体自身各组织结构的协调比例进行诊断。如 Sassouni 分析法、Di Paolo 四边形分析法等则为个体化分析法。我们的称呼应与整个头影测量技术的发展路径相一致。

尽管如此，应该指出 Tweed-Merrifield 诊断设计系统仍然不失为一个较全面、且临床实用的典范。

（二）Wylie 分析法

Wylie 于 1947 年提出了线距分析法，该分析法是对牙、颌、面硬组织形态结构长度及高度的测量。

Wylie 在其分析法中以眶耳平面为基准平面。同时他认为在儿童生长过程中，约到 3～4 岁后，蝶鞍的位置就比较恒定，因此，在面部的前后向测量中以蝶鞍点（S.）作为参考标准点。分别从蝶鞍点和各测量标志点向眶耳平面作垂线，然后测量各垂足至蝶鞍点垂足之间的距离，以反映颌面各部分在前后水平方向上相对于蝶鞍点的位置关系。此外，还在下颌平面上做下颌长的测量，以及统一在与眶耳平面垂直的线条上做面部高度的测量。

图 7-87 示 Wylie 分析法的各测量项目：

1. **髁突后切线 - 蝶鞍点**　髁突后切线在眶耳平面上之垂足至蝶鞍点（S.）在眶耳平面上之垂足间的距离。用以反映颞下颌关节窝位置所在，亦代表下颌骨后部的位置。

2. **翼上颌裂 - 蝶鞍点**　翼上颌裂点（Ptm.）在眶耳平面上之垂足至蝶鞍点（S.）垂足间的距离。用以反映上颌后部相对于蝶鞍的前后向位置关系。

3. **上颌长**　翼上颌裂点（Ptm.）与前鼻棘点（ANS.）在眶耳平面上垂足间的距离。但由于前鼻棘点常受 X 线投照条件及骨质密度的影响，而在前后向位置上不易定位，故常影响该测量值的准确性。

4. **翼上颌裂 - 上颌第一恒磨牙**　翼上裂点（Ptm.）与上颌第一恒磨牙近中颊沟在眶耳平面垂足间的距离。用以反映上颌牙弓在上颌骨的前后向位置关系。

5. **下颌长**　髁突后缘切线与颏前点（Pog.）在下颌平面（MP）上垂足间的距离。此项目是 Wylie 分析法中唯一不以眶耳平面（FH 平面）为基准平面的矢状方向的测量项目。Wylie 所用的下颌平面为从颏下点（Me.）向下颌角下缘所作的切线。

1. 髁突后切线 - 蝶鞍点距
2. 蝶鞍点 - 翼上颌裂点距
3. 上颌长
4. 翼上颌裂 - 上颌第一磨牙距
5. 下颌长
6. 全面高
7. 上面部高
8. 下面部高

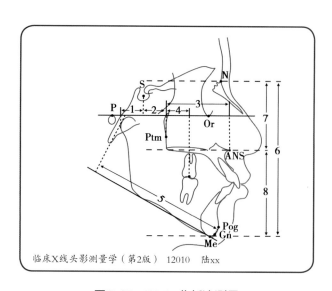

图 7-87　Wylie 分析法测量

Wylie 认为前四个测量项目均决定上颌骨位置,其测量之和与第五项下颌骨总长度一致,则面型正常。Johnston 则提出,由于前鼻棘点(ANS.)在前后向位置上不易定位,故建议改为上牙槽座点(A.),即上颌长为翼上颌裂点(Ptm.)与上牙槽座点(A.)在眶耳平面上垂足间的距离。

作者认为 Wylie 分析法的第一项,即髁突后切线与蝶鞍点在眶耳平面上垂足间的距离,并不能"决定上颌骨"的位置,因此,不能成为决定上颌骨位置的四要素(elements)之一。相反,该测量项目是代表下颌骨后部的前后向位置,测量值过大,若无其他补偿,则下颌后缩,反之则表现为前突。作者认为 Wylie 的决定上颌骨四要素测量之和与下颌骨总长度一致,则面型正常的观点,若改为上颌骨三项要素之和,即翼上颌裂 - 蝶鞍点、翼上颌裂点 - 前鼻棘点(或上牙槽座点)和翼上颌裂 - 上颌第一恒磨牙三项之和等于决定下颌骨的二项要素,即下颌长减去髁突后切线 - 蝶鞍点距离,即第 2 项 + 第 3 项 + 第 4 项 = 第 5 项 - 第 1 项较为妥当。

而且 Wylie 分析法在矢状水平方向进行比较的五个项目,其中四个项目是在横坐标 FH 平面上测量比较,而下颌长却不是同样在 FH 平面上进行矢状水平向测量比较,而是在下颌平面 MP 上测量。由于 MP 与 FH 通常并不平行,相对 FH 平面,MP 常呈向前向下倾斜,所以两者的长度在矢状水平方向上是无法直接进行比较的。假设上颌长和下颌长都增长 5mm,在矢状水平方向上下颌并不是增长 5mm,其矢状水平方向的增长大小还取决于下颌平面(MP)的倾斜度。实际上凡是线距测量分析,各项数据的测量比较都应该有一个统一的方向标准(基准平面)。在矢状水平方向上统一以 FH 平面为基准,而在垂直方向上的测量则统一以垂直于 FH 平面的垂线为基准。

以下是高度测量和高度比分析,是从鼻根点(N.)、前鼻棘点(ANS.)及颏下点(Me.)作眶耳平面的平行线,然后测量各平行线之间的垂直距离。

6. **全面高** 鼻根点(N.)与颏下点(Me.)间的垂直距离。代表面的前部高度。

7. **上面部高** 鼻根点(N.)至前鼻棘点(ANS.)间的垂直距离。

8. **下面部高** 前鼻棘点(ANS.)至颏下点(Me.)间的垂直距离。

9. **上面高与全面高比** (N-ANS/N-Me)×100%。

10. **下面高与全面高比** (ANS-Me/N-Me)×100%。

Wylie 对 11.5 岁正常貌男女白种儿童进行测量分析,得出了正常均值。他发现个体间各测量值的变异,远超过年龄间的差异。这就提示我们,人的头颅不分年龄都是有大有小,至于颅颌面牙形态是否正常,不能仅看某个测量项目的数据,而必须关注各有关组织结构测量数据的综合结果。

(三)Björk 分析法

该分析法是 Björk 在对 322 名 12 岁的瑞士男孩及 281 名 21～23 岁的瑞士士兵的颅面形态研究基础上于 1948 年提出的。其基准平面为前颅底平面(SN 平面)与𬌗平面(OP)。该分析法包括十项角度测量及七项线距测量内容:

1. 十项角度测量

(1)上颌基骨突度:S-N-ANS 角;

(2)上牙槽突度:S-N-SPr 角;

(3)下颌基骨突度:S-N-Po 角;

(4)下牙槽突度:S-N-Id 角;

（5）上颌切牙牙长轴倾斜度：1-OP角；

（6）下颌切牙牙长轴倾斜度：1̄-OP角；

（7）蝶鞍角：N-S-Ar角；

（8）关节角：S-Ar-Go角；

（9）下颌角：Ar-Go-Me角；

（10）颏角：Id-P-Go角。

2.七项线距测量

（1）全颅底长：Ar-N，Björk认为颅底点(Ba.)不稳定，因而用关节点(Ar.)来取代，作为颅底后界限；

（2）前颅底长：S-N；

（3）后颅底长：Ar-S；

（4）升支高：Ar-Go；

（5）下颌体长：Go-Pog；

（6）面高：Gn-N；

（7）上面部深：ANS-Ptm。

Björk分析法中利用了一个由N-S-Ar-Go-Gn等点组成的多角形颅面部图（图7-88）。以评价前后面部高度关系，并预测面部生长改变的方向。整个分析的基础是鞍角、关节角及下颌角三个角度间及多角形每一边长间的关系。

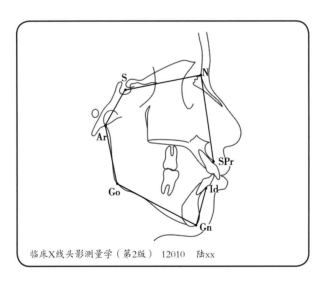

临床X线头影测量学（第2版）　12010　陆xx

图7-88　Björk分析法的颅面多角形图

Björk分析法以12岁儿童为对象的研究结果发现，前颅底S-N长度应与下颌体长度Go-Pog相等。理想的后颅底长S-Ar与下颌升支高Ar-Go′之比应为3:4。而当鞍角、关节角、下颌角三个角的和大于396°，则预示下颌将有一个顺时针方向生长变化的趋势；相反，三个角之和若小于396°，则预示下颌将有一个逆时针方向生长变化的趋势。当后面部高S-Go与前面部高度N-Me比值在56%～62%，也显示下颌有一个顺时针方向生长变化的趋势。而当比值在65%～80%时，则预示下颌有逆时针方向的生长变化趋势。顺时针方向的生长反映了前面高的增长快于后面高的增长，下颌正中联合部呈向下向后的生长变化,上下颌前牙若无其他结构的补偿将会出现开𬌗。逆时针方向的生长则反映出后面高呈相对较快的增长,颏部向前,上下颌前牙可能出现深覆𬌗。

Björk 分析法实际上采用的是一种联合变量的测量分析方法,它并不是孤立地评价单个测量项目的临床意义,而是将一些相互具有补偿作用的测量项目联合进行分析,从而作出更为全面而准确的诊断。

(四) Downs 分析法

Downs 于 1948 年在其硕士论文《面部关系中的变异和对治疗及预后的意义》中提出了这一分析法。他主要研究了正常𬌗个体面部骨骼形态的特征,以及牙齿与面部骨骼间的关系。这一分析法包括骨骼间关系和牙齿与骨骼间关系两大部分,共 10 项测量内容,每部分各有 5 个测量项目。该研究的材料为 20 名美国白种青少年,男女各 10 名,年龄范围为 12~17 岁,平均为 14.5 岁。所有研究对象均具有良好的𬌗关系,并且生理平衡及面部肌肉协调。

Downs 分析法以眶耳平面为基准平面。具体包括以下测量内容:

骨骼间关系的测量:

1. 面角(facial angle) 面平面 NP 与眶耳平面相交的后下交角(图 7-89)。此角代表下颌突缩程度。此角越大则表示下颌越前突;反之则表示下颌后缩。

2. 颌凸角(angle of convexity) NA 平面与 PA 延长线的交角(图 7-90)。此角代表面部的上颌部分相对于整个侧面的关系。当 PA 延长线在 NA 前方时,此角为正值,反之为负值。此角测量值越大表示上颌相对突度越大;反之表示上颌相对后缩。需要注意的是,此测量值仅反映畸形症状的程度,并没有反映畸形的机制。这是因为该角的大小不仅受代表上颌前部上牙槽座点(A.)的位置影响,也同样受代表下颌颏部颏前点(Pog.)位置的影响。当上颌对颅部位置关系正常时,下颌后缩或前突也都会使该角测量值变大或变小。

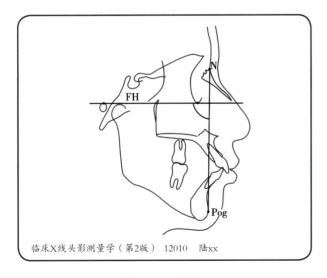

图 7-89 面角
面平面与眶耳平面相交的后下角

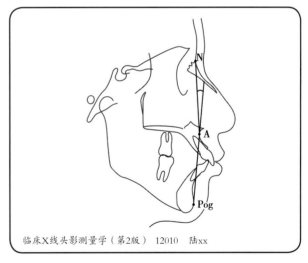

图 7-90 颌凸角
NA 平面与 PA 延长线的交角

3. 上下牙槽座角(AB plane angle) AB 连线延长线与面平面 NP 的上交角(图 7-91)。此角代表上下牙槽基骨间的相对位置关系。此角在面平面前方为负值,反之为正值。该角测量值越大表示上颌对下颌的位置相对后缩;反之则表示上颌对下颌的位置相对前突。

4. 下颌平面角（mandibular plane angle） 下颌平面与眶耳平面的交角（图 7-92）。

下颌平面由通过颏下点（Me.）与下颌角下缘相切的线条为代表。此角表示下颌平面的倾斜度，也反映出中下面部的高度。该角的大小与前面高呈正相关关系。

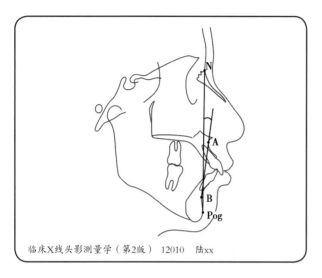

图 7-91　上下牙槽座角
AB 连线延长线与面平面的上交角

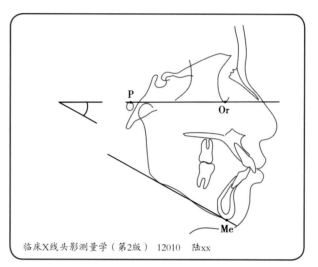

图 7-92　下颌平面角
下颌平面与眶耳平面的交角

5. Y 轴角（Y axis angle） Downs Y 轴角由 Y 轴（S-Gn）与眶耳平面（FH 平面）相交的前下角（图 7-93）。此角反映下颌颏部对中面部的位置关系，以及中下面部的高度，而不反映下颌对前颅底的位置关系。

牙𬌗与骨骼间关系的测量：

6. 𬌗平面角（cant of occlusion plane） 𬌗平面（OP）与眶耳平面的交角（图 7-94）。

Downs 定义的𬌗平面是以上下颌第一恒磨牙的咬合中点与上下颌中切牙切端间中点的连线。𬌗平面角代表𬌗平面的倾斜度。此角越大代表𬌗平面越陡，为Ⅱ类面型倾向；反之代表𬌗平面越平，为Ⅲ类面型倾向。

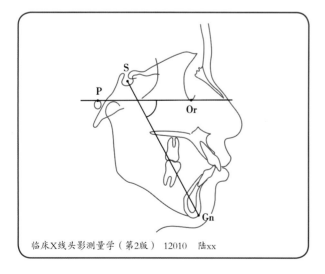

图 7-93　Downs Y 轴角
Y 轴与眶耳平面相交的下前角

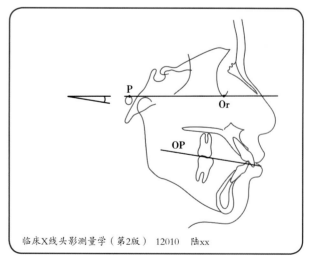

图 7-94　𬌗平面角
Downs 𬌗平面与眶耳平面的交角

7. 上下颌中切牙角（1-$\overline{1}$ angle） 上下颌中切牙牙长轴的前交角（图7-95），也可计算后交角，两者意义一样。其反映上下颌中切牙的凸度。此角越大则表示凸度越小；反之则表示凸度越大。严格地说，该测量项目并不直接代表上下颌中切牙的凸度，而是代表上下颌中切牙相互间的倾斜程度，但因该项目的测量值与上下颌中切牙的凸度呈显著性负相关关系，所以通常将其作为反映切牙凸度的项目来应用。

8. 下颌中切牙-𬌗平面角（$\overline{1}$ to occlusal plane） 下颌中切牙牙长轴与𬌗平面相交的前下角减去90°的剩余角（图7-96）。

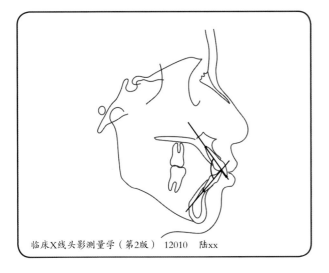

图 7-95 上下颌中切牙角
上下颌中切牙牙长轴的后交角

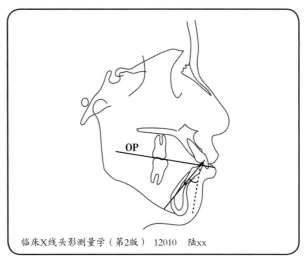

图 7-96 下颌中切牙-𬌗平面角
下颌中切牙牙长轴与𬌗平面相交的前下角与直角的余角

9. 下颌中切牙-下颌平面角（$\overline{1}$ to mandibular plane） 下颌中切牙牙长轴与下颌平面的后上交角与直角的余角（图7-97）。也可直接计算两者的后上交角。此角表示下颌中切牙相对下颌平面的唇舌向倾斜度。

10. 上颌中切牙凸距（1-AP） 上颌中切牙切端（UI.）至AP平面的垂直距离（图7-98）。

当上颌中切牙切端在AP平面前方时为正值，反之为负值。此项目代表上颌中切牙的突度。

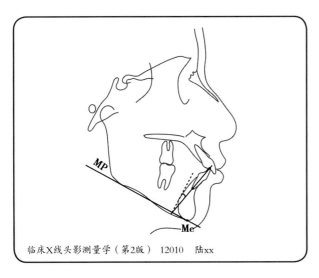

图 7-97 下颌中切牙-下颌平面角
下颌中切牙牙长轴与下颌平面的后上交角与直角的余角

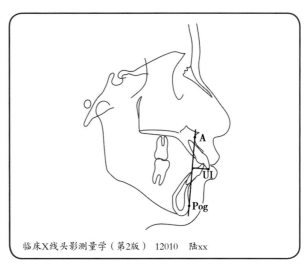

图 7-98 上颌中切牙凸距
上颌中切牙切端至AP平面的垂直距离

Downs 使用以上分析法得出了美国正常𬌗白种青少年各项测量的均值、标准差等数据,供口腔正畸临床医师参考对比。由于 Downs 分析法的测量项目包括骨骼间及牙与骨骼间的关系,内容较为完善,因而这一分析法一直为各国正畸医师广泛应用。

Downs 十项测量的多角形图分析法:

1951 年 Vorhies 等根据 Hellman 于 1937 年提出的一种多角形图的分析方法,将 Downs 的十项测量结果用多角形图直观地表达出来(图 7-99),多角形图常画在坐标纸上,而坐标纸的每一小格就代表 1°或 1mm。它以十项测量的正常𬌗均值构成中线,以每一测量项目的变异范围列于两侧形成一多角形。上部多角形代表五项骨骼测量指标,下面的多角形代表五项牙𬌗测量指标。而中线右侧数值代表Ⅲ类凹面型趋势,左侧数值代表Ⅱ类凸面型趋势。Downs 十项测量多角形图的直观性不言而喻。作者认为根据通常拍摄头颅定位侧位片和头部侧面照片的习惯,都是面向右侧。因此,将多角形图每一测量值的变异范围左右换位,即代表Ⅱ类错𬌗数值列于右侧,而代表Ⅲ类错𬌗数值列于左侧,则连线形态能更直观地反映凸面型或凹面型。

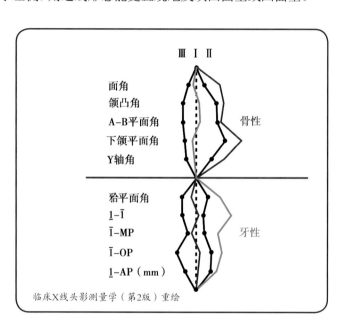

图 7-99 Downs 多角形图

建议将多角形图的变异范围左右换位,代表Ⅱ类错𬌗值列于右侧,Ⅲ类错𬌗值列于左侧,则连线形态能更直观反映凸面型或凹面型

使用时将患者十项测量值一一标在多角形图上并连成线。这些测量值位于多角形图内均为正常范围,超出多角形图则为异常。图 7-99 中是临床上同样表现为突面型的患者。经过 Downs 十项测量,并用多角形图来反映,我们用红线代表其中一位患者的十项测量值,可看出该病例反映骨骼情况的前五项测量指标均超出了右侧的正常范围,骨骼呈Ⅱ类错𬌗;而绿线为另一患者的十项测量值,可看到五项骨骼测量指标均在正常范围内,而五项牙颌指标均超出了右侧的正常范围,很显然该病例为牙性Ⅱ类错𬌗。可见,对于同样面型的患者,经过头影测量和多角形图的分析,可进一步直观地区分其畸形的机制,作出相应的矫治方法。

（五）Riedel 分析法

Riedel 于 1948 年以前颅底平面(SN 平面)作为基准平面,并最先使用 SNA、SNB 及 ANB 角的测量,以作为反映上下颌对颅底及上下颌相互间关系为基础的分析方法。由于 Riedel 当时为美国 Northwestern 大学牙科学院的研究生,故此分析法也称为 Northwestern 分析法。Riedel 通过对 52 名 18～36 岁正常𬌗成人及 24 名 7～11 岁正常𬌗儿童的头影测量得出了各测量项目的正常均值。

Riedel 分析法测量项目

1. SNA 角	5. $\overline{1}$-SN 角
2. SNB 角	6. $\overline{1}$-NP 距
3. ANB 角	7. 上下颌中切牙角（$\overline{1}$-$\overline{1}$）
4. 颌凸角（NAPo）	8. 下颌中切牙 - 下颌平面角（$\overline{1}$-MP）

（六）Steiner 分析法

Steiner 于 1953 年提出了一个以前颅底（SN）为基准平面的具有 14 项测量内容的分析法，其中有一些测量内容是以往已提出的 Downs 和 Riedel 等分析法中择优而成。由于两个原因 Steiner 分析法被一些学者认为是第一种现代头影测量分析法：首先，该分析法展示了一种以强调将一些内在相关的组织结构的组合与补偿关系归为一个类型，而不仅仅是单个测量项目的测量分析方法；其次，该分析法为融入矫治设计方案和目标提供了具体的数字指导。所以这一分析法一直较广泛地应用于口腔正畸临床诊断和矫治设计中。

1. 14 项测量内容

（1）SNA 角：蝶鞍点（S.）- 鼻根点（N.）- 上牙槽座点（A.）角。代表上颌基骨对前颅底的前后向位置关系（图 7-100）。

（2）SNB 角：蝶鞍点（S.）- 鼻根点（N.）- 下牙槽座点（B.）角。代表下颌基骨对前颅底的前后向位置关系（图 7-101）。

（3）ANB 角：上牙槽座点（A.）- 鼻根点（N.）- 下牙槽座点（B.）角。此角为 SNA 角与 SNB 角之差。代表上下基骨间以鼻根点为参照的前后向位置关系（图 7-102）。

（4）SND 角：蝶鞍点（S.）- 鼻根点（N.）- 下颌正中联合中心点（D 点）角。代表下颌正中联合对前颅底的前后向位置关系（图 7-103）。

（5）$\overline{1}$-NA 角：上颌中切牙牙长轴与 NA 连线延长线的上交角。代表上颌中切牙的倾斜度（图 7-104）。

（6）$\overline{1}$-NA（mm）：上颌中切牙切端至 NA 连线的垂直距离。此线距代表上颌中切牙的凸距（图 7-105）。

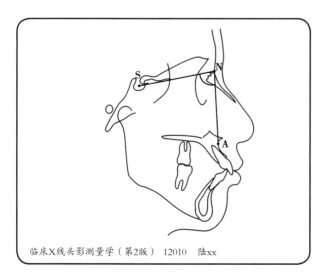

图 7-100　SNA 角
代表上颌基骨对前颅底的前后向位置关系

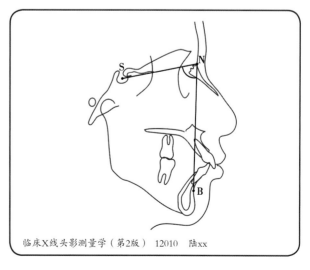

图 7-101　SNB 角
代表下颌基骨对前颅底的前后向位置关系

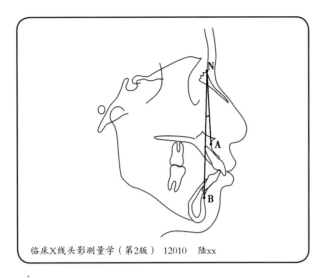

图 7-102 ANB 角

代表上下基骨间以鼻根点为参照的前后向位置关系

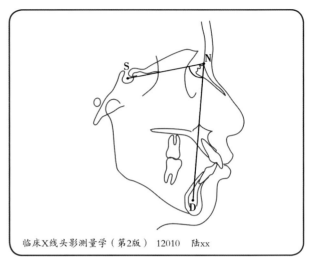

图 7-103 SND 角

代表下颌正中联合体对前颅底的前后向位置关系

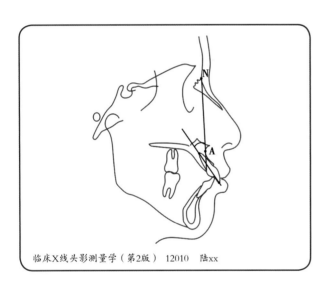

图 7-104 1-NA 角

代表上颌中切牙的倾斜度

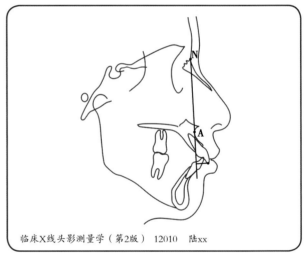

图 7-105 1-NA(mm)

代表上颌中切牙的凸度

(7) 1̄-NB 角：下颌中切牙牙长轴与 NB 连线之下交角。代表下颌中切牙的倾斜度(图 7-106)。

(8) 1̄-NB(mm)：下颌中切牙切端至 NB 连线的垂直距离。此线距代表下颌中切牙的凸度(图 7-107)。

(9) Pog-NB(mm)：颏前点(Pog.)至 NB 连线延长线的垂直距离。此线距代表颏部的凸度(图 7-108)。

(10) 1-1̄ 角：上下颌中切牙牙长轴的后交角。代表上下颌中切牙的相对倾斜度(图 7-109)。

(11) OP-SN 角：Downs 𬌗平面与前颅底平面(SN 平面)的交角。代表𬌗平面的倾斜度(图 7-110)。

(12) GoGn-SN 角：下颌角点与颏顶点连线所构成的下颌平面与前颅底平面之交角。代表下颌平面的倾斜度,并反映出面部的高度(图 7-111)。

(13) SL(mm)：从颏前点(Pog.)向前颅底平面作垂线,其垂足至蝶鞍点(S.)的距离。代表颏部对蝶鞍点的前后向的位置关系(图 7-112)。

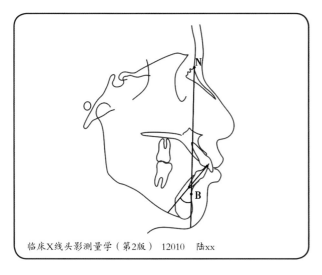

图 7-106　$\overline{1}$-NB 角
代表下颌中切牙的倾斜度

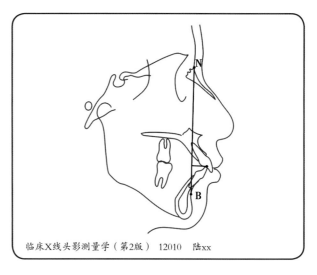

图 7-107　$\overline{1}$-NB（mm）
代表下颌中切牙的凸度

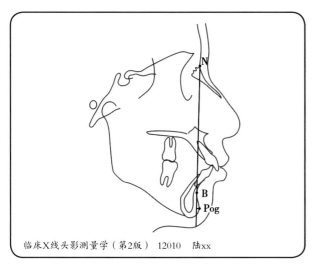

图 7-108　Pog-NB（mm）
代表颏部的凸度

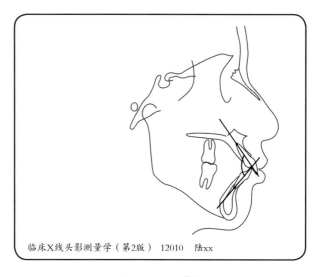

图 7-109　1-$\overline{1}$ 角
代表上下颌中切牙的相对倾斜度

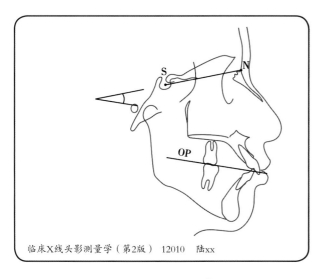

图 7-110　OP-SN 角
代表𬌗平面的倾斜度

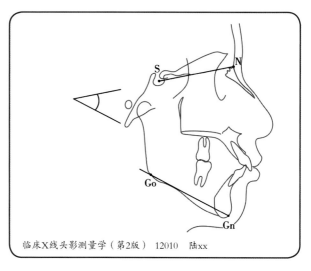

图 7-111　GoGn-SN 角
代表下颌平面的倾斜度并反映面部的高度

(14) SE(mm):从髁突最后缘向前颅底平面作垂线,垂足至蝶鞍点的距离。代表下颌髁突对蝶鞍点的前后向位置关系(图7-113)。

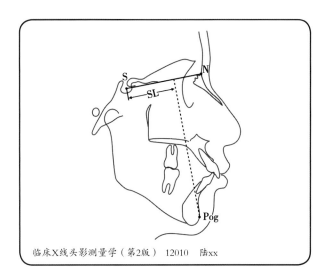

图7-112　SL(mm)
代表额部对蝶鞍点的前后向位置关系

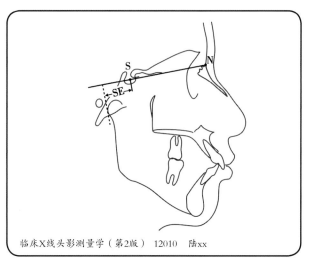

图7-113　SE(mm)
代表下颌后部对蝶鞍点的前后向位置关系

SL与SE两项测量相结合,可了解下颌的长度及下颌生长发育情况。

傅民魁教授于1981年在对正常𬌗颅面结构的计算机头影测量研究中,也包括正常𬌗中国人的Steiner分析法,建立了各测量项目的正常均值(表7-10)。

表7-10　正常𬌗中国人Steiner分析法

测量项目	替牙期		恒牙期	
	均值	标准差	均值	标准差
SNA/°	82.3	3.5	82.8	4.0
SNB/°	77.6	2.9	80.1	3.9
ANB/°	4.7	1.4	2.7	2.0
SND/°	74.3	2.7	77.3	3.8
$\underline{1}$-NA/mm	3.1	1.6	5.1	2.4
$\underline{1}$-NA/°	22.4	5.2	22.8	5.7
$\overline{1}$-NB/mm	6.0	1.5	6.7	2.1
$\overline{1}$-NB/°	32.7	5.0	30.3	5.8
Pog-NB/mm	0.2	1.3	1.0	1.5
1-$\overline{1}$/°	120.2	7.2	124.2	8.2
OP-SN/°	21.0	3.6	16.1	5.0
GoGn-SN/°	35.8	3.6	32.5	5.2
SL/mm	43.1	4.1	52.1	5.4
SE/mm	16.9	2.7	20.2	2.6

2. 臂章分析法(cheveron)　Steiner分析法除了14项测量内容外,还有一个由ANB角、上下颌中切牙与颅颌面位置关系相互组合与补偿的臂章分析法。

Steiner 于 1959 年从临床个体化诊断与矫治设计的简便出发，提出了一种主要适用于安氏Ⅰ类和Ⅱ类错𬌗的分析和矫治设计方法。因其所作的图示很像一个臂章，故称为"臂章分析法"。需要说明的是，Steiner 臂章图原来是将上下颌中切牙牙长轴构成的角画成朝左的，为符合实际的读片和表达的习惯，作者建议画为朝右，以使临床医师更易理解。

臂章分析法的主要内容如下：

（1）在 14 项测量项目中，有 6 项对面部侧貌是至关重要的。分别为 ANB 角、1-NA 角、1-NA 距、1̄-NB 角、1̄-NB 距及 Pog-NB 距。而 ANB 角与 1-NA 角度和距离，1̄-NB 角度和距离这 4 项测量之间存在着显著性相关关系。

（2）在决定矫治设计方案中，有两类因素很重要：一类是骨骼因素，Steiner 认为骨骼结构随生长发育会有一定的改变，但随正畸矫治所发生的变化则很小。具体来说，ANB 角通过正畸手段可有一定变化，但很有限。而颏部 Pog 点至 NB 的距离一般来说少有变动。另一类是牙齿因素，其位置及倾斜度随正畸治疗可发生较大幅度的改变。

（3）个体的牙颌、颅面结构关系是否正常，并不在于其各测量值一定与相应的正常均值相等，而是要在一定的正常范围内。在此范围内，个体之间会有差异，但属正常。另外更值得注意的是，个体如要达到正常的话，其各项测量值在正常范围内的各种变异应有正确的组合。也就是说，各部分应有补偿和协调。Steiner 将此补偿机制引入临床矫治设计中，也即以改变牙齿的位置和倾斜度来补偿骨骼的畸形，以获得相对正常的面型。

表 7-11 为正常𬌗中国人 Steiner 分析中 ANB 角与 1-NA（角度、距离）、1̄-NB（角度、距离）四个测量值之间的相关试验，发现在正常𬌗中国人中 ANB 角与该四个项目存在着高度显著性相关关系。

表 7-11 正常𬌗中国人 ANB 与其他四项指标的相关分析

牙列期	相关项目	相关系数	相关方程	P
替牙期	ANB/1-NA/°	0.64	Y = 32.95 − 2.26X	< 0.001
	ANB/1-NA/mm	0.64	Y = 6.10 − 0.64X	< 0.001
	ANB/1̄-NB/°	0.49	Y = 24.93 + 1.65X	< 0.001
	ANB/1̄-NB/mm	0.51	Y = 3.39 + 0.54X	< 0.001
恒牙期	ANB/1-NA/°	0.55	Y = 27.23 − 1.72X	< 0.001
	ANB/1-NA/mm	0.50	Y = 6.70 − 0.61X	< 0.001
	ANB/1̄-NB/°	0.56	Y = 25.74 + 1.66X	< 0.001
	ANB/1̄-NB/mm	0.53	Y = 5.04 + 0.58X	< 0.001

图 7-114 为中国人正常𬌗个体中由以上 5 个测量项目所构成的正常臂章图。

中间的臂章图由均值构成，称为理想值组，而左右两侧 4 组是得到补偿的组合臂章，为可接受的正常值组。其中各数据是根据 ANB 值的改变，用相关方程计算出的其他 4 项值。各值之间构成了相对匹配谐调的关系。这两个牙列期的臂章值组合就作为临床个体矫治设计的对照计算基础。

臂章分析法的应用是通过分析以确定上下颌切牙，特别是下颌切牙经矫治后应该所在的位置，并以此为目标进行矫治设计。

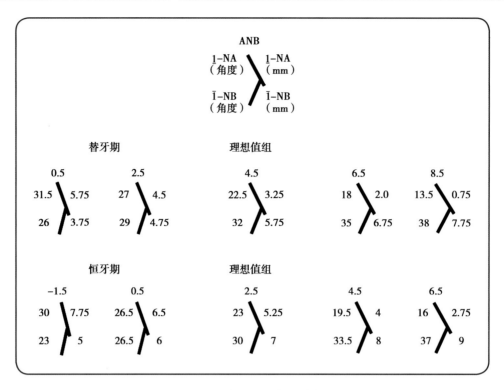

图 7-114　中国人正常𬌗臂章图

临床应用方法介绍如下(图 7-115):

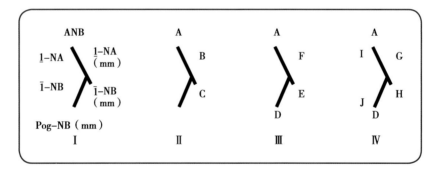

图 7-115　臂章分析的使用图

臂章Ⅰ显示了各测量项目在臂章上的位置,然后将患者的实际测量值填写于相应位置。

臂章Ⅱ为根据患者 ANB 角测量值,结合其年龄、骨龄、生长发育情况,估计矫治后 ANB 角能达到的数值,并依这一估计值从正常𬌗臂章图中选出一组相近值作为矫治参考。

臂章Ⅲ为通过患者实际测量值(臂章Ⅰ)与选用的正常𬌗臂章值组(臂章Ⅱ)相结合得出的理想矫治结果。其中 D 为根据患者年龄及生长发育等情况,估计矫治后颏前点位置变化而确定的 Pog-NB 距离值。E 为根据正常𬌗测量中,Pog-NB 与 $\bar{1}$-NB(mm)的相关关系并结合 D 值填入的值。在恒牙期由于正常𬌗中 $\bar{1}$-NB 值大于 Pog-NB 值 5.7mm,所以 E=D+5.7mm。而替牙期 $\bar{1}$-NB 值大于 Pog-NB 值 5.8mm,所以替牙期 E=D+5.8mm;F=E-(C-B)。

臂章Ⅳ为最终可能折中所达到的各测量值。顶部及底部仍为 A 值和 D 值;G=(B+F)/2;H=(C+E)/2;I 值则根据 G 值从正常𬌗臂章图组中查出相对应的 $\underline{1}$-NA 之角度值;J 值则根据 H 值从正常𬌗臂章图组中

查出相对应的 $\overline{1}$-NB 之角度值。

　　将最终臂章Ⅳ之各测量值与臂章Ⅰ比较,可看出各项测量值所发生的变化。并可根据上下颌切牙,特别是下颌切牙的位置变化情况,而得出相应的矫治设计方案。

3. 臂章分析

　　病例4:患者,男,15岁,恒牙殆,下颌牙弓拥挤4mm,Spee曲线正常,六项测量结果:ANB角7°,$\underline{1}$-NA距10mm,$\underline{1}$-NA角38°,$\overline{1}$-NB距10mm,$\overline{1}$-NB角37°,Pog-NB距0mm。患者臂章分析过程中的各图值见图7-116。

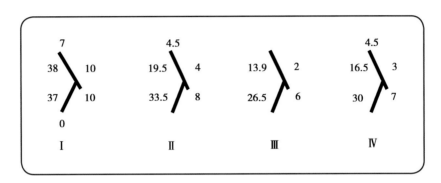

図 7-116　病例4患者臂章分析图

　　臂章Ⅰ上各值为病例4患者矫治前的测量值。

　　臂章Ⅱ为正常殆图值组中ANB角为4.5°时一组可接受的补偿关系值。因患者为15岁,矫治前ANB角为7°,估计通过矫治ANB角的变化不可能太大,争取减少2.5°左右,而达到4.5°。这就是选择ANB角为4.5°的一组正常殆臂章图作为可接受的补偿值的原因。

　　臂章Ⅲ为病例4患者Pog-NB距为0mm时所要求有的协调关系。因正常均值Pog-NB距为1.0mm,而 $\overline{1}$-NB距为6.7mm,两者之差为5.7mm。目前Pog-NB为0,故 $\overline{1}$-NB距应为5.7mm,取整数为6mm。而 $\underline{1}$-NA距为2mm,则是根据F=E-(C-B),即F=6-(8-4)=2而来。$\underline{1}$-NA角和 $\overline{1}$-NB角根据其对侧的线距测量值为2和6计算出为13.9°和26.5°。其计算方法如下:

　　可任选两组相应牙龄组的正常殆臂章组合关系,如图7-117所示:

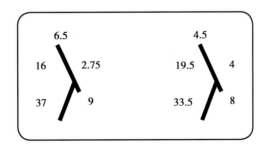

図 7-117　任选的两组正常殆臂章组合

　　则 $\underline{1}$-NA角:$\dfrac{16-19.5}{2.75-4}=\dfrac{19.5-X}{4-2}$,$X=13.9$;$\overline{1}$-NB角:$\dfrac{37-33.5}{9-8}=\dfrac{33.5-X}{8-6}$,$X=26.5$。

　　臂章Ⅳ的 $\underline{1}$-NA和 $\overline{1}$-NB线距值由臂章Ⅱ和Ⅲ与之值平均而得。同样,其相应的角度测量值是通过已知的线距值根据相应正常殆臂章图计算而得,分别为16.5°和30°。这一臂章图值即为患者的各项实际测量值与正常郃图值的折中,可作为我们的矫治目标。

将臂章 I 与臂章 IV 上各值相比较,可见 1-NA 距应由原来的 10mm 减小到 3mm,即上颌中切牙需要后退 7mm。而 1-NA 角需要减小 21.5°。下颌中切牙切端至 NB 距由 10mm 减小到 7mm,即需内收 3mm。而 Ī-NB 角需减小 7°。这样才能达到较好的矫治目标。

Steiner 臂章分析中,矫治所需间隙主要依下颌切牙的变化来决定。此病例下颌切牙需内收 3mm,左右两侧共需 6mm 间隙,而患者下颌牙弓又有 4mm 拥挤。两者共需 10mm 间隙。当矫治下颌前牙后移的过程中,支抗牙可能会有轻度前移,估计每侧约 1.5~2mm,故该病例下颌牙弓共计需 14mm 间隙才能达到矫治设计的目的。故应拔除下颌左右各一前磨牙。上颌应配合下颌之减数也应拔除左右各一前磨牙。因而在无特殊情况下,该病例进行拔除上下颌左右第一前磨牙的矫治设计。

(七)Coben 分析法

Coben 于 1955 年提出其分析法,均是线距测量。主要用于测量面部的深度及高度,并通过各测量值相互间关系的分析来研究颅面结构的特征。其研究材料来自 47 名白种儿童,其中男性 25 名,女性 22 名。每一个体分别在 8 岁和 16 岁时拍摄 X 线头颅定位侧位片进行测量分析。Coben 的分析法一方面可用于对牙颌畸形特征和机制的分析诊断;另一方面也可用于生长发育的研究。

Coben 分析法以眶耳平面作为基准平面代表颅面测量的横坐标,而以垂直于眶耳平面的各线段作为纵坐标。所有的测量指标均是在纵、横坐标上测量各线条垂足间的距离,以确定各组织结构间的相互位置关系。所谓横坐标上测量即为水平向测量,而纵坐标上测量即为垂直向测量。

1. 水平向测量(图 7-118)

(1)全颅底长:颅底点(Ba.)和鼻根点(N.)向眶耳平面作垂线,两垂足间的距离。

(2)中面部深度:颅底点(Ba.)与上牙槽座点(A.)间的水平距离。分别从颅底点和上牙槽座点向眶耳平面作垂线,两垂足间的距离。整个中面部深度由颅底点至蝶鞍点(Ba-S)水平距离、蝶鞍点至翼上颌裂点(S-Ptm)及翼上颌裂点至上牙槽座点(Ptm-A)水平距离三部分所组成。而通过计算出中面部深度占全颅底长度的百分比,可反映出中面部的突度。

(3)下面部深度:颅底点(Ba.)与颏前点(Pog.)间的水平距离。分别从颅底点和颏前点向眶耳平面作垂线,两垂足间的距离。整个下面部深度由颅底点至关节点(Ba-Ar)水平距离、关节点至下颌角点(Ar-Go)水平距离及下颌角点至颏前点(Go-Pog)水平距离三部分组成。通过计算下面部深度占全颅底长的百分比,可以反映下面部的突度。

2. 垂直向测量(图 7-119)

(1)全面高(N-Me):鼻根点(N.)与颏下点(Me.)间的垂直距离。同时计算出全面高占全颅底长度的百分比。

(2)后面高:鼻根点(N.)与下颌角点(Go.)间的垂直距离。

此测量分为以下 4 个区:

鼻根点至蝶鞍点(N-S)的垂直距离;

蝶鞍点至关节点(S-Ar)的垂直距离;

蝶鞍点至颅底点(S-Ba)的垂直距离;

关节点至下颌角点(Ar-Go)的垂直距离。

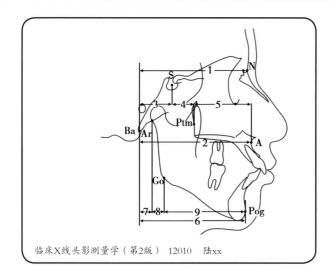

临床X线头影测量学（第2版）　12010　陆xx

图7-118　Coben分析法的测量内容（水平向）
1. N-Ba　2. A-Ba　3. S-Ba　4. Ptm-S　5. A-Ptm
6. Pog-Ba　7. Ar-Ba　8. Go-Ar　9. Pog-Go

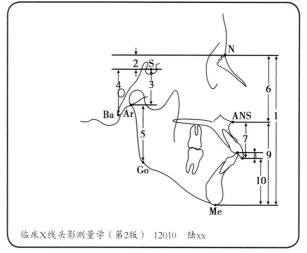

临床X线头影测量学（第2版）　12010　陆xx

图7-119　Coben分析法的测量内容（垂直向）
1. N-Me　2. N-S　3. S-Ar　4. S-Ba　5. Ar-Go
6. N-ANS　7. ANS-$\overline{1}$（UI.）　8. $\overline{1}$-$\overline{1}$（UI-LI）
9. ANS-Me　10. 1-Me（UI-Me）

　　需要注意的是，实际上从蝶鞍点到关节点，再从关节点到下颌角点的垂直距离已包含蝶鞍点到颅底点的垂直长度。所以计算鼻根点到下颌角点的垂直距离，只需分3个区测量即可。

　　（3）前面高

　　1）鼻根点至前鼻棘点（N-ANS）的垂直距离。

　　2）前鼻棘点至上颌中切牙切端（ANS-$\overline{1}$）的垂直距离。

　　3）上下颌中切牙切端间（$\overline{1}$-$\overline{1}$）的垂直距离。

　　4）前鼻棘点至颏下点（ANS-Me）的垂直距离。

　　5）上颌中切牙切端至颏下点（$\overline{1}$-Me）的垂直距离。

　　同样的，从鼻根点到前鼻棘点，再从前鼻棘点到颏下点的垂直距离也已反映前面高的全部长度。

　　我们都知道，在线距测量分析方法中，并不能单独看某一测量数据与正常人群的平均值和标准差相比的大小，而应看该个体自身各相关组织结构之间大小长短以及位置是否匹配、协调。那么在矢状方向或垂直方向上的测量比较，如果没有统一的方向标准，各组织结构的线距测量值相互之间就缺乏可比性。就像跑步比赛，既然要比，跑道的方向就必须是一致的，不能一个往东跑，另一个却往东南向跑，这就没有可比性。看上下颌及其与前颅底的长度在前后方向上是否协调，其测量势必应统一在水平矢状方向上进行测量。Coben分析法给我们提供了一个很好的典范。Coben分析法在矢状水平方向上统一以眶耳平面（FH平面）为基准（即横坐标），将各需测量水平方向长度的组织结构标志点作垂线到FH平面上，然后测量各垂足间的距离。而在垂直方向上统一以FH平面的垂线VFH为基准（即为纵坐标），将需行高度测量的组织结构标志点作垂线到FH平面垂线（纵坐标）上，然后测各垂足之间的高度距离。

　　（八）Sassouni分析法

　　Sassouni分析法于1955年提出，该分析法是不同于其他以角度或线距作为测量内容，也不与正常殆人群作比较的分析法，它是依靠个体本身一些颅颌面牙的相关关系来分析牙颌颅面正常与否，因此也是一种个体化诊断的尝试。

该分析法中使用的一些标志点和测量平面在其他分析法中较少使用：

眶上平面：垂体窝前床突上缘与额骨眶面上缘的切线。

Si 点：垂体窝外形轮廓的最下点。

Sp 点：垂体窝外形轮廓的最后点。

Te 点：颞下窝前壁与筛状板的交点。

Sassouni 认为一个最为协调正常的颅面结构应具有以下的测量结果（图 7-120）：

1. 与 Si 点相切而平行于眶上平面的颅底平面应与腭平面（PP）、Downs 𬌗平面及 Downs 下颌平面相交于一点 O。

2. 以 O 点为圆心，分别以 O 点到鼻根点（N.）、O 点到上牙槽座点（A.）、O 点到 Te 点、O 点到 Sp 点为半径作四条弧线，分别称为前部弧、基骨弧、中面部弧及后部弧。

Sassouni 认为前部弧应通过前鼻棘点（ANS.）、上颌切牙切端（UI.）及颏前点（Pog.）；基骨弧应通过下牙槽座点（B.）；中面部弧应与上颌第一恒磨牙近中面相切；后部弧应通过下颌角点（Go.）。在 12 岁儿童若前部弧通过颏前点（Pog.），后部弧通过下颌角点（Go.），表明下颌体与前颅底的长度一致，关系协调。

3. 前、后部的上面部与下面部的高度应相等。亦即以前鼻棘点为圆心，到眶顶点距离为半径所作的弧应通过颏下点；在后面部以后鼻棘点为圆心，以圆心至后部弧与颅底平面相交点间的距离为半径作弧，该弧线应通过下颌角点。

Sassouni 分析法中对正常𬌗所要求 4 个平面相交于一点是很难达到的。若仅有 2 个平面相交，则以下颌平面与颅底平面的交点作为 O 点来作弧。

图 7-121 为一例头影图迹的 Sassouni 分析，图中可见前部弧线通过前鼻棘点（ANS.）而稍前于颏前点（Pog.），而上下颌切牙位于该弧线之前，则显示切牙前突；B 点在前部弧线之后，则表明有上下颌骨间前后位置关系不调；上颌第一恒磨牙近中面位于中面部弧线之前，表示上颌牙弓的位置靠前。从高度分析来看，该病例前、后部的下面部与上面部的高度并不相等。以前鼻棘点为圆心，到颏下点的半径距离大于到眶顶点的距离。而在后面部，以后鼻棘为圆心到下颌角点的距离却大于到颅底平面与后部弧线之交点的距离，显示该病例前后面部高度不调。

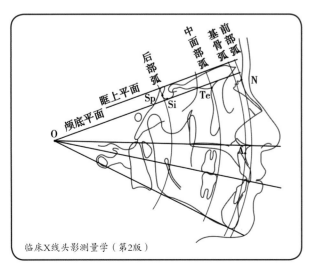

图 7-120　Sassouni 分析法最为协调正常的颅面结构图示

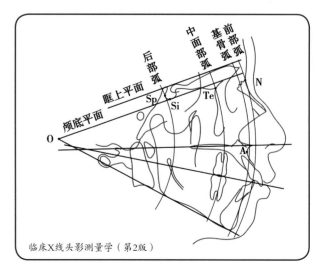

图 7-121　Sassouni 分析法实例图示

（九）Ricketts 分析法

Ricketts 于 1961 年提出了一个测量分析方法以表示骨骼、牙齿及软组织侧貌间相互的影响关系。这一测量分析法同时还具有对颅面生长发育的预测意义。Ricketts 分析法自提出至今已发展为有数十项测量内容。而临床上常用且又有较大意义的有以下 6 项测量指标（图 7-122～图 7-124）：

1. 面角 面平面（NP）与眶耳平面（FH 平面）相交的下后角。此项测量与 Downs 分析法中所提出的相同，表示下颌最前点对中面部的前后位置关系。

2. XY 轴角（NBa-SGn） X 轴与 Y 轴相交的前角。X 轴为鼻根点至颅底点连线，Y 轴为蝶鞍点至颏顶点连线。Ricketts 认为此角若大于正常值则反映下颌生长趋势是垂直向大于水平向；反之则反映下颌的生长为水平向大于垂直向。Ricketts 发现正常生长发育过程中此角变化甚小。

3. A 点凸度（facial contour） 上牙槽座点（A）至面平面（NP）的垂直距离。在正常生长发育过程中，随着年龄的增长下颌的生长较上颌向前，故这一测量值随年龄增大而减小。这表明正常生长发育过程中面部中份的凸度逐渐减小。

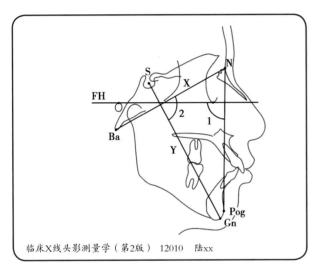

图 7-122 面角、XY 轴角
1. 面角 2. XY 轴角

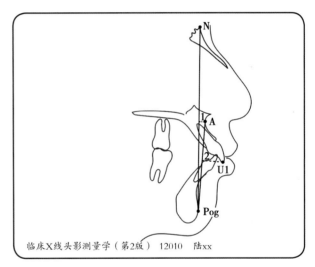

图 7-123 A 点凸度、上颌中切牙凸距
1. A 点凸度 2. 上颌中切牙凸距

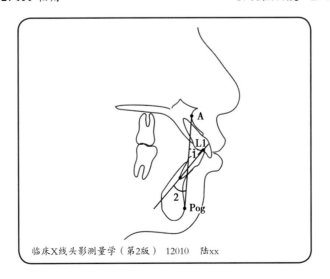

图 7-124 下颌中切牙凸距、下颌中切牙倾斜度
1. 下颌中切牙凸距 2. 下颌中切牙倾斜度

4. 上颌中切牙凸距(1-AP) 上颌中切牙切端至 AP 平面的垂直距离。代表上颌中切牙相对上下颌的突度。

5. 下颌中切牙凸距(1-AP) 下颌中切牙切端至 AP 平面的垂直距离。下颌中切牙的位置对矫治的稳定有十分重要的关系。

6. 下颌中切牙倾斜度 下颌中切牙牙长轴与 AP 平面的交角。此角代表下颌中切牙的倾斜度及其相对于上下颌的位置关系。这一测量值一般很少随年龄的增长而发生变化。

(十) Di Paolo 四边形分析法

四边形分析法(quadrilateral analysis)由 Di Paolo 于 1962 年提出。他认为尽管以往有很多学者提出了各种分析法,并据此对不同种族的颅面结构特征进行了研究,得出了正常𬌗人群各项测量指标的均值和标准差,作为错𬌗患者的矫治标准,但由于个体差异之大,再加一些常用的测量指标如 SNA 角、SNB 角和 Y 轴角等,常受基准平面和一些结构异常位置的影响。如硬性地作为每一个体的对照标准,则难免会产生很多问题。为此 Di Paolo 提出了这一用于个体,特别是用于口腔正颌外科患者个体的分析方法,以确定畸形部位和截骨量。

Di Paolo 以腭平面(PP),下颌平面(Go-Gn)和前、后下面部高构成一个下面部的四边形作为该分析法的基础,提出了以下一些测量项目(图 7-125):

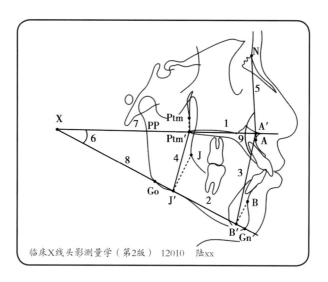

临床 X 线头影测量学(第2版) 12010 陆xx

图 7-125 四边形分析法测量项目
1. 上颌基骨长 2. 下颌基骨长 3. 前下面高 4. 后下面 5. 前上面高
6. 矢状角 7. 上后边长 8. 下后边长 9. 面凸角

1. 上颌基骨长(the maxillary base length) 分别从上牙槽座点(A.)和翼上颌裂点(Ptm.)向腭平面(PP)作垂线,两垂足间的距离(图 7-126)。

2. 下颌基骨长(the mandibular base length) 分别从下牙槽座点(B.)和内下颌角点(J.)向下颌平面(Go-Gn)作垂线,两垂足 B′ 和 J′ 间的距离(图 7-127)。

内下颌角点(J.)为下颌角内缘、升支前缘与下颌体上缘连接处的最凹点。

3. 前下面高(anterior lower facial height,ALFH.) 为上牙槽座点在腭平面上的垂足(A′)与下牙槽座点在下颌平面(Go-Gn)上垂足(B′)的连线长。

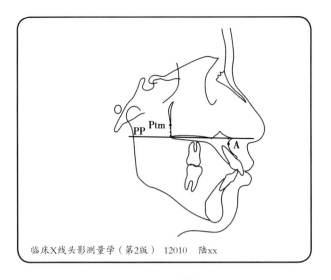

图 7-126　上颌基骨长

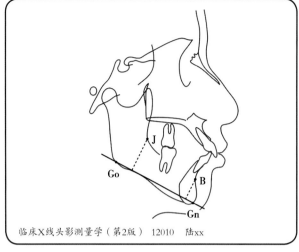

图 7-127　下颌基骨长

4. 后下面高（posterior lower facial height，PLFH.）　为翼上颌裂点在腭平面上的垂足（Ptm′）与内下颌角点在下颌平面（Go-Gn）上垂足（J′）的连线长。

5. 前上面高（Anterior Upper Facial Height，AUFH.）　鼻根点（N.）与上牙槽座点在腭平面上垂足（A′）的连线长。

6. 面下四边形（quadrilateral of the lower face）　连接四个垂足 A′、B′、J′ 和 Ptm′ 四点所构成的四边形。

7. 上颌切牙位置　从上牙槽座点（A.）作线条平行于前下面高，然后测量上颌切牙最前点至该线条的垂直距离（图 7-128）。

8. 下颌切牙位置　有两种测量方法：一是从下牙槽座点（B.）作线条平行于前下面高，下颌切牙最前点到该线条的垂直距离；另一种测量方法是从颏前点（Pog.）作线条平行于前下面高，下颌切牙最前点至该线条的垂直距离（图 7-128）。

9. 矢状角（sagittal angle）　分别从腭平面（ANS-PNS）和下颌平面（Go-Gn）向后作延长线，两延长线交点为 X 点，所构成的角为矢状角（图 7-129）。

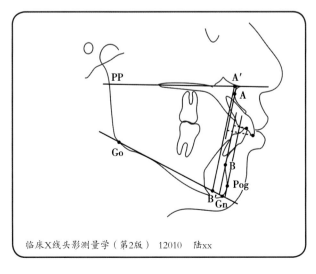

图 7-128　上下颌切牙位置

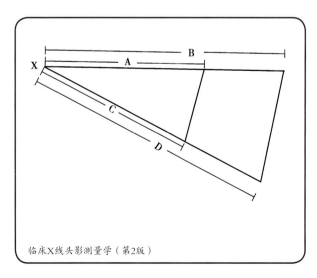

图 7-129　矢状角

10. 上后边长　翼上颌裂点垂足(Ptm′)到 X 点的距离。

11. 下后边长　内下颌角点垂足(J′)到 X 点的距离。

12. 面凸角(angle of facial convexity)　前上、下面高所构成的后交角,该角反映面下四边形对上面部的关系。

病例讨论:Di Paolo 根据对 245 名 9～15 岁白种青少年的大样本统计学测量研究,认为一个正常、协调的颅面形态应具备如下比例关系:

(1) 上颌基骨长 = 下颌基骨长 = $\dfrac{前下面高 + 后下面高}{2} \pm 1.5$(mm)

(2) 上后边长 = 下后边长

(3) 后下面高比前下面高 = 1:1.52

(4) 矢状比(sagittal ratio)

$$\frac{上后边长(A)}{上全长(B)} = \frac{下后边长(C)}{下全长(D)} = \frac{1.0}{1.50} \pm 0.05(青少年)$$

$$= \frac{1.0}{1.45} \pm 0.05(成人)$$

Di Paolo 将面下骨骼的异常与否建立在个体化分析诊断的基础之上,这就带来了一个问题:究竟什么样的分析方法才能叫"个体化分析诊断"。作者认为根据头影测量技术发展路径来看,主要是不依靠与正常人群平均值和标准差的比较,而是建立在个体自身各组织结构的协调比例、相互的匹配、补偿的分析基础之上的分析诊断方法才能称为个体化分析诊断。Di Paolo 的四边形分析法确实是个体化分析诊断的一个伟大尝试,但是 Di Paolo 的这项研究明确表示其研究对象是 245 名 9～15 岁青少年,故其矢状比成人组的结论似乎缺乏样本的支持。

(十一)"Wits"分析法

"Wits"分析法又常称为 AO-BO 值,由 Jacobson 于 1976 年提出,是美国 Witwatersrand 大学校名的缩写。该分析法用于测量上下颌骨前部的相互关系。Jacobson 认为,在有些情况下 ANB 角不能确切反映出上下颌骨前部的相互关系。如在上下颌骨相对位置不变情况下,而由于前颅底长度过长或过短而使鼻根点位置过前或过后,均会影响 ANB 角测量值的大小。这是由于鼻根点与上下颌骨间存在有空间位置关系所造成的差异(图 7-130)。此外,当上下颌骨对前颅底平面的关系发生顺时针或逆时针旋转时,也会影响 ANB 角的测量值(图 7-131)。Jacobson 认为当发生以上这些情况时,ANB 角不能正确反映上下颌骨间的实际位置关系。为此他提出了一种新的测量法来代替。

具体方法为:分别从上下牙槽座点向功能𬌗平面作垂线,两垂足分别为 AO 点和 BO 点。然后测量 AO 点与 BO 点间的距离以反映上下颌骨前部的相互位置关系(图 7-132)。

Jacobson 从 21 名正常𬌗个体测量得出均值。他发现女性正常𬌗通常 AO 点和 BO 相重合;而男性正常𬌗通常 BO 点位于 AO 点前方 1mm。他将女性正常𬌗"Wits"值定为 0,而男性定为 -1mm(BO 在前方定为负值)。当"Wits"值过大表示上下颌骨呈安氏Ⅱ类骨性错𬌗关系;反之则呈安氏Ⅲ类骨性错𬌗关系。

"Wits"分析法的优点在于使人们对上下牙槽座点与颅部基准平面的关系有一个较全面的认识。

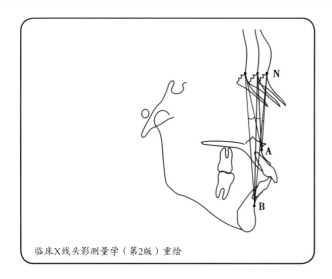

图 7-130　在上下颌相对位置不变情况下,鼻根点位置过前或过后均会影响 ANB 角测量值的大小

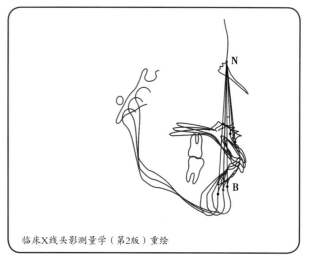

图 7-131　在上下颌相对位置不变情况下,当上下颌同时发生顺时针或逆时针旋转时,ANB 角测量值也会发生变化

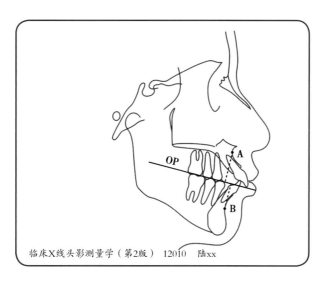

图 7-132　Wits 分析法

分别从上下牙槽座点向功能𬌗平面作垂线,两垂足分别为 AO 和 BO,测量两垂足间的距离

　　实际上"Wits"值的变异系数也较大,仅次于 ANB 角,表明其受到周围因素影响的程度也很大。"Wits"值与 ANB 和 A-X-B 呈高度相关,说明"Wits"值所表现的上下颌前后位置关系与其他几项测量值的结果一致,它可以替代其他测量值,但由于它们之间高度相关,所以影响它们的因素也势必相关。这也恰恰证明了颅颌是一个统一的整体,某一部分的变化都会牵扯到其他组成部分。又由于"Wits"分析法的基准平面——功能𬌗平面在某些特殊病例中难以确定,因而"Wits"值便缺乏可靠性。

第二节　重叠描迹图形态比较法

牙颌、颅面结构随生长发育或经矫治后所发生的改变，既可以通过各种角度、线距的测量来了解其变化情况，也可以通过把同一个体在不同时期所拍摄的 X 线头影图迹进行重叠，来显示牙、颌、颅、面各部间的形态变化情况。前者可使我们了解各部变化的量，而后者可使我们对各部分的形态变化有一个直观的印象。

但既然要重叠就牵扯到两个问题：一是重叠的原点；二是重叠的方向。实际上不同的重叠法区别就在于重叠的原点和方向不同。当然，采用不同的重叠原点和方向，得出的结论也就完全不同（图 7-133）。因此学者们力求找到生长发育相对稳定的重叠原点和重叠结构，从而能发现颅、颌、牙、面真正变化的方向和形态。常用的图迹重叠法有以下几种：

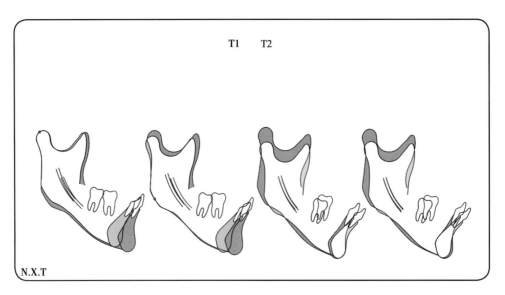

图 7-133　采用不同的重叠原点和方向，得出的结论也就完全不同。红色区域代表沉积，绿色区域代表吸收

一、以观察颅颌面总体改变的图迹重叠法

（一）Bolton 平面重叠法

实际上并不是真正地将 Bolton 平面重叠，而是从蝶鞍点（S.）向 Bolton 平面作垂线，此垂线的中点为 R 点。将不同时期的头影图迹在 R 点重叠并使 Bolton 平面保持平行，此时重叠图就会将变化情况显示出来。这种方法重叠的图迹只能显示颅颌面的总体变化，而无法反映某一结构部分，例如牙齿的真实位置变化情况（图 7-134）。

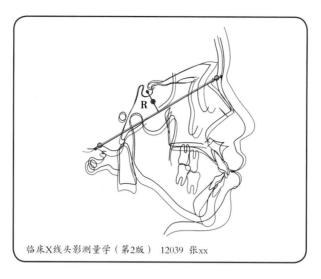

图 7-134　Bolton 平面重叠法

（二）前颅底平面重叠法

1. 以蝶鞍点为重叠原点的前颅底平面重叠法　以前颅底平面（SN 平面）作为重叠平面，以蝶鞍点（S.）作为重叠原点。此方法不仅可显示颅颌面总体改变，还可以显示出鼻根点（N.）的改变情况（图 7-135）。

2. 以 W 点为重叠原点的前颅底平面重叠法　也有学者以前颅底平面作为重叠平面，以 W 点（SE）作为重叠原点。认为 W 点（SE）位于前颅底中部，更为稳定。此方法在反映颅颌面总体变化的同时，还可以显示前部鼻根点（N.）和后部蝶鞍点（S.）的变化情况（图 7-136）。

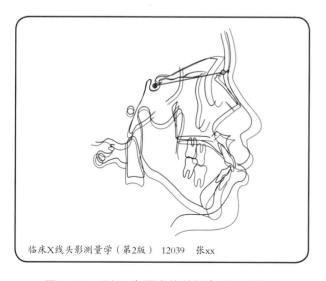

图 7-135　以 S. 为原点的前颅底平面重叠法

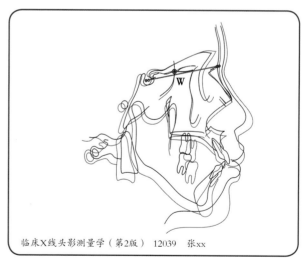

图 7-136　以 W. 为原点的前颅底平面重叠法

（三）眶耳平面重叠法

Ricketts 用眶耳平面为重叠平面，而以 FH 平面与翼上颌裂之蝶骨大翼的交点 PTV 作为重叠原点来比较治疗前后的头颅影像，并建议用坐标来描述颅面的变化（图 7-137）。

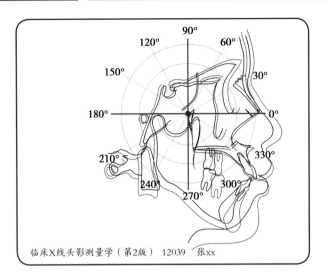

图 7-137　Ricketts 重叠法
用 FH 平面与翼上颌裂的蝶骨大翼的交点为重叠原点，FH
平面为重叠平面

二、以分别观察上下颌骨及牙齿局部改变的图迹重叠法

(一)上颌图迹重叠法

以上颌骨局部重叠来观察上颌骨表面的沉积与吸收，以及上颌磨牙及上颌切牙的位置变化。一般以硬腭部作为重叠面(图 7-138)。因为此部分结构生长发育较为稳定。

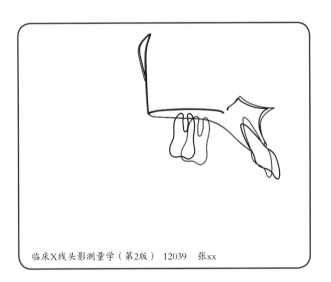

图 7-138　上颌图迹重叠法

(二)下颌图迹重叠法

以下颌骨局部重叠来观察下颌骨表面的沉积与吸收，以及下颌磨牙及下颌切牙的位置变化。一般以下颌正中联合的后下缘作为重叠面(图 7-139)。

也有以下颌正中联合的颏前部和颏下部先重合，再转动两张描迹图，使下颌神经管及无法移动的磨牙胚对齐(图 7-140)。

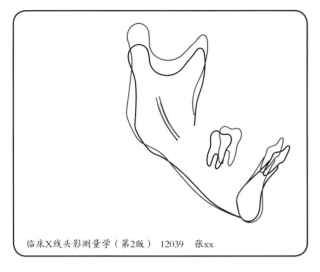

图 7-139　下颌图迹重叠法（1）

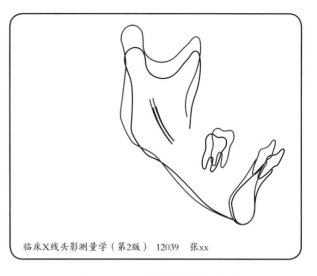

图 7-140　下颌图迹重叠法（2）

三、Johnston 图迹重叠法

在图迹重叠法中，学者们力求找到生长发育相对稳定的结构来作为重叠的原点和方向，以期发现颅、颌、牙、面形态和方向真正的变化之所在。

有研究表明，前颅底部分，包括蝶骨板、筛状板和额骨筛状切迹缘，在 7 岁以后生长方向基本稳定，因此 Johnston 把这些结构作为前颅底的重叠结构。Johnston 在生长发育的研究中发现，在中面部，上颌骨的硬腭部位和颧牙槽嵴前缘及切牙孔部位生长较为稳定，因此他把这几个部位作为中面部的局部重叠结构。作者认为在有些病例，由于骨表面的沉积或吸收，要同时重叠硬腭与切牙孔有一定困难。因此主要以硬腭重叠，而使颧牙槽嵴前缘、切牙孔大致保持对齐。有学者用临床病例做研究发现硬腭部位生长稳定，而上颌中切牙舌侧牙槽部分则因受矫治力作用，会发生改建。因此建议应以稳定部位的硬腭作为中面部的局部重叠结构。第三就是下颌骨部分，Johnston 认为下颌正中联合和下颌神经管生长较为稳定，因此以下颌正中联合部重叠，再调整方向使下颌神经管或无法萌出之磨牙牙胚重叠。作者认为生长发育期个体下颌正中联合前部即颏部，生长发育相对活跃，所以应以下颌正中联合后下缘作重叠，再调整方向为妥。

据此 Johnston 将观察颅颌面总体改变的图迹重叠法——以垂体窝前缘为重叠原点的前颅底结构重叠法，与分别观察上下颌骨及牙齿局部改变的图迹重叠法结合起来，并结合共同参照线和参照点，以期反映中面部骨骼和下颌骨的整体位移和旋转方向，以及上颌牙齿在上颌骨内的移动，下颌牙齿在下颌骨内的移动。其操作步骤如下：

操作时先将两张或多张需要重叠比较的描迹图按时间顺序分别标为 T_1、T_2、T_3、T_4……。

Johnston 强调：相近两张头颅定位侧位片最好要一个结构、一个结构同时描迹，以便相互对照比较而减小误差；他还强调，重叠比较应按时间顺序两两比较，如 T_1 与 T_2，T_2 与 T_3，T_3 与 T_4……，避免跳隔比较，如 T_1 与 T_3 或 T_4 比较。

首先将两张需要重叠比较的描迹图在前颅底，即从垂体窝前缘到蝶骨板、筛状板、额骨筛状切迹缘进行重叠。在颅底附近画出共同参照线,即先在一张描迹图(T1)上画出参照线和参照点(W.),然后通过前颅底重叠的方法复制到另一张描迹图(T2)上(图7-141,图7-142)。

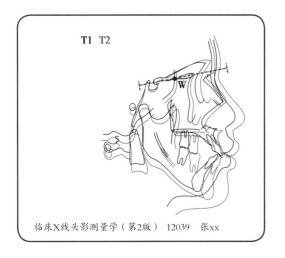

图 7-141　在描迹图上画出参照线和参照点(W.)

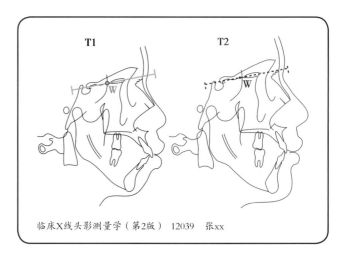

图 7-142　通过前颅底重叠的方法复制到(T2)描迹图上

在描迹图(T1)的上颌确定上牙槽座点(A.)作为共同参照点,并画出参照线,然后将描迹图(T2)与之在硬腭部和颧牙槽嵴前缘处重叠,复制中面部参照线和参照点(A.)(图7-143,图7-144)。

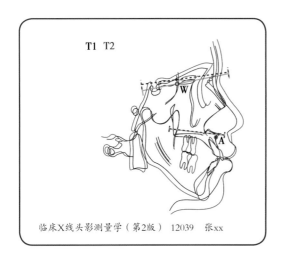

图 7-143　在描迹图(T1)的上颌确定上牙槽座点(A.),并画出参照线

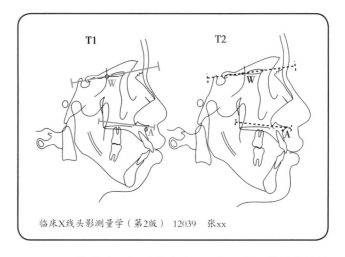

图 7-144　将描迹图(T2)与之在硬腭部和颧牙槽嵴前缘处重叠,复制中面部参照线和参照点(A.)

在描迹图(T1)的下颌联合处确定 D 点及下颌参照线,再将描迹图(T2)先在下颌联合处重叠,然后旋转,使两张描迹图上的下颌神经管或阻生的磨牙胚对齐,再复制 D 点和下颌参照线(图7-145)。

至此操作步骤已全部完成,图 T1 和 T2 上均有三条共同参照线和三个共同参照点(图7-146)。

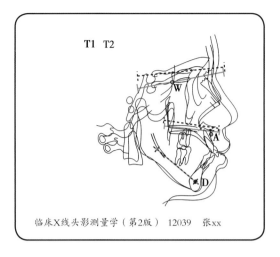

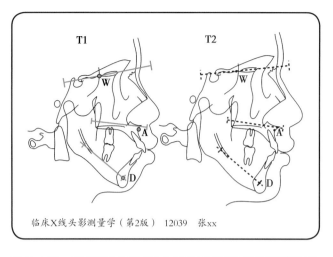

图 7-145 在描迹图的下颌正中联合处确定 D 点及下颌参照线,将另一描迹图先在下颌正中联合处重叠,然后旋转,使两张描迹图上的下颌神经管或阻生的磨牙胚对齐,再复制 D 点和下颌参照线

图 7-146 至此图 T1 和 T2 上均有三条共同参照线和三个共同参照点

重叠诠释:

将两张已完成三条共同参照线和三个共同参照点的描迹图在前颅底参照线进行重叠,可通过测量 A 点的位移来观察上颌骨整体位移的量,同时可通过测量中面部参照线的位移和方向变化来看上颌骨的旋转方向;并可对照比较下颌参照线和 D 点的位置变化,来表达下颌骨移动的类型(图 7-147)。

如果进行中面部参照线的重叠,还能观察上颌骨表面的沉积与吸收,以及上颌牙齿在上颌骨内的位移和下颌骨相对于上颌骨的位移(图 7-148)。

当然也可以进行下颌参照线重叠,可观察下颌骨表面的沉积与吸收,以及下颌牙齿在下颌骨内的移动(图 7-149)。

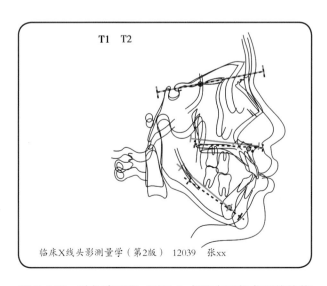

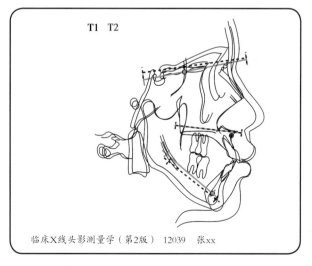

图 7-147 前颅底重叠,测量 A 点和中面部参照线的位移和方向变化来看上颌骨的变化,对照比较下颌参照线和 D 点的位置变化,来表达下颌骨移动的类型

图 7-148 中面部参照线的重叠,还能观察上颌骨表面的沉积与吸收,以及上颌牙齿在上颌骨内的位移和下颌骨相对于上颌骨的位移

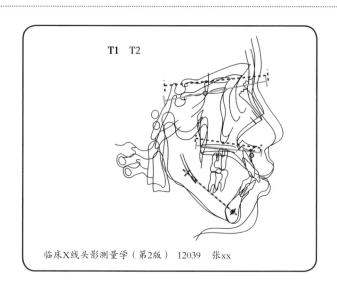

图 7-149 下颌参照线重叠,可观察下颌骨表面的沉积与吸收,以及下颌牙齿的移动

在临床实际操作中,可将 Johnston 重叠法分为两部分:操作与诠释。

1. 操作 首先在 T₁ 描迹图的前颅底、中面部和下颌体附近一次性画好三条共同参考线(图 7-150)。

(1)前颅底共同参照线:位置无特别要求,最好画在颅部空白处,尽可能不要压到颅底结构,保持图面清洁;长短不限,但不要太短;方向大致与前颅底结构一致。

(2)中面部共同参照线:位置无特别要求,最好画在中面部空白处,尽可能不要压到硬腭结构;长短不限,不要太短;方向大致与腭平面一致。

(3)下颌共同参照线:位置无特别要求,最好画在下颌体空白处;长短不限,不要太短;方向与下颌体一致。

由于共同参照线本身已包含颌骨移动的全部信息,所以参照点可以省略不画。然后将 T₂ 描迹图覆盖在 T₁ 描迹图上面。

第一步是将两张描迹图在垂体窝前缘重叠,调整方向使蝶骨板、筛状板及额骨筛状切迹缘重叠,然后复制 T₁ 图上的前颅底共同参考线(图 7-151);

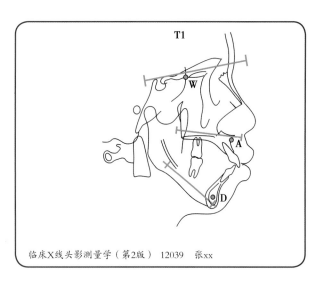

图 7-150 在 T1 图上一次性画好三条共同参照线

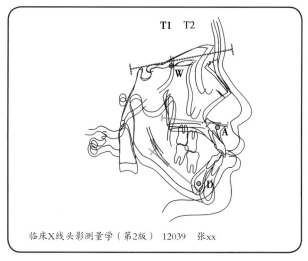

图 7-151 将 T2 图覆盖在 T1 图上,与 T1 图在垂体窝前缘、蝶骨板、筛状板和额骨筛状切迹缘处重叠,然后复制前颅底共同参照线

第二步是移动 T$_2$ 描迹图，使之与 T$_1$ 描迹图在硬腭生长发育稳定部进行重叠，并使颧牙槽嵴前缘、切牙孔保持重叠或平行，复制中面部共同参照线（图 7-152）；

第三步是再移动 T$_2$ 描迹图，使之与 T$_1$ 描迹图在下颌正中联合处重叠。作者认为青春期患者颏前部生长相对活跃，故建议以下颌正中联合之后下缘重叠，再调整方向将两者下颌神经管或无法萌出移动之牙胚重叠，然后复制下颌共同参照线（图 7-153）。

为了能更简洁地比较牙齿的移动，Johnston 还建议用线条来代表牙齿，即用切牙牙长轴的位置和方向变化来反映切牙的移动和倾斜情况；而对磨牙则以近远中邻接点连线的中点，沿磨牙牙长轴向根尖画一条直线，长度可参考根尖点的水平（图 7-154～图 7-156）。至此 T$_1$、T$_2$ 两张图的操作已全部完成。接下去就是前面所述三个共同参照线分别重叠以观察变化现象之诠释。

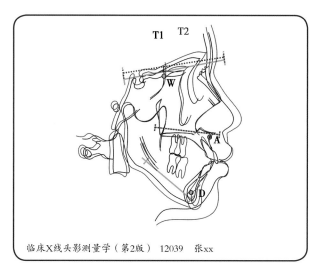

图 7-152　移动 T2 图，使之与 T1 在硬腭部重叠，并使颧牙槽嵴前缘、切牙孔保持重叠或平行，复制中面部共同参照线

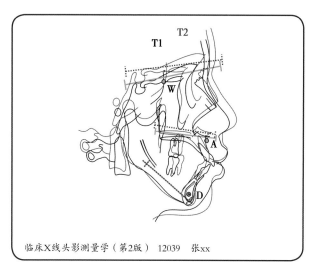

图 7-153　移动 T2 图，使之与 T1 图在下颌正中联合后下缘及下颌神经管重叠，复制下颌共同参照线

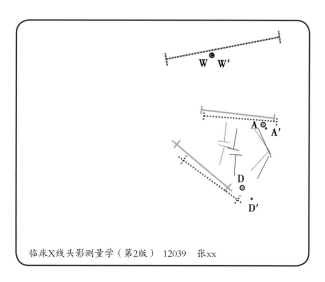

图 7-154　可用牙长轴来代表牙齿，更显简洁

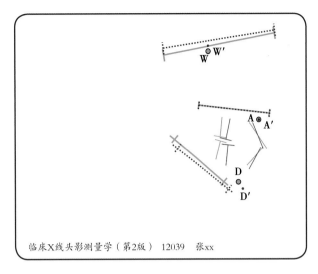
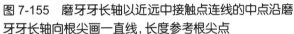

图 7-155　磨牙牙长轴以近远中接触点连线的中点沿磨牙牙长轴向根尖画一直线,长度参考根尖点

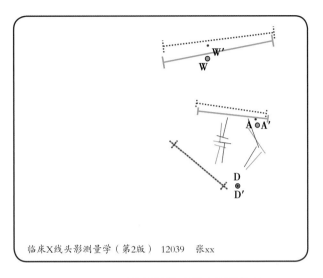

图 7-156　用牙长轴代表牙齿更显简洁

2. 重叠诠释

(1)前颅底共同参照线重叠:可观察三项,包括中面部骨骼的位移和下颌骨的位移,及面部软组织面型的改变。但不能观察上下颌牙齿的移动。

(2)中面部共同参照线重叠:可观察四项,包括中面部骨骼表面的吸收与沉积,还有上颌牙齿在上颌骨内的移动,及下颌骨的相对位移,以及中面部软组织(鼻、上唇)的改变。

(3)下颌共同参照线重叠:可观察三项。包括下颌骨表面的吸收与沉积,下颌牙在下颌骨内的移动,以及下唇和颏部软组织的改变。

Johnston 图迹重叠法不仅是一种形态重叠比较,同时也结合了一定的数学测量分析,这是一种伟大的创举,值得在临床上推广使用。

四、Johnston"草耙"分析法

"草耙"分析法(pitchfork analysis)是 Johnston 于 1985 提出的一种头影描迹图重叠测量分析法,用于测量牙颌关系随着时间发生的矢状方向的变化。Johnston 认为对于Ⅱ类错𬌗的矫治来说,在𬌗平面上方,涉及上颌骨相对于颅底的关系,以及上颌牙弓相对于上颌骨的关系;在𬌗平面下方,涉及下颌骨相对于颅底,及下颌牙弓相对于下颌骨的关系(图 7-157)。

"草耙分析法"在分析矫治过程中和矫治前后牙颌的变化时,以功能𬌗平面为基准。在颅底参照系中分析上下颌骨的矢状向骨骼关系,并以上下颌第一磨牙和上下颌中切牙反映上下颌牙之间的矢状向即前后方向的牙颌关系(图 7-158)。

Johnston 认为在功能𬌗平面上汇总了所有牙性及骨性的矢状关系的变化。在Ⅱ类错𬌗的矫治中,在上颌应将向后的移动记为正值,而将向前的移动记为负值。在下颌则将向前的移动记为正值,向后的移动记为负值。以此反映牙颌前后向的关系变化(图 7-159)。

对于Ⅲ类错𬌗,正负号的标记则相反。

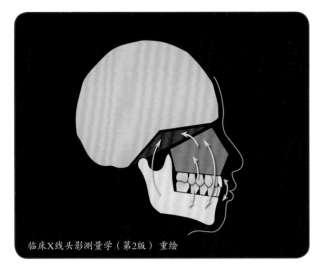

图 7-157 "草耙"分析法

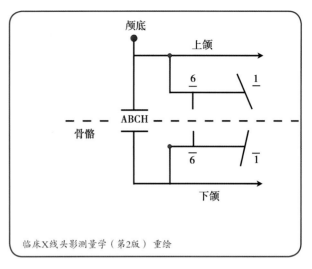

图 7-158 "草耙分析法"在分析矫治过程中和矫治前后牙颌的变化

Johnston"草耙"分析法的操作步骤：

首先是在第一张描迹图上找到标志点 W. 作为标准化的参照原点（图 7-160）。然后通过前颅底重叠，即将两张片子的蝶骨板、筛状板及额骨筛状切迹缘重叠，并把 W 点转到第二张描迹图上（图 7-161）。

同样方法确定第二个标准化参照点下颌正中联合中心点（D 点）。先在第一张描迹图上确定 D 点，再通过重叠两张描迹图下颌体的颏前部和颏下部把下颌正中联合中心点 D 点转移至第二张描迹图上（图 7-162）。

在第一张描迹图上画出上颌参照线（图 7-163），再将两张描迹图的上颌在硬腭部重叠，然后将上颌参照线转移到第二张描迹图上（图 7-164）。两张描迹图的上颌参照线长度和起止点应完全一样。

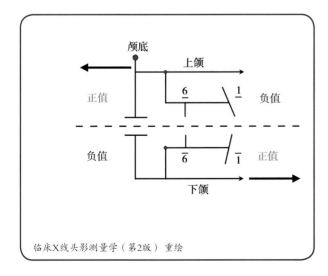

图 7-159 "草耙分析法"在Ⅱ类错𬌗矫治中的应用

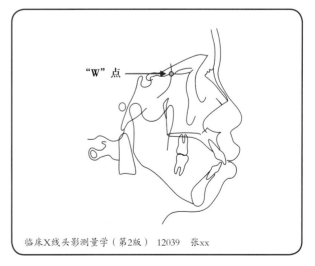

图 7-160 在第一张描迹图上找到标志点 W. 作为标准化的参照原点

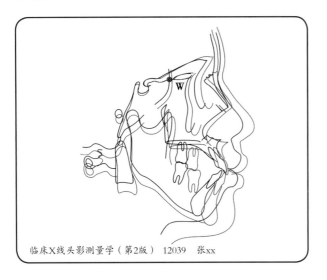

图 7-161　通过前颅底重叠,即将两张 X 线片的蝶骨板、筛状板及额骨筛状切迹缘重叠,并把 W 点转到第二张描迹图上

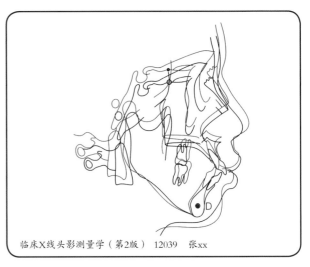

图 7-162　确定第二个标准化参照点 D 点。先在第一张描迹图上确定 D 点,再通过重叠两张描迹图下颌体的颏前部和颏下部把 D 点转移至第二张描迹图上

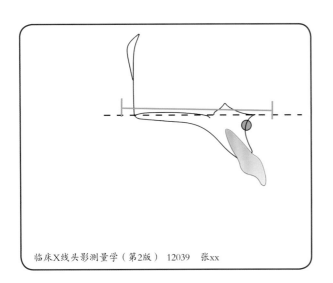

图 7-163　在描迹图上画出上颌参照线

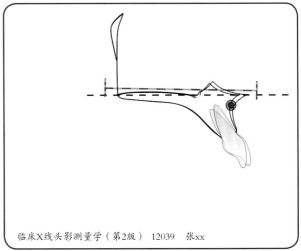

图 7-164　将两张描迹图的上颌在硬腭部重叠,然后将上颌参照线转移到第二张描迹图上

　　然后分别画出两张描迹图的功能𬌗平面。需要注意的是,画功能𬌗平面应在描迹图上描迹出上下颌第一恒磨牙和第一、第二前磨牙(或第一乳磨牙)才能得出功能𬌗平面(图 7-165,图 7-166)。

　　将两张描迹图的上颌参照线重叠,平分两张描迹图的功能𬌗平面的交角,形成平分线。此平分线也即平均功能𬌗平面(mean functional occlusal plane,MFOP),可在两张描迹图上去除各自原来的功能𬌗平面,而只留下平均的功能𬌗平面(图 7-167,图 7-168)。

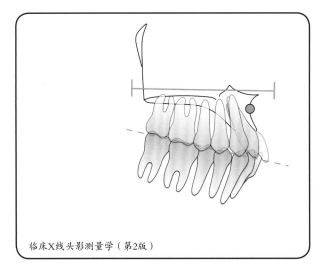

临床X线头影测量学（第2版）

图 7-165　画出第一张描迹图的功能𬌗平面

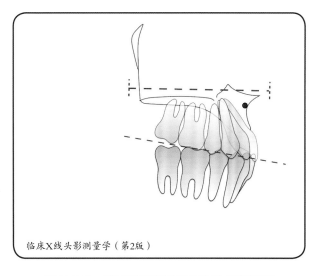

临床X线头影测量学（第2版）

图 7-166　画出第二张描迹图的功能𬌗平面

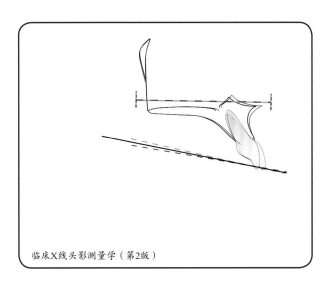

临床X线头影测量学（第2版）

图 7-167　平均功能𬌗平面（MFOP）的确定

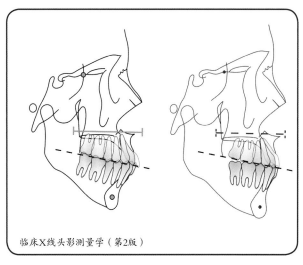

临床X线头影测量学（第2版）

图 7-168　在两张描迹图上只留下平均的功能𬌗平面

"草耙"分析法的重叠计算：

先将两张描迹图的上颌参照线重叠，可分别观察 W 点和 D 点的位移，两者分别反映上颌骨和下颌骨矢状方向的位移（图 7-169，图 7-170）。

Johnston 认为矫治前后两张描迹图上，W 点在平均功能𬌗平面上的垂足间距离反映上颌骨前后向的位置变化，而 D 点在平均功能𬌗平面上的垂足间距离反映的则是下颌骨前后向的相对位置变化，亦即平均功能𬌗平面为基准的前后向位置变化。需要注意的是，Johnston 在"草耙"分析法中以 ABCH 代表上颌基骨与下颌基骨在平均功能𬌗平面上前后方向位移量之和（图 7-171）。而在图 7-171 中上颌的下方臂上 6 和 1 则分别记录上颌第一恒磨牙和上颌切牙的位移变化情况。

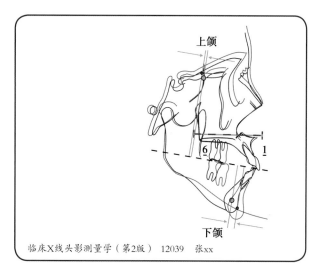

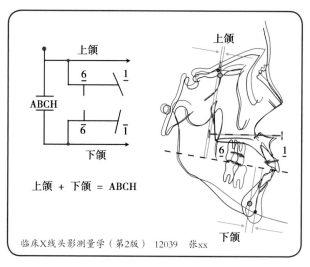

图 7-169   两张描迹图的上颌参照线重叠,可分别观察 W 点和 D 点的位移

图 7-170   "草耙"分析法的重叠计算

再看"草耙"分析法测量下颌牙齿移动的具体步骤:

Johnston 先是把两张描迹图在平均功能𬌗平面上重叠,并沿着平均功能𬌗平面移动上方的描迹图,使两张图的下颌正中联合中心点(D 点)对齐在通过 D 点的平均功能𬌗平面的垂线上。然后测量下颌牙齿沿着平均功能𬌗平面的前后向的位移,计算上下颌磨牙及切牙在平均功能𬌗平面上移动量之和(图 7-172)。

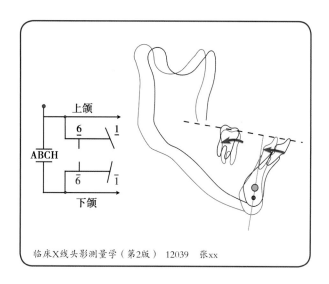

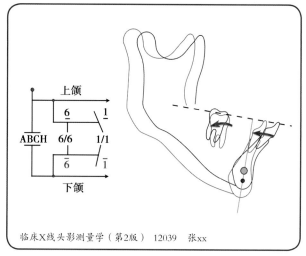

图 7-171   在"草耙"分析法中以 ABCH 代表上颌基骨与下颌基骨在平均功能𬌗平面上前后方向位移量之和

图 7-172   "草耙"分析法测量下颌牙齿移动

Johnston 指出上下颌磨牙关系的改变量应等于前面"草耙"分析法中分别测量出的上颌第一恒磨牙相对于上颌的位移,下颌磨牙相对于下颌的位移,以及上下颌基骨相对在平均功能𬌗平面上位移量之和。如果不相等,且差值在 0.3mm 以上,那么应该重新测量。

而在下颌切牙切端对齐的情况下,可测量上颌切牙覆盖情况的变化,同样上下颌切牙覆盖情况的变化应等于上颌切牙相对于上颌的位移、下颌切牙相对于下颌的位移,以及上下颌基骨相对在平均功能𬌗平面上的位移之和,如果不相等,且差值在 0.3mm 以上,也应该重新测量。

"草耙"分析法的多种重叠方法：

1. 以 W 点为原点的前颅底重叠　用上颌骨内参照点在平均功能𬌗平面上的位移代表上颌骨前后方向的位移；用下颌骨内参照点（D 点）在平均功能𬌗平面上的位移代表下颌骨前后方向的位移。而上下颌骨在平均功能𬌗平面上位移量之和，则反映上下颌骨前后向位置关系的变化（图 7-173）。

2. 以上颌骨内参照点为原点的面中部重叠　以上颌骨内参照点为原点，重叠两张描迹图的硬腭部，或直接重叠两张描迹图上的面中部参照线，则可分别测量上颌切牙及上颌磨牙的前后向位移情况（图 7-174）。

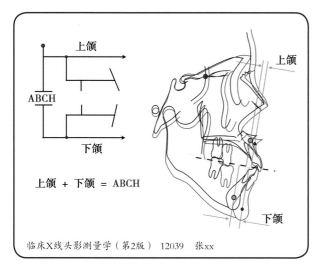

图 7-173 "草耙"分析法的重叠方法——以 W 点为原点的前颅底重叠

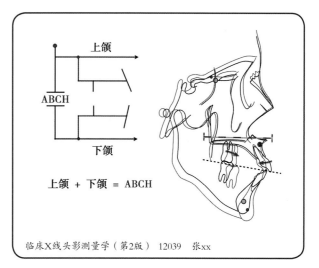

图 7-174 "草耙"分析法的重叠方法——以上颌骨内参照点为原点的面中部重叠

3. 以 D 点为原点的平均功能𬌗平面重叠　先将两张描迹图在平均功能𬌗平面重叠，然后沿着该𬌗平面移动上图，直至将上图的 D 点与下方描迹图上 D 点对齐在平均功能𬌗平面的垂线上。可测量下颌切牙、磨牙沿着平均功能𬌗平面的前后向位移情况（图 7-175）。

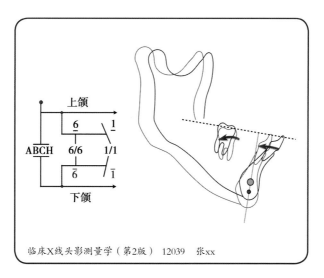

图 7-175 "草耙"分析法的重叠方法——以 D 为原点的平均功能𬌗平面重叠

　　Johnston"草耙"分析法是一种结合了重叠描迹图形态比较法和数学测量分析法的、较为独特的分析方法，由于Johnston把所有牙性及骨性的前后向位置变化均汇总在平均功能骀平面上，因而测量一致性比较好。但是其测量分析在时间变化的背景下，面对三维的颅颌面牙或二维的X线头颅影像，只是测量反映了各部组织结构在平均功能骀平面上前后方向的变化，亦即是单维方向的变化。如果能够在此基础上增加垂直向的测量，以反映上下牙槽骨、上下颌磨牙的高度变化以及骀平面、下颌平面等的旋转变化，则能够更全面地解释矫治过程中的改变。

第八章

头颅正位片的测量分析

头颅正位片与侧位片也是头影测量的重要内容之一，尤其是在宽度的诊断方面，是对头影测量的完善与补充；与侧位片结合，形成三维头影测量基础。头颅正位片的测量方法已有许多报道，如 Sassouni（1958）；Letzer 和 Kronman（1967）；Ricketts 等（1972）；Hewitt（1975）；Svanholt 和 Solow（1977）；Grayson 等（1983）；Grummons 和 Kappeyne Van De Coppello（1987）。其中 Ricketts 与 Grummons 方法已包含在 Dolphin 软件中；Ricketts 方法有正常值且考虑了生长发育的因素；Grummons 利用左右对称三角形，对比两侧的不对称程度，而不是测量实际的差异，因此也没有正常值。其他很多的测量方法（Hewitt，Sassauni，Svanholt 和 Solow）均是按这种比例分析，没有正常值的概念。正常值的测量在头颅正位片相关的生长发育研究中有很多报道，例如 1992 年 Athanasiou 报道了 588 例奥地利 6～15 岁儿童正位片测量结果；2005 年 Uysal 和 Sari 报道了土耳其成人的头颅正位片测量。

一、头颅正位片的投照与误差

头颅正位片投照的头部定位原则与侧位片相同，眶耳平面与地平面平行，头位只需要面向胶片转动 90°即可。但头颅正位片受头位影响大，头颅沿耳塞转动会影响面部高度的比例，测量值的偏差也会增加。这也是为什么正位片测量方法中绝对值的测量较少。另外正位片主要观察宽度与对称性，不如侧位片使用率高，临床医师对正位片的标志点识别及测量方法也更为陌生。从控制放射剂量来说，没有宽度不调的病例常规并不需要拍摄头颅正位片。

相对于头颅侧位片，头颅正位片的误差受更多因素的影响，如头位、解剖、不同的放大率等。头颅正位片投照时头部定位原则与侧位片基本相同，以两耳塞为轴，眶耳平面与地平面平行。胶片与患者鼻尖相接触，但也有将胶片固定于一定距离，从而得到稳定可重复的放大率。胶片到双耳塞连线距离平均在 13cm，放大率约在 8.5%。在一些数码机器上，由于机器结构的设计，胶片 - 双耳连线距离较大，放大率自然也会相应增加，可通过软件的处理将其纠正。

头部的转动是影响头颅正位片的另一大因素，有研究表明头部沿双耳塞转动在 5°之内不会对测量精度有显著影响，但向下的旋转比向上的旋转有更好的解剖识别能力，故向下旋转的程度应该根据骨面型来确定，骨性Ⅱ类比骨性Ⅲ类应更向上旋转。左右的转动对中线上的解剖有影响，这种情况可出现在头颅定位架不稳或双侧耳道不对称时，这种头部垂直旋转的控制并没有标准，一种解决方式就是在一个定位状态下采用双放射源的机器，同时拍摄头颅侧位片与头颅正位片。未来三维影像学检查可以完全消除这个问题。

二、头颅正位片的标志点

以往的研究都表明，头颅正位片中的定点误差比较大，误差来源于投照与识别。投照的质量与重叠会对定点产生较大影响，对解剖的理解也直接影响定点的准确性。两方面的提高才能有助于定点准确性的增加。

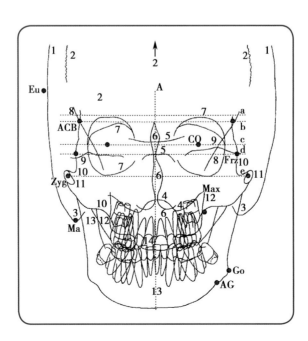

图 8-1　头颅正位片标志点

骨性、牙性标志点见图 8-1～图 8-19。

1. 骨性双侧标志点（bilateral skeletal landmarks）

Eu（eurion）：双侧颅骨最突点。

MP（mastoid process）：乳突最下点。

GWSO（greater wing superior orbit）：蝶骨大翼上界与眶侧缘的交界。

GWIO（greater wing inferior orbit）：蝶骨大翼下界与眶侧缘的交界。

LWO（lesser wing orbit）：蝶骨小翼上界与眶内侧缘的交界。

O（orbitale）：眶下缘中点。

LO（lateral orbit）：眶外侧缘中点。

MO（medial orbit）：眶内侧缘中点。

SO（superior orbit）：眶上缘中点。

ZF（zygomatic frontal）：颧额缝和眶内侧缘交点。

Z（zygomatic）：颧弓截面最外侧点。

J（jugale）：上颌结节与颧牙槽嵴的交点。

FR（foramen rotundum）：卵圆孔中点。

CS（condyle superior）：髁突最上点。

CC（center condyle）：髁突中点。

Ma（malar）：颧牙槽弧线最凹点。

NC（nasal cavity）：鼻腔最侧缘点。

MBO（mandible/occiput）：下颌升支与枕骨底交界点。

Go（gonion）：下颌角曲线中点。

Ag（antegonial）：下颌角前切迹点。

2. 骨性中线标志点（midline skeletal landmarks）

CG（crista galli）：鸡冠几何中心点。

ST（sella turcica）：蝶鞍底最下点。

NSM（nasal septum）：鼻中隔中心点，约平分鸡冠与前鼻棘。

ANS（anterior nasal spine）：前鼻棘与腭平面交界处。

IPU（incisor point upper）：上颌中切牙牙槽中点。

IPL（incisor point lower）：下颌中切牙牙槽中点。

GT（genial tubercles）：颏结节中点。

Me（menton）：颏部最下点。

3. 牙齿双侧标志点（bilateral dental landmarks）

MX3（maxillary cuspid）：上颌尖牙牙尖点。

MX6（maxillary molar）：上颌第一恒磨牙颊面外侧缘中点。

MD3（mandibular cuspid）：下颌尖牙牙尖点。

MD6（mandibular molar）：下颌第一恒磨牙颊面外侧缘中点。

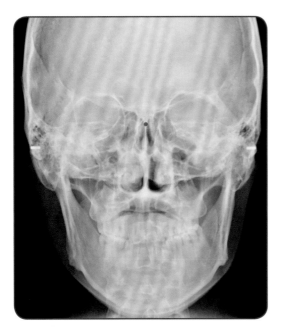

图 8-2　鸡冠点（CG）

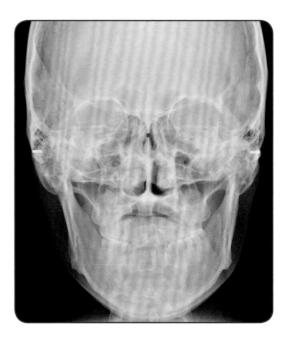

图 8-3　鼻中隔顶点（TNS）

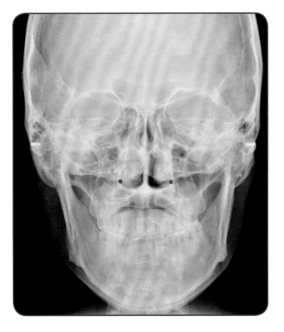

图 8-4　鼻腔最外侧点（NC）

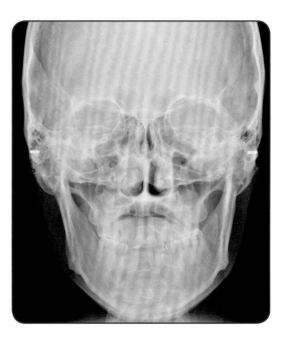

图 8-5　颧骨点（Zyg）

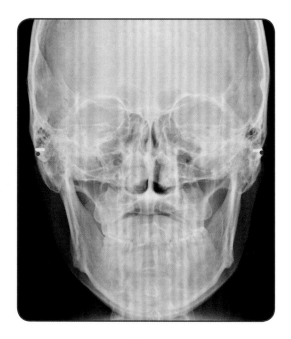

图 8-6 颧弓点（ZA）

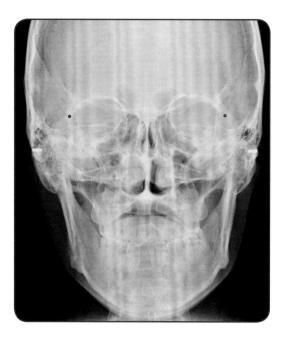

图 8-7 颧额缝点（Z）

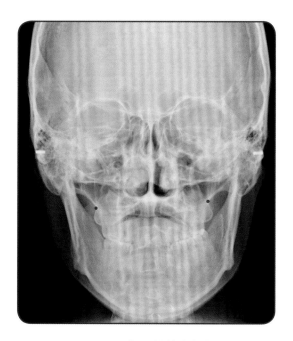

图 8-8 颧牙槽嵴点（J）

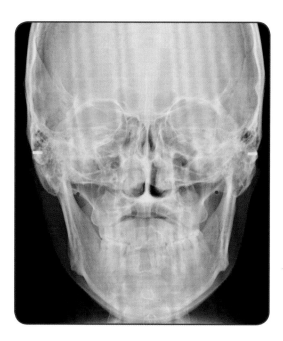

图 8-9 上颌点（Mx）

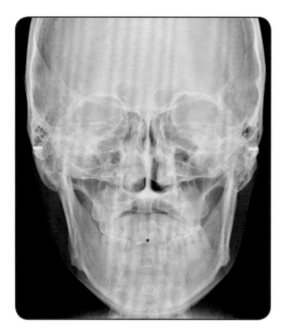

图 8-10　切牙点（Isi）

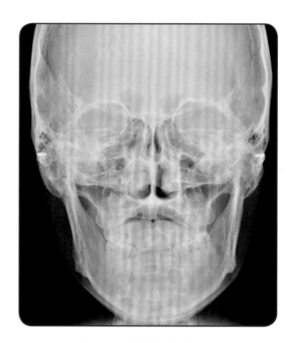

图 8-11　切牙根尖点（Isa）

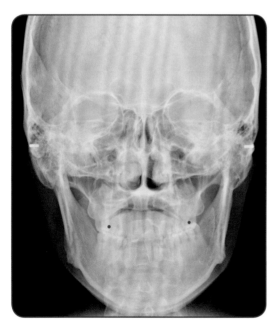

图 8-12　上颌磨牙点（UM）

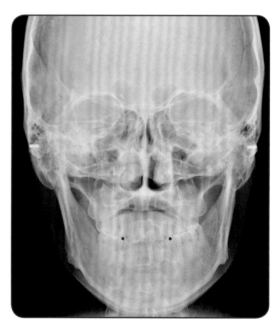

图 8-13　尖牙点（A3）

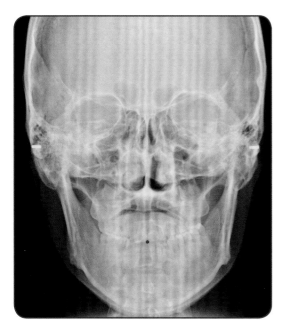

图 8-14 下颌切牙点（Lif）

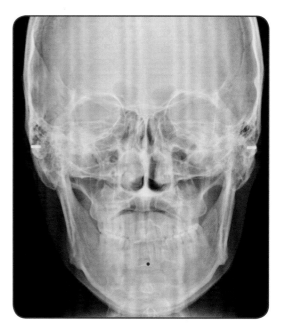

图 8-15 下颌切牙根尖点（Lia）

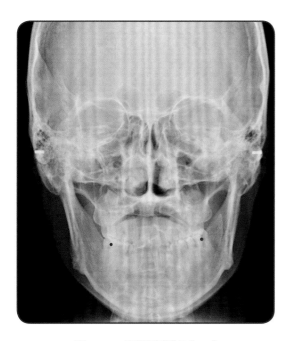

图 8-16 下颌磨牙点（LM）

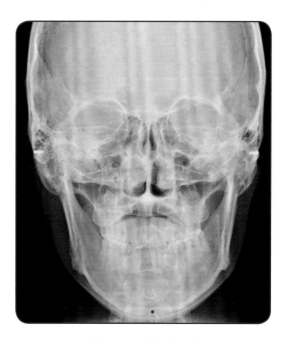

图 8-17 颏点（Me）

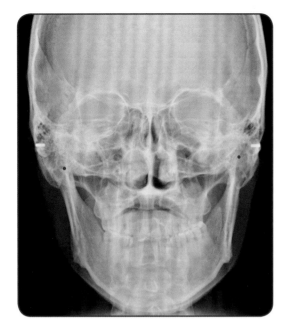

图 8-18　关节点（Ar）

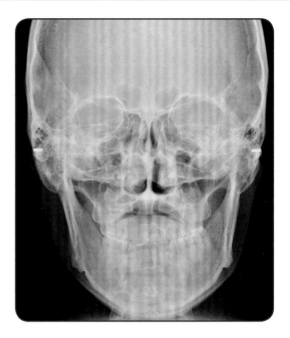

图 8-19　下颌角前切迹点（Ag）

三、正位片中的参考平面

水平参考平面可用来评价垂直向对称性，垂直参考平面用来评价左右的对称性。水平参考平面通过连接两侧对称标志点构成。中线的构成有许多方法，可通过中线的解剖定点来确定，如鸡冠、鼻中隔、前鼻棘或颏下点，也可通过一个中线标志点向双侧对称标志点连线作垂线构成，也可利用中线上的标志点，取中间值（best fit）来确定中线。

常用的水平参考平面有：双侧耳道连线、双侧圆孔连线和颧额缝连线。垂直线参考平面可以是水平参考平面的垂线，也可以是由一个解剖标志点产生的绝对垂线（图 8-20）。

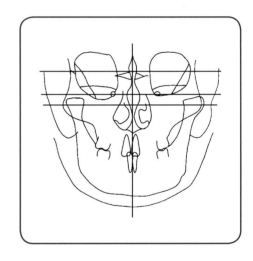

图 8-20　头颅正位片的参考平面

由上至下依次为颧额缝连线，双侧圆孔连线，双侧耳道连线

四、头颅正位片的应用

头颅正位片可应用在许多方面，Davis 最早使用头颅正位片研究鼻窦的对称性；Broadbent 将正位片与侧片结合用于正颌患者的分析；Doering，Woods 和 Warren 利用正位片研究生长发育期的变化；Harvold 研究单侧腭裂病例的对称性；Subtelny 对比非手术裂与正常人之间的形态区别。

头颅正位片在正畸中主要用于对称性及宽度的分析，也有学者将正位片与侧位片结合应用，在三维方向上进行形态分析。正位片由于受定点误差影响较大，分析方法一般多采用比例分析，从而减小系统误差。未来三维的方式可减小这种定点误差，实现同时在正位与侧位上定点，提高对解剖结构的识别能力。

头颅正位片在口腔医学中最大的用途是分析不对称性,人类面部的对称性是个历史悠久的话题,正常人群均存在轻度的不对称,但有临床意义的不对称标准并不明确。Woo 的研究表明由于右侧大脑较左侧发育更为完善,体积更大,因此颅面形态也有相应特征。Fischer 认为颅面部的自然不对称并不会影响正常𬌗的发育。Björk 认为右侧颅面部轻度大于左侧,下颌的不对称是对中线的弥补。但 Vig 和 Hewitt 的研究却得到相反的结论。Chierci 等认为不对称是肌肉骨骼对功能需求的一种适应。Letzer 和 Kronman 发现不对称广泛存在于人群中。对于颌面部,倾斜的𬌗平面及微笑时不对称的露龈是有临床意义的异常不对称,大于 3mm 的中线偏斜和升支高度 3mm 以上的差异都是非常明显的。

临床不对称的评价内容包括:

1. 评价中线偏斜 牙齿中线与骨骼中线的一致性。

2. 评价𬌗平面的倾斜 头颅正位片中可看到冠根倾斜度,从而观察𬌗平面的倾斜。𬌗平面不对称在微笑时牙龈高度显示不对称。

3. 评价面部的对称性 例如 Ricketts 的方法,如果左右有 5° 以上的差异,就说明存在面部不对称。

4. 评价下颌的功能偏斜 结合临床,可判断受颞下颌关节位置影响下的颌位与咬合之间的差异。颏部偏斜达 3mm 以上可能对美观造成显著影响。

5. 评价面部形态 按面部高度比例可将面型分为短面型(brachycephalic)、中等面型(mesocephalic)、长面型(dolichocephalic)。

6. 牙齿的评价 对异位萌出牙、阻生牙空间位置的估计也有一定的帮助。

7. 评价先天畸形 如单侧的唇腭裂、颅面发育障碍、半侧颜面发育过度或不足等颅面畸形。

另一个重要用途是研究头颅横向生长发育。基于以往的研究,上下颌横向生长程度是不同的,Bolton 研究认为 10~18 岁,上下颌生长量的比例为 2∶1,但这种发育在不同垂直骨面型和矢状骨面型之中的差别还不清楚。上下颌磨牙后段的宽度增加均大于牙弓前段,因此不对称表现在牙弓后部要比前部更明显。头颅正位片的宽度测量辅助侧位片可在三维方向上完善病例的诊断,理解对宽度的生长发育研究以及诊断意义可能要比治疗重要得多,在治疗上我们能改变下颌宽度的办法并不多,即使上颌宽度正常,下颌宽度异常的病例,治疗也是针对上颌牙弓。

头颅正位片也是人体测量学的重要工具,头颅正位测量是人体测量的一部分,头颅测量不但包括硬组织,也包括软组织。也有许多研究希望将牙弓宽度与面部宽度相联系,但两者之间的比例研究报告差异较大,受年龄因素影响,临床参考意义不大。

五、头颅正位片的分析方法

1. 线距角度测量 以 Ricketts 分析法(也称为 Rocky mountain analysis)为代表的线距分析,对上下颌的对称性判断是重要的分析指标。测量值受年龄因素影响,包含以下分析项目(图 8-21):

(1)鼻腔宽度:NC-NC 距离。临床中该测量反映腭板的位置。

(2)下颌宽度:Ag-Ag 距离。

(3)上颌宽度:由 Ag 作两垂线,J 点到该垂线的距离反映上颌相对下颌的宽度。

(4)对称性:对鼻中隔或鸡冠向颧弓中点的连线作垂线,观察 ANS 与 Pog 点与该垂线的关系来评价对称性。

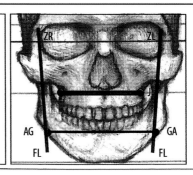

1. Maxillomandibular width differential

	Norms	Patient	Difference
Right side	10 ± 1.5 mm	_____	_____
Left side	10 ± 1.5 mm	_____	_____
		Total transverse discrepancy	_____

2. Maxillomandibular transverse differential index

		9 Years old	Change/yr to age 16	Norms (expected)	Patient (actual)
Effective mandibular width	GA to AG	76 ± 3 mm	± 1.4 mm	_____	_____
Effective maxillary width	JR to JL	62 ± 3 mm	± 0.6 mm	_____	_____

	NORMS (mm)		
Age (yrs)	Maxilla	Mandible	Difference
9	62.0	76.0	14.0
10	62.6	77.4	14.8
11	63.2	78.8	15.6
12	63.8	80.2	16.4
13	64.4	81.6	17.2
14	65.0	83.0	18.0
15	65.6	84.4	18.8
16	66.2	85.8	19.6

Computed maxillomandibular width difference

Expected maxillomandibular differential =
Expected mand width−expected max width _____ mm

Actual maxillomandibular differential =
Actual mand width−actual max width _____ mm

Expected−actual maxillomandibular differential =
_____ mm

图 8-21 Ricketts 分析法

（5）磨牙间宽度：第一恒磨牙颊面间宽度。

（6）尖牙间宽度：下颌尖牙牙尖间距。

（7）牙齿对称性：上下颌中切牙根尖平分点之间差异。

Huerta 和 Ghafari 利用网络分析方法，定义眶中点 CO 和鸡冠点 Cr 为坐标系，进行一系列的角度测量，包括双侧 J-CO-AG、J-Cr-AG、UR6、UL6、LR6、LL6、IM。

此外，Morrees 网格分析计算标志点通过在网格中的位置来进行评价，标志在网格中有"正常的"位置，标志点距离正常位置移动距离造成网格的相应变形，从而观察头部形状的异常（图 8-22）。1983 年 Chierici 用鸡冠点向颧额缝连线作垂线，观察各部分结构与垂线间关系来研究不对称。

2. 重叠分析　Moyers 利用经过鸡冠点的绝对垂线，将左右两侧影像结构进行重叠，观察两侧不对称的程度，当然也可以进行双侧垂直向或水平向的直接测量。Schmid 在两个水平观察不对称，一个是基于颅底结构，重叠两侧观察整体不对称的情况，但由于不对称多表现在下颌，故采用第二种，其仅仅是重叠下颌区域。两种重叠结合考虑，可以分析下颌不对称在整体不对称中所占的比例（图 8-23）。

3. 比例分析法　最有代表性的是 Grummons 对比性的分析法，没有正常值。包括综合分析法和总结分析法，两种之间包括不同的测量指标（图 8-24）。

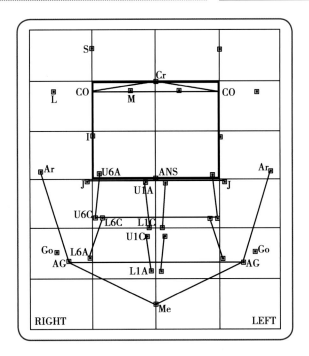

图 8-22 Morrees 建立的 10 岁男孩的正常网格图

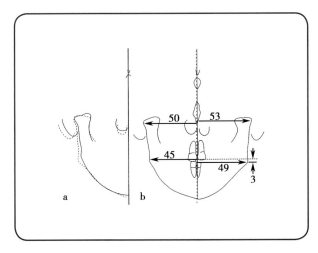
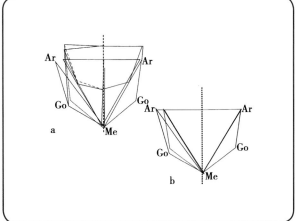

图 8-23 Moyers 重叠与 Schmid 的双系统重叠

具体的操作包括：

（1）描绘水平面：共四条，颧额缝连线、颧弓中点连线、J 点连线和过额点的 Z 平面平行线。

（2）正中矢状参考平面（MSR）：从鸡冠到 ANS 的垂直线，通过额部。如果面上部或面中部的结构异常，则由 Z 平面中点与 ANS 或圆孔连线中点连线构成。

（3）下颌形态分析：由 Co-Ag-Me 构成左右两个三角形，由 ANS-Me 连线来构成正中矢状面。观察两个三角形相对于正中矢状面之间的对称性。

（4）体积测量：由 Co、Ag、Me 及 Co 点到正中矢状面的距离，共同构成的面积。两侧的四边形可通过计算机进行重叠，从而得到不对称的百分比。

（5）上下颌不对称性对比：由双侧 Ag-Cg-Ag、J-Cg-J 组成两个三角形，由正中矢状面将其分为左右两侧，两侧三角形的大小反映了上颌与下颌的对称性。

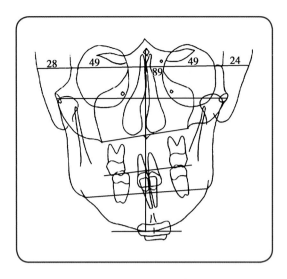

图 8-24   Grummons 坐标系建立

（6）线距不对称性测量：分别从双侧 Co、NC、J 及 Ag 点向正中矢状面作垂线，垂足之间的差异可反映不对称性。

（7）上下颌关系：在头颅正位片投照时，用 0.014 英寸澳丝标记上颌第一磨牙近中殆面，以确定后牙殆平面的位置。分别从上颌第一恒磨牙颊侧向正中矢状面作垂线，以 ANS-Me 及 Ag-Ag 作为参考平面，观察上颌殆平面相对骨性不对称的补偿。

（8）前部垂直比例分析：沿 Cg-Me 线的骨性牙性比例关系测量。测量项目包括：

1）上面比例：Cg-ANS/Cg-Me；

2）下面比例：ANS-ME/Cg-Me；

3）上颌比例：ANS-A1/ANS-Me；

4）全上颌比例：ANS-A1/Cg-Me；

5）下颌比例：B1-Me/ANS-Me；

6）全下颌比例：B1-Me/Cg-Me；

7）上下颌比例：ANS-A1/B1-Me。

其中，A1 为上颌切牙切缘，B1 为下颌切牙切缘。这些面部比例可与传统的面部比例大小来对比。

此外，Hewitt 于 1975 年提出三角形分析法，将颅面部结构分解为多个三角形进行左右比较。主要的对比区域有：颅底、上颌侧方区域、上颌上方区域、上颌中部区域、上颌下部区域、牙齿区域、下颌区域（图 8-25）。

4. Grayson 分层分析法   由于头颅解剖结构距离胶片的远近不同，放大率也是不同的，距离胶片越近，放大误差越小。Grayson 于 1983 年提出一种不同解剖层面的头颅正位片测量方法，用于研究不对称畸形（图 8-26）。对同一张头颅正位片，在不同深度进行三次描记，将所得结果综合起来进行分析，达到类似三维的效果。第一张描迹图以 1 平面为基础，包括眶缘轮廓、梨状孔、上下颌切牙、下颌正中联合中点；第二张描迹图以 2 平面为基础，包括蝶骨大翼及小翼、颧弓的冠状截面、喙突、上下颌第一前磨牙、下颌骨体、下颌神经孔；第三张描迹图以 3 截面为基础，包括颞骨岩部上表面、下颌髁突、升支外侧缘到下颌角、咬肌粗隆、颞骨乳突。

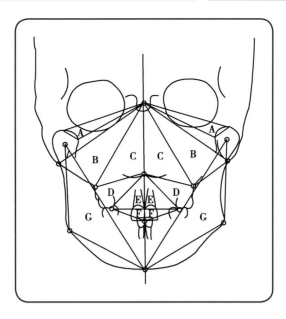

图 8-25　三角比例分析

三张描迹图的中线确定方法：图 8-26（b）中，用眶中心中点连线中点（Mce）、梨状孔最外缘连线中点（Mp）、上下颌中切牙中点（Mi）及颏下部中点（Mg），将这四点连线，得到节段性的正中矢状面，线段之间的角度反映了不对称性。图 8-26（c）与图 8-26（d）中的原则相似，图 8-26（c）中确定正中矢状面所需的点为蝶骨翼中点（Msi）、颧弓中点（Mz）、喙突中点（Mc）、上颌点中点（Mx）及下颌神经孔中点（Mf）。图 8-26（d）中所使用的点为髁突中点（Md）、颞骨乳突中点（Mm）、下颌角中点（Mgo）。

三次的描记重叠，可以观察到颅面结构的"三维"不对称性。一般来说，颅面的不对称在颅后部及颅底部并不严重。

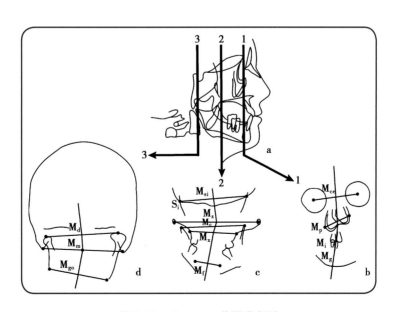

图 8-26　Grayson 分层分析法

头颅正位片还可以用于生长发育研究，用于研究颅面部横向发育。不同的研究给出了各类不同正常值。其中比较有名的是基于 Bolton-Brush 资料进行的生长发育研究（图 8-27）。上下颌在横向宽度表现出不同的生长行为，在 10～18 岁，下颌宽度发育平均为上颌的 2 倍。

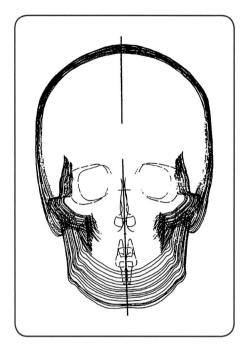

图 8-27 Broadbent 重叠 3～18 岁上下颌宽度的不同变化

头颅正位片虽然存在许多先天不足，应用远不如侧位片广泛。但在没有锥形束 CT 的情况下，也可以帮助临床进行不对称性分析，提供定性、定量的双侧比较。这些诊断的思路，即便在锥形束 CT 诊断下也非常有帮助。未来锥形束 CT 在正畸的应用，将会消除头颅正位片放大率的问题，提高定点精度，正位测量的思想将会在三维时代得到发扬。

第九章

X 线头影测量误区解析

    X 线头影测量是一种很实用的诊断和矫治设计的辅助技术，其学习和运用并不困难，但是需要指出的是，目前在国内外的理论和临床实践中存在着不少误区，这些误区的存在造成了混乱，降低了头影测量结果的可比性与可靠性，因此极待纠正。下面分六个方面予以解析。

一、头影测量的起源之争

头影测量不是起源于美国。历史学上较完整的阐述"起源"二字,通常包含三个维度,即起源地、起源年代和起源的学科。而美国的整个历史也才不过245年,更何况是美国的头影测量史。

头影测量包含两部分,即颅颌面部测量和面部美学。颅颌面部测量的起源可以上溯到4 600多年前古埃及的艺术与科学,而面部美学起源于2 500多年前以毕达哥拉斯学派为代表的古希腊文明。头影测量拥有漫长而丰富的历史内涵。

当然,美国的case大学在头影测量发展过程中还是有里程碑式贡献的,只不过不是起源地而已。

二、关于头颅定位X线摄像

(一)同一矢状平面上的放大误差

我们都知道,由于头颅左右两侧组织结构位于不同的矢状平面,与球管及胶片的距离有远近,因此左右两侧相同结构的放大误差是不一样的,距球管近(即距胶片远)的右侧结构的放大误差要大于左侧(图9-1)。但是似乎没有人注意到,放大误差不但跟球管 - 物 - 胶片的距离有关,在同一矢状平面上,无论上下左右都跟投照的组织结构与中心射线的距离有关。离中心射线距离越近,放大误差越小;反之则放大误差就越大(图9-2)。这就提示我们,中心射线在头颅上的投入与投出点的位置要相对恒定,以使所拍定位片的放大误差基本一致,而具有可比性。

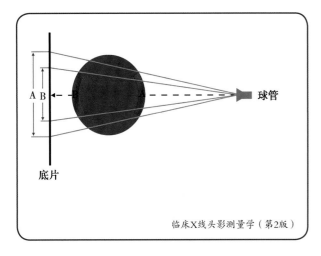

图9-1　右侧结构距胶片距离远,放大误差要大于左侧

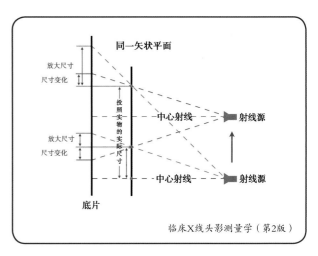

图9-2　放大误差在同一矢状平面上还跟投照组织结构与中心射线的距离有关。无论上下左右,离中心射线距离越远放大误差就越大。中心射线位置一有变动,各结构放大误差均会发生变化

(二)关于自然头位

有学者认为自然头位是人自然直立,头颈肩放松,两眼平视前方2米外直镜中自己的眼睛,使视轴与地面平行的头位。拍片时在头面部前方挂一铅垂线,作为垂直基准平面。有研究再从蝶鞍点(S.)向垂直基准平面作垂线,称为真性水平面(true horizontal plane,THP.)与前颅底平面(SN平面)、全颅底平面(Ba-N平面)及眶耳平面(FH平面)相比较,发现自然头位具有较好的可重复性。

也有学者认为是人在没有任何外部干扰情况下最自然放松的头部姿势位（natural head posture）。

但是以上两种头位都没有提到摄片时是否还使用头颅定位仪。作者参观一些医疗单位，也发现有些医院已采用了自然头位，而放弃了头颅定位仪。我们知道头颅定位仪左右耳塞与射线源的中心射线成三点一直线，是帮助中心射线在头颅上的投入投出点位置相对恒定的辅助设施。摒弃头颅定位仪，而单纯地采用自然头位来摄片，那么怎么来保持中心射线在头颅上投入投出点相对恒定的位置呢？如果中心射线投入投出点的位置不能保持相对恒定，那么即使是同一矢状平面上，与中心射线距离不一的组织结构，放大误差也会随之发生变动，所拍X线片就不具可比性。

作者建议将自然头位与头颅定位仪结合起来，一方面充分发挥自然头位的优势，同时又发挥中心射线（源）与左右耳塞成三点一直线的定位优势。即在保持自然头位状态下，让左右耳塞进入外耳道，以保持中心射线相对恒定的投入投出位置。作者还认为目前各医疗单位使用的X线摄片机上的头颅定位仪，已普遍将眶点指针改为额托，拍片时要求患者采用自然头位，同时使左右耳塞进入外耳道，再用额托帮助稳定头位。作者理解这实际上就是自然头位与头颅定位仪的结合。

三、描图误区

（一）上下颌中切牙

由于存在双重影像，很多人在对上下颌中切牙描图定点时很自然会想到要均分取中，实际上这是一种误解。Björk，Moyers，Bhatia，Leighton等均认为上下颌中切牙的描图定点应取最前突位之上下颌中切牙，而不必对双重影像均分取中。作者建议有必要时，比如需计算前牙段间隙时，则可将双侧上颌中切牙分别描记计算。

（二）对均分法的错误理解和运用

我们都知道在X线摄像时，由于左右两侧组织结构距胶片的投照距离有远近，造成放大误差不一致，从而强调在二维X线头颅定位侧位片上呈现的双重影像在描图时要"均分取中"。Johnston也将其均分法的作用和原理讲得很清楚，就只是将放大误差降到最低。Johnston还强调描迹图和标志点定点要"精准"，头影测量要反映真实性和可靠性。

大家都了解Johnston均分法确实是个好方法，既科学，又简便，加之Johnston教授的巨大影响力，均分法得到了广泛的应用。但均分法并不适用于所有的双重影像，如对两侧由于生长发育造成的不对称畸形在X线片上的双重影像也用均分法来取中，则会掩盖或缩小畸形的存在或程度。这就违背了Johnston一再强调的头影测量要反映真实性和可靠性的根本精神，违背了均分法的作用只是将"放大误差"降到最低。均分法再好也不能用来直接"矫治"牙颌畸形。

因此再次提醒，应用均分法甚至说应用头影测量技术，一定要结合临床检查和模型分析。我们都知道X线头影测量技术是临床诊断和制订矫治设计方案的重要工具，但不是唯一的、孤立的工具。只有结合各种检查手段，头影测量才能在临床上发挥更好的作用。

（三）几个组织结构的描图误区

1. 蝶枕斜坡 蝶枕斜坡是从垂体窝后床突往下后方向下行形成的一斜坡，其影迹线应该位于外耳道前方。双重影像有时可能是投射的角度关系，蝶枕斜坡影迹可能会压到一侧外耳道，但不会绕到外耳道的后方去的。而有些初学者由于对二维影像的解剖结构不熟悉，把蝶枕斜坡骨影迹线的描迹线画到了外耳道的后方,这是错误的(图9-3)。

2.外耳道 外耳道描迹图易出错主要有以下三个方面,而三个方面的问题均导致将外耳道描错或描小,不能准确反映耳点的位置。一是易与机械耳塞、内耳道相混淆。机械耳塞一般呈圆形小点,由于材料阻射而呈浅白色圆点,也有些则呈机械性圆圈,应注意区别。内耳道是一通道,通常比外耳道小很多,X线较透射,因而呈一较小圆形阴影,位于外耳道上后方。二是外耳道内左、右和上面呈三个阴影区,分别为耳蜗窗、鼓室岬和前庭窗,其阴影比外耳道要小很多,有时容易将其中一个阴影区误认为整个外耳道。三是左右外耳道重叠,容易将重叠部分阴影区误认为整个外耳道(见图4-70)。

3.枕骨髁突与颅底点 从干头骨额顶位看,颅底点位于枕骨大孔前缘正中的最前点,而枕骨髁突位于枕骨大孔两侧,其前缘略前于颅底点的位置。从二维X线侧位影像来看,枕骨髁突骨皮质影迹呈北斗星状,其前段向上与枕骨基部相接,略前于颅底点,通常不直接与颅底点相接(图9-4)。描迹线应描在枕骨髁突骨皮质影迹线下表面,但描迹线要注意不能向下越过枕骨髁突与环椎上表面髁突盘之间的黑色影迹,这是枕骨髁突与髁突盘之间的关节间隙。

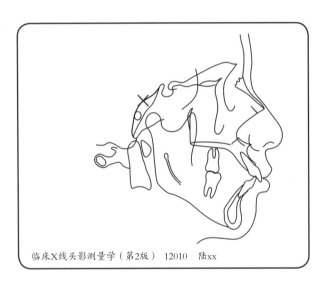

临床X线头影测量学（第2版） 12010   陆xx

图9-3 蝶枕斜坡骨影迹线的描迹线画到外耳道的后方,是错误的

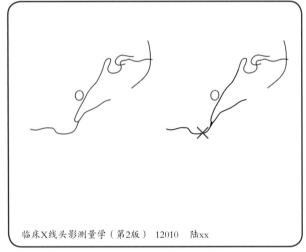

临床X线头影测量学（第2版） 12010   陆xx

图9-4 二维X线侧位影像枕骨髁突骨皮质影迹呈北斗星状,其前端向上与枕骨基部相接,略前于颅底点,通常不直接与颅底点相接

4.髁突头 从头颅定位侧位片来看,髁突头影迹正好与其内侧面的颞骨等致密骨板影迹重叠在一起,所以髁突头和颞下颌关节腔常模糊不清。描迹髁突头常成为许多初学者的难题,不是画短了就是画长了(图9-5)。从组织结构的解剖关系来看,髁突顶部位于眶耳平面下约1mm,可帮助我们寻找确定髁突影迹的位置。

5.额骨 在二维影像中,额骨的描迹应描于其骨影迹的表面,从上往下到"缺口"处停止,此"缺口"即鼻额缝的最前端,鼻根点的位置所在。但也有人图省事,就一笔连带着把鼻骨也画了(图9-6),这是错误的。

6.眶缘 在二维影像上寻找左右两侧眶侧缘和眶下缘对初学者来讲确实有些困难,也有人会错误地把颞下窝前壁当作眶侧缘,这是要注意的(图9-7)。颞下窝前壁通常与其下部颧牙槽嵴上下呈很顺畅的连接,也有人因此统称其为颧牙槽嵴,须注意与眶侧缘区分。而两者的另一区分特征则是:眶缘前部眼球由于透射而呈黑色阴影,眶缘骨皮质与黑色阴影为界,而颞下窝前壁骨质致密,阻射呈白色影迹。

7. 颞下窝前壁 即颧牙槽嵴上部相连之白色弧线,有时则统称为颧牙槽嵴。有人会认为是颧骨额突的呈弧形的后缘,这是错误的。实际上该弧形骨影迹线位于颧骨额突内侧的后表面,是颞下窝的前壁(见图4-18)。

8. 切牙孔 临床上切牙孔(切牙乳头)是位于上颌中切牙腭侧。而在上颌骨二维影像中所讲切牙孔是指上颌鼻底部切牙神经的入口部,通常情况下,切牙神经由鼻底进入穿过腭部到腭侧切牙孔,其走向大致与上颌牙槽骨方向平行。因此在二维影像中,上颌鼻底部切牙孔应位于上颌中切牙根尖的后方,其孔尖方向大致与上牙槽方向一致,而不会直接对着上颌中切牙根尖(图9-8)。

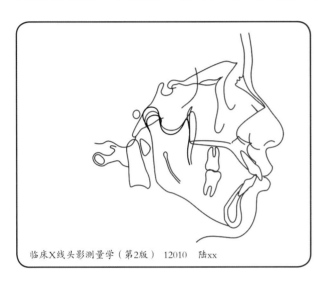

图9-5 描迹髁突头不是画短了就是画长了

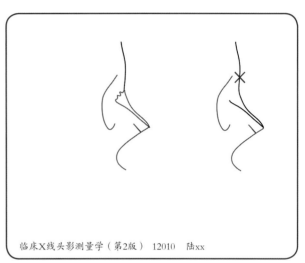

图9-6 额骨的描迹应描于其骨影迹的表面,从上往下到鼻额缝的最前端处停止,一笔连带着把鼻骨也画了,是错误的

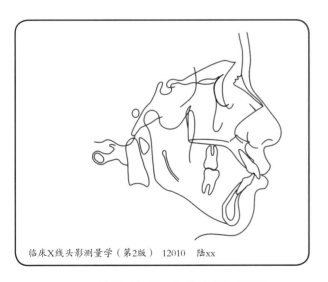

图9-7 错误地把颞下窝前壁当作眶侧缘

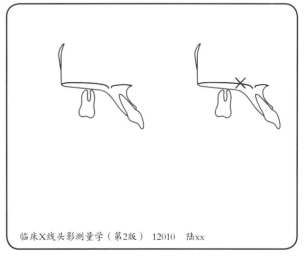

图9-8 切牙孔尖方向大致与腭侧上牙槽方向一致,而不会直接对着上颌中切牙根尖

9. 上下唇 有些人喜欢面部侧貌轮廓线在上下唇部连续画,其正确的方法应该分开描(图9-9),因为上下唇本身是分开的。而且有些人在描记侧貌轮廓时,不注意将上下红唇与皮肤交界处的细微特征描出来,而是一笔带过,从而在描迹图上无法准确地确定上下唇缘点。

10. **梨状孔**　梨状孔上虽然没有常用标志点，但描迹梨状孔能更形象地反映颅面部的形态。鼻部的骨质很薄，梨状孔的边缘不是十分清晰，有些人描梨状孔描得太靠前，显得太小（图 9-10）。

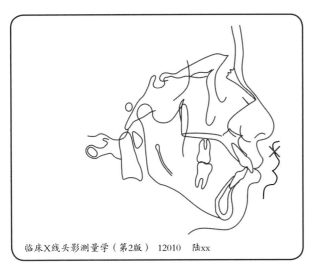

临床 X 线头影测量学（第 2 版）　12010　陆 xx

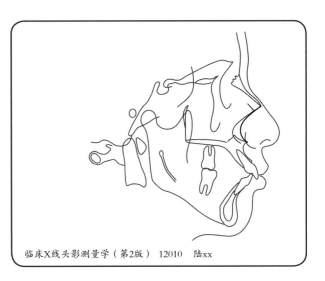

临床 X 线头影测量学（第 2 版）　12010　陆 xx

图 9-9　面部侧貌轮廓线在上下唇部连续画是错误的　　　　图 9-10　描梨状孔描得太靠前，显得太小

四、定点误区

（一）髁突点

condylion 这个词的定义究竟是什么，有人把它定义并翻译成髁顶点，但更多的学者认为髁突点（condylion）应该是髁突头的后上点。

由于此标志点通常用作测量下颌骨的综合长度，所以该标志点（Co.）应该是位于髁突头的后上部。作者为此提出该标志点的定点方法：从颏顶点（Gn.）向髁突头后上部作一直线，在该直线前端作垂线。所作直线可依颏顶点（Gn.）为圆心做顺时针或逆时针转动，而垂线可做平行移动。当垂线与髁突相切，并且垂足与切点重合时，该直线从颏顶点到切点的距离即为下颌骨的综合长度，该切点即为髁突点（Co.）（见图 5-126～图 5-131）。另一更简便的方法则是，以颏顶点（Gn.）为圆心，用圆规作圆弧与髁突相切，其切点即为髁突点（Co.）（见图 5-132）。从该点到颏顶点（Gn.）即为下颌骨的综合长度。

（二）高角病例颏前点的定位

在正常情况下颏前点（Pog.）的定位应该是以眶耳平面（FH 平面）为基准作垂线，从前往后推，在颏部最先与该垂线相切之点，即为颏前点。但是在高角病例中，有时下颌向下向后旋转，而无法与该垂线相切，因此无法确定颏部的最前点。在这种情况下有权威学者提出在下颌正中联合部作纵轴，以此纵轴的平行线与颏前部相切之点为颏前点。在有些情况下，以权威的巨大影响力，大家都照权威的方法去做，形成一个统一的标准也无不可，但前提是形成一个统一的标准，不但方法要统一，结果也应基本统一。作者为此找了 8 名经过专业培训且具有一定的头影测量描图经验的正畸专科医师，以同样的描迹图分别画下颌正中联合体的纵轴，结果 8 位医师 8 种画法，离散性极大。经过集中讲解下颌正中联合的定义，并讲明可利用 D 点，再用相同描迹图画纵轴，可惜 8 条所画纵轴仍没有重合的，而且最大离散度仍达 15°。所以在临床上不宜推广此定点方法来确定颏前点（见图 5-96，图 5-97）。

在这种情况下，作者建议从下牙槽缘点（Id.）向颏部作切线之切点作为颏前点（Pog.）。其优点有两点：

①下牙槽缘点与额前点同处于下颌骨上,不管下颌骨怎么旋转,这两个点的位置关系相对恒定;②所定的额前点于正常 FMA 角时,以眶耳平面为基准所定标志点相近。当然我们同时也要注意其缺点,即下牙槽缘点有时会发生吸收,特别在临床上,下颌中切牙易受矫治力的影响移动,而下牙槽缘点随之发生变位。那么同一病例矫治前后都要借助从下牙槽缘点(Id.)来确定额前点就有问题。建议矫治前额前点的定点,即从下牙槽缘点作切线,与额前部的切点为额前点(Pog.)。矫治中或后的描迹图可采用重叠法,即重叠矫治前与中或后的下颌正中联合部后下缘及下颌神经管,然后将矫治前确定的额前点(Pog.)水平投射到后者的描迹图上。

(三)软组织鼻根点

在国外,有学者把高加索人种的软组织鼻根点(Ns.)定点为鼻梁软组织的最凹点。这对黄种人、黑种人并不合适,黄种人的软组织鼻根点的定点应该是前颅底平面(SN 平面)延长线与颅面侧貌轮廓的交点Ns.(图9-11)。这是因为软组织鼻根点的一个解剖学意义是颅部与前面部的分界点。而在有些人由于鼻梁塌陷,其表面软组织最凹点并不是鼻的根部之点,也就不是颅部与前面部的分界点,建议命名为软组织鼻梁凹点 Ns′。黄种人和黑种人,鼻梁不像白种人那样高挺,黄种人和黑种人鼻梁塌陷者较多,因此以鼻部软组织最凹点作为鼻根点是不符合解剖学作为颅部与面部分界点的定义的。作者建议鼻部软组织最凹点可称为软组织鼻梁凹点。

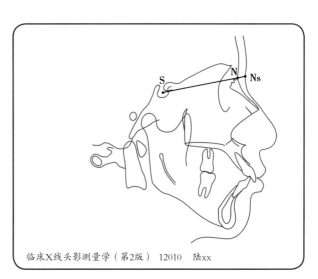

图 9-11 软组织鼻根点的定点应该是前颅底平面(SN平面)延长线与颅面侧貌轮廓的交点

五、连线与切线

(一)混淆了几何学中"连线"与"切线"的概念

在头影测量中会用到很多直线条,有些人在运用时常混淆了几何学中"连线"与"切线"的概念。我们知道连接两点的应该是"连线",而不是"切线"。例如连接左右两个眶点,通常只能是连线,除非这两个眶点也同时满足"切点"的定义;又如连接左右下颌角点,通常只能用连线,除非该病例左右下颌角点碰巧又符合"切点"的要求。而切线只能连接由此线条与圆弧部相切的"切点",或两个圆弧的外弦部位,又或者从某一标志点出发与另一圆弧相切形成切点,切线与之相切的一定是圆弧的外弦部,在头影测量中即是指圆弧部位的轮廓表面,如额部、唇部、下颌角部等的外表面。而线条若进入该部组织内,至少在这部位就不叫"切线"。例如两个不同的下颌平面:一是下颌角点(Go.)与颏顶点(Gn.)间的连线,为 Steiner 下颌平面,这是连接两个标志点,用的是连线;另一个是 Downs 下颌平面,是从颏下点(Me.)出发与下颌角下缘相切的切线。这是两种不同的定义,运用了不同的线条,得到了两个不同的下颌平面。

较为典型的例子是 Merrifield 于 1966 年提出的侧貌轮廓线(profile line)的概念,这是组成 Z 角的一条边线。Merrifield 将其定义为:一条与软组织颏前点和最前突唇(不管上唇还是下唇)相切的线条(A line was drawn tangent to the soft tissue pogonion to the most procumbent lip lower or upper lip, whichever protruded the most anteriorly.)。问题在于软组织颏前点(Pos.)是以眶耳平面为基准作垂线,从前往后推,其最先与颏部相切之点。而从唇部向软组织颏前点(Pos.)画直线,在很多情况下,该直线就会进入颏组织内部,而不是相切,因此其不是"切线"。在同一篇文章里,Merrifield 又提出侧貌轮廓线的另一定义:相切于软组织颏部和上或下唇最前点之切线(This was established by drawing a line tangent to the soft-tissue chin and to the most anterior point of either the lower or upper lip, which was most protruding.)。这回问题不是出在颏部,而是出在上下唇最前点。同样这"最前点"也是以眶耳平面为基准作垂线,从前往后推,其最先与不论上唇还是下唇相切之点。在很多情况下,从软组织颏部向唇部最前点画直线,该线条也可能穿过唇部组织内,而不是相切,也不是"切线"。为此国内学者干脆把侧貌轮廓线的定义改为"软组织颏前点与上唇或下唇最突点的连线"。这一改帮助 Merrifield 改正了几何学的错误,因为要连接两个明确的标志点只能用"连线"。但是这条线很可能会既穿过颏部又穿过唇部组织(图 9-12),似乎不能反映侧貌的轮廓形态。仔细领会 Merrifield 建立侧貌轮廓线的初衷,是要反映颏唇部的侧貌轮廓形态及对中面部的关系,而且他在两个定义中都用了 tangent(相切、切线)这个词汇。因此,作者认为侧貌轮廓线(profile line)的定义应该是软组织颏部与最前上唇或下唇轮廓的切线(A line that was drown tangent to the soft-tissue chin to the most procumbent lip lower or upper lip outline, whichever protruded the most anteriorly.)。

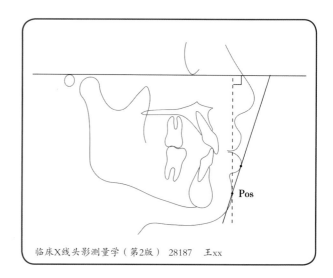

图 9-12　从唇部向软组织颏前点(Pos.)画直线,在有些病例,该直线会进入颏组织内部,而不是相切,因此其不是切线

之后,查阅到 Merrifield 于 1996 年发表的《鉴别诊断》一文中又重新定义了侧貌线,与本书中的定义一致(The profile line, which originates from the chin and is drawn tangent to the most prominent lip.)。

(二)切点与切线段

我们都知道一条直线与圆弧相切的接触点为切点。在头影测量中常运用此原理来确定一些标志点。

但是人体的很多部位并不完全是规则的圆弧形,因此,有时直线与之相切并不是一个接触点,而是一条切线段,此时应取该相切的线段中点为定位标志点。

六、常用测量平面、角度和方法

常用测量平面、角度和方法与定点误差一样,主要是方法的不统一,但也有概念的混淆。而很多的测量平面和角度具有两种以上的定义和测量方法,在使用时应注明所用的是哪一种,否则易造成混乱而缺乏可比性。

(一)测量平面

测量平面如下颌平面就有三种:Tweed 下颌平面、Downs(或称 Wylie)下颌平面和 Steiner 下颌平面,各自的定义各不相同。一般使用时只写下颌平面,而不习惯标明是哪一种下颌平面,这就会造成误差。现在 Tweed 分析法中使用的下颌平面大家已逐渐统一为 Downs(或称 Wylie)下颌平面,即从颏下点(Me.)向后作下颌角下缘的切线。建议在使用下颌平面时一定要注明是哪一种下颌平面,以便有明确的对照标准(见图 6-7)。

升支平面也有两种:一是髁突后缘与下颌角后缘的切线;另一种是从关节点(Ar.)向下颌角后缘所作之切线。如是前一种请注明:升支平面(Co.);后一种则为升支平面(Ar.),以示区别(见图 6-8)。

这类情况处理的比较好的是𬌗平面,在头影测量中较常见的有两种:一是 Downs 𬌗平面,另一种是功能𬌗平面。一般大家在使用时会注明是什么𬌗平面,这就避免了不同𬌗平面的误差(见图 6-5,图 6-6)。

(二)角度

角度如 Y 轴角,现在较多人使用的是 Y 轴与眶耳平面的前下交角。实际上 Y 轴角根据参照的基准平面的不同也有两种,另一种是 Y 轴与前颅底平面的交角(N-S-Gn)。这个角才真正代表下颌颏部对前颅底的位置关系和面部高度。有些人虽然使用的是 Downs Y 轴角,即 Y 轴角与眶耳平面的前下交角,却也说是代表下颌颏部对前颅底的位置关系,这是混淆了两种不同基准平面 Y 轴角的代表意义(见图 7-17)。在此我们应再次明确,Downs Y 轴角的大小代表的是下颌颏部对面中部的位置关系和中下面部的高度。当 Downs Y 轴角增大时,下颌呈顺时针向下向后旋转,下颌呈后缩,中下面部高度增大;反之,下颌呈逆时针向上向前旋转,下颌呈前突,中下面高度减小。而 N-S-Gn Y 轴角增大时,下颌相对前颅底呈向下向后旋转,下颌后缩,全面部高度增大;反之,下颌相对前颅底呈向上向前旋转,下颌显前突,全面高度减小。

另外如颌凸角也有两种:一种为我们通常所用的 Downs 颌凸角,即 NA 连线与 AP 连线延长线之交角(见图 7-16);另一种为 Subtelny 颌凸角或称 Riedel 颌凸角,即 NA 连线与 AP 连线的后交角(N-A-Pog 角)(见图 7-68)。

(三)测量方法

由于测量方法的不统一,测量结果有时也会产生较大出入,由此得出的结论并不可靠。这方面较常出现问题的是软组织厚度测量,有的测量点到点的直线距离,有的测量点到点的水平距离,再有的则测量点到面的垂直距离。如上唇厚的测量,Burstone 是测量从上唇最突点到上颌切牙唇面最突点的水平距离,而其上唇最突点的定义是从鼻底(腭平面)作垂线推移,与上唇前部最先相切之点,其上颌切牙唇面最突点则是从上牙槽座点(鼻棘下点)向上颌切牙唇面作切线的切点(图 9-13)。而 Merrifield 则提出上唇厚是从上唇缘点(UL')到上颌中切牙曲面的最高点(图 9-14)。但是当上颌中切牙和上唇唇向倾斜较大时,以上两种测量方法得出的都是上唇内斜向的测量值,都不能准确反映上唇厚度。实际上更精准的测量方法应该是从上唇缘点(UL')到上颌中切牙唇面的垂直距离(图9-15)。也就是说测量上唇厚,其测量的方向应该与上唇的长轴大致垂直,这样才接近上唇的真实厚度。

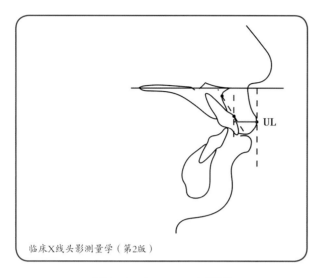

图9-13 Burstone 上唇厚
从上唇突点到上颌切牙唇面突点的水平距离

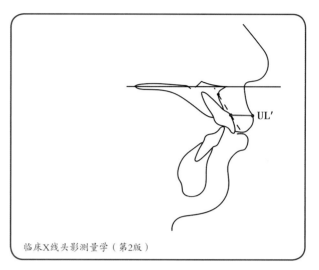

图9-14 Merrifield 上唇厚
从上唇缘点到上颌切牙唇面突点的距离,这是点到点的直线距离

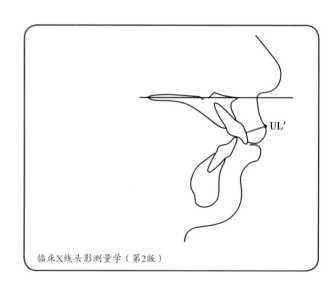

图9-15 精准测上唇厚
从上唇缘点到上颌切牙唇面的垂直距离,此测量大致与上唇长轴成90°角

(四)眶耳平面

这是人类学上的一个定位平面,也是头影测量中一个重要而常用的基准平面。它是由解剖外耳道顶点(P.)与眶点(Or.)连线组成。但是过去由于拍摄条件的关系,解剖外耳道不甚清晰,很难定准耳点(P.)。因此,大部分国内外学者以机械耳塞影像最高点来代替耳点,这是可以理解的。但这毕竟不是人类学意义上的水平基准平面。也有人认为头颅定位仪上左右机械耳塞与眶点指针形成一个与地平面平行的平面,因此,在定位侧位片上以机械耳塞影像最高点与眶点构成的平面才是与地平面平行的基准平面。实际上这是一种误解,头颅定位仪的本质功能是保持拍片时头位的相对恒定,使所拍的定位侧位片具有可比性。所谓机械耳点与眶点连线与地平面平行,在侧位片上只不过是与胶片底边平行(图9-16),而并不

是在读片与测量时的"平行"。而读片和定点，特别是目测定点（最突、最凹、最高、最低点）时，要求将解剖耳点（P.）与眶点（Or.）形成的眶耳平面（FH 平面）摆放与读片人成 90° 角，这才是真正意义上的"与地平面平行"。

（五）线距测量的统一基准平面

在颅面正常协调的人群中，由于不同个体头颅有大有小，差别很大，所以其线距的测量分析并不能看单个测量数据与正常均值相比的大小，而应看该个体自身各相关组织结构之间大小长短是否匹配、协调。那么在水平或垂直方向上的测量比较，如果没有统一的方向标准，各组织结构的线距测量值相互之间就缺乏可比性。

比如 Wylie 分析法中的上下颌长度测量，本应是想看两者之间及与前颅底之间在矢状水平方向上是否匹配协调。但是在 Wylie 分析法中，上颌的长度与各部的矢状水平向距离都是以 FH 平面为基准，分别从蝶鞍点和各测量标志点向 FH 平面作垂线，测量各垂足至蝶鞍点垂足间的距

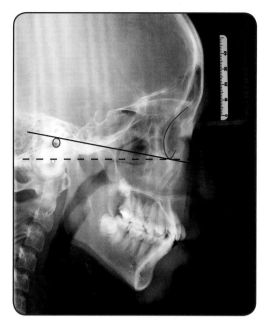

图 9-16　所谓机械耳点与眶点连线与地平面平行，在侧位片上至多只是与胶片底边平行。读片时要求将 FH 平面摆放与读片人成 90° 角

离，以反映颅面各组织结构在矢状方向上相对蝶鞍点的位置关系。而下颌长却是测量髁突后切线及颏前点在下颌平面上垂足间的距离。由于下颌平面并不完全是矢状水平方向的，相对 FH 平面，下颌平面常呈向前向下倾斜，两者的线距测量是无法直接比较的。假设上下颌长度在生长发育过程中都增长 5mm，显然两者在矢状水平方向的增长并不匹配，其中还取决于下颌平面的倾斜度（图 9-17，图 9-18）。

在垂直方向上的测量误区，则有 Tweed-Merrifield 经典方丝弓诊断设计系统中的后前面高比项目。由于下颌升支（Ar.）的不同倾斜度，即使测量值和测量比都一样，实际上面型的差异会很大。这是因为前（下）面高与后面高都没有在统一的垂直平面上进行测量比较（图 9-19）。

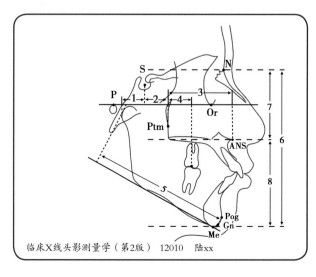

图 9-17　Wylie 分析法中
上颌与下颌并没有在同一个相同方向平面上测量

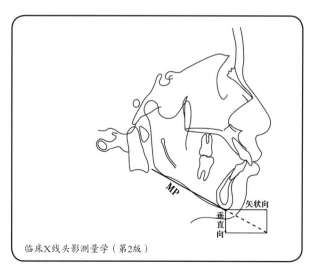

图 9-18　依据下颌平面的倾斜度，下颌长度的增长可分解为矢状水平向与垂直向增长

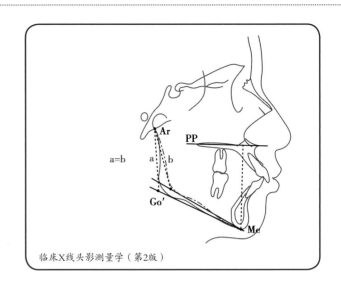

图 9-19　Tweed-Merrifield 诊断设计系统中
前后面高比,由于下颌升支(Ar.)的不同倾斜度,即使测
量值和测量比都一样,但面型的差异会很大

做得好的是 Coben 线距测量分析法。其最大优点是测量有一个比较统一的方向标准(基准平面)。在矢状方向上统一以 FH 平面为基准,而在垂直方向上的测量则统一以垂直于 FH 平面的垂线为基准,需要测量的各组织结构的标志点都分别作垂线到纵横基准平面(坐标)上,再测量垂足间距离,这样具有统一方向标准的测量结果才有可比性(图 9-20,图 9-21)。

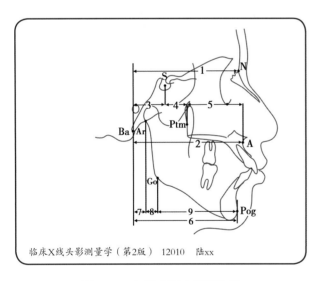

图 9-20　矢状水平向测量比较

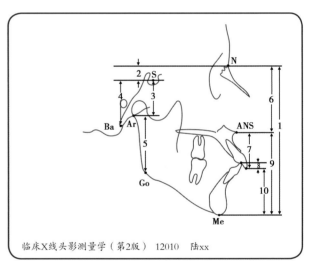

图 9-21　垂直向测量比较

七、翻译误区

翻译误区有时会导致概念混乱。

AFH. Anterior facial height：从颏下点(Me.)到腭平面(PP)的垂直距离。这是下面部的高度,相对于后面高,这应该称为前下面高。但是一直以来中文的翻译都是字面的直译,为"前面高"。事实上与解剖实际不相符。建议 AFH 的中文翻译为"前(下)面高"。

第十章

关于 X 线头影测量的可靠性问题

随着专家学者和临床医师的不断探索和研究，X 线头影测量技术在口腔正畸临床的诊断和矫治设计中所起的作用也越来越为人们所认识。但不可忽视的是其本身也有不足之处。在从头颅 X 线片到最终得到测量结果的过程中，可能因摄片时的头位、描图、定点的精准及定位平面的选用等方面出现误差，而影响测量结果的可靠性及可比性。

一、关于定点误差

定点误差的概念有两种：

一是有些专家学者对某些标志点的定点方法不一致，虽然不影响同一临床医师对同一患者用同一定点方法进行矫治前后的测量对比，但可能会影响到与均值的可比性。比较不同的定点方法所定标志点会有不同，随之影响到根据这个标志点得出的测量结果。解决的办法应该逐步统一定点方法，同时要注明标志点的定点方法，防止使用者盲目对照。

二是定点的精准度。它受到X线片的清晰度影响，但更受到描图人员对二维X线头颅影像各组织解剖结构的认识水平和描图、定点经验的影响。在临床上定点的精准度是影响测量结果的重要因素。

Baumrind曾报道以5名描图员同时对20张头颅影像图迹进行定点，发现所确定的标志点相互间有明显差异。这种差异的大小在不同的标志点反映不一，以下颌角点、上/下颌中切牙根尖点、颏下点等为大，而在上/下颌切牙切端、蝶鞍点、鼻根点等较小。Björk也注意到标志点的定位有难有易，其难易与标志点的本身有关。

Baumrind和Franz研究了不易定位标志点所引起的后果，认为将这些点用于测量时所引起的误差很明显。由于定点误差有大有小，由此各测量值的可靠性即不一致。Björk和Solow在早期研究中曾报道，由于在测量过程中有些标志点要被应用数次，因此，这些测量值的误差越大，相互间的相关性显得也越大。这种假象有时甚至在统计学的显著性检验中都不被察觉。而它对以重叠法为基础的研究的影响，有时可大到对矫治前后变化及生长发育做出错误的解释。

事实上近年来随着数字化X线机的出现，X线片的清晰度已明显提高，那么要提高描图、定点的精准度主要就在于加强人员的深入培训。一是在于对二维影像解剖结构结合干头骨三维结构的对照学习培训，做到熟练辨认侧位片上各组织结构特征，特别是一些关键的细部结构；二是按照统一的规范化的描图和定点方法和要求反复练习提高描迹图和定点的可比性（精准性），学会遵循各结构的解剖关系去寻找相关的组织；三是在全国推广系统性、标准化的培训班，以期提高并普及头影测量技术在临床上的普遍应用。

二、关于基准平面

在X线头影测量中，基准平面确实是一个很重要的因素，归结起来其应用主要有以下两种：

1. 根据基准平面对颅颌面形态用角度、线距及线距比等数据加以描述，并做出分析解释。在这个基础上，可对观察到的牙齿、骨骼情况进行分类和诊断。

2. 在基准平面上重叠图迹，可观察到颅颌面的变化，包括两方面：一是治疗过程中的短期变化；二是从出生到成熟期的长期的生长发育变化。

目前常用的基准平面有三个：即前颅底平面（SN平面）、眶耳平面（FH平面）及Bolton平面。但是长期以来学者们对三个基准平面的可靠性存在着争论。Ricketts认为，作为生长发育研究的基准平面，要求其是稳定的，这样观察到的才是真正的牙颌变化，而不是基准平面本身的变化。他认为耳点（P.）距颞下颌关节近，而眶点则位于中面部复合体上，与上下颌骨关系较为密切，故借助眶耳平面可研究上下颌骨的相互关系。而且，在后前位X线片上，颧弓与眶耳平面是一致的，因此在后前位片上也可用眶耳平面作基准平面。Ricketts认为，这样在形态的立体描述上，就为将侧位片与后前位片相联系提供了条件。

Ricketts 还从统计学角度对几种基准平面的定位做了分析,认为眶耳平面、前颅底平面及 Bolton 平面的标志点在定位的准确性方面无大差异,说明耳点(P.)的定位不是十分困难的。他认为,鼻根点所在的鼻额缝的位置在颅外部,而且由于颅内形状的不规则变化,其生长行为是不稳定的。因此他认为鼻根点的可靠性欠佳,加之前颅底平面距面部尤其是下颌骨位置较远。而确定眶耳平面的眶点(Or.)和耳点(P.)均在颅骨的表面,临床上都能摸到,且距离所要观察的牙颌较近,同时,眶耳平面(FH 平面)是经世界人类学会议确定的。因此他主张以眶耳平面为基准平面。

Broadbent 认为颅底点(Ba.)不易定位,而采用了 Bolton 点,并建立了 Bolton 三角。他从蝶鞍点(S.)向 Bolton 平面作垂线,并选用该垂线的中点 R 点作为重叠原点。同时将垂线作重叠线,Bolton 平面平行来研究颅面的生长发育。Björk 则认为颅底点及 Bolton 点均不易定位,他提出了关节点(Ar.)代之。Coben 认为,同一个体的颅底点(Ba.)与关节点(Ar.)之间的距离是恒定不变的。Björk 也持同样观点,并将颅底点作为颅底平面的后限。

也有学者主张采用自然头位进行拍摄头颅侧位片,拍片时在头面部前挂一铅垂线,作为垂直基准平面。在做头影测量时,从蝶鞍点(S.)向垂直基准平面作垂线,该垂线被称为真性水平面(THP. true horizontal plane),并与前颅底平面(SN 平面)、眶耳平面(FH 平面)及全颅底平面(Ba-N 平面)相比较,发现自然头位具有更好的可重复性,因此,建议在临床上采用自然头位下拍摄头颅侧位片,结合真性水平面(THP)作为基准平面。

三、关于某些测量项目的实际代表性问题

学者们对常用的表示上下颌骨相互之间及其与颅底关系的 ANB 角和 SNA 角、SNB 角的代表性也有不同意见。

一些学者发现,仅参考 ANB 角来说明上下颌骨的相互关系有其不足之处,因为 ANB 角受鼻根点的影响,鼻根点位置靠前、靠后,即使上下颌骨的实际位置关系不变,仍然会影响 ANB 角。而且同样 SNA 角过大,有可能是代表上颌骨的 A 点位置靠前;也可能是前颅底(S-N)长度过短,鼻根点位置靠后;再就是蝶鞍点(S.)高了。当面型不同,分别为凸面型、直面型和凹面型时,即使上下颌骨的位置关系没变,但由于 SNA 角的不同,也会引起 ANB 角测量值的变化。为此,一些学者相继提出一些测量方法来替代。

Freeman 提出用 A-X-B 方法来测量上下颌相互间的前后向位置关系。即从上牙槽座点(A.)向眶耳平面作垂线,垂足为 X 点,然后测量 AXB 角(图 10-1)。他在几种假想的不同面部突度,而上下颌骨前后向关系未变的侧面像上测量,发现 ANB 角及 Downs 的上下牙槽座角(AB plane angle)均随凸度变化而改变,而 AXB 角则不随之改变。因此他建议用 AXB 角来替代 ANB 角。

Beatty 则提出以 AXD 角来替代。X 为从上牙槽座点 A. 向前颅底平面作垂线之垂足,D 为下颌正中联合体的中心点(图 10-2)。

Jacobson 认为,ANB 角未将上下颌基骨与颅底基准平面的相对关系考虑进去。他认为,当下颌平面角在正常值范围时,SNA 角所代表的意义是可靠的,但 ANB 就不一定可靠。而当下颌平面角过大或过小时,SNA 角与 ANB 角的可靠性都是有疑问的。为此,Jacobson 提出了"Wits"分析法。

作者认为其实每一单独测量项目都有其一定的局限性,综合评判才能得出可靠的结果。这是因为每一个正常或貌美个体,是由其颅颌面牙各部相互匹配、相互补偿的结果。

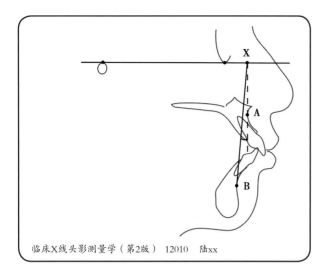

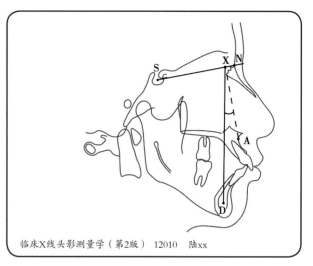

图 10-1　Freeman 提出用 A-X-B 方法来测量上下颌相互间的前后向位置关系，用 AXB 角来替代 ANB 角

图 10-2　Beatty 提出 AXD 角测量上下颌相互间的前后向位置关系，用 AXD 角来替代 ANB 角

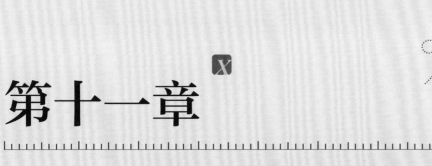

第十一章

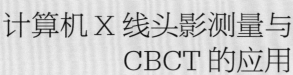

计算机 X 线头影测量与 CBCT 的应用

　　头影测量技术的出现对口腔正畸患者诊断过程的科学性产生了巨大推动。人们第一次可以在临床检查、模型观测以外，透过外表的肌肉组织对颅面骨骼的形态结构特征进行观察、分析。但随着越来越多测量方法的问世及病例处理量的增加，在手工测量条件下，医师无法对如此大量的信息进行快速、准确的测量，计算机技术就应运而生地被应用到头影测量之中。

　　概括起来，伴随着计算机技术的发展和完善，头影测量技术也经过了四个发展阶段：①手工描记、测量阶段；②头影描迹图基础上的图形数字化处理阶段；③数字图像处理技术的应用；④计算机三维模拟及重建。

　　1958 年，丹麦皇家牙科学院的 Björk 和 Solow 首先将计算机技术应用于 X 线头影测量和临床工作中。而将计算机技术大量应用于头影测量分析和辅助诊断是在 20 世纪 70 年代。美国学者 Walker 在《颅面形态学及生长分析的新进展》一文中，将计算机技术在头影测量分析中的应用首次系统化。从此，X 线头影测量技术进入了一个全新的发展阶段。我国 20 世纪 80 年代初开始逐渐将计算机技术运用于头影测量中。

一、计算机X线头影测量系统

1. 硬件系统　硬件系统的选择随着电脑硬件的迅速发展而不断更新。在普通计算机硬件(计算机主机、显示器、键盘)的基础上,还需要增加图形数字化设备,可以是数字图形数字化仪、扫描仪,或者是直接成像为数字照片的X线机。

图形数字化仪是一种记录直角坐标系中的X-Y坐标的装置(图11-1),可将X线片上各个标志点的空间坐标输入计算机数据库中,建立数据文件用于分析。由于更经济的扫描仪的广泛使用,以及其他数字化设备的出现,图形数字化仪的使用越来越少,点坐标的输入今天也可以通过软件完成。

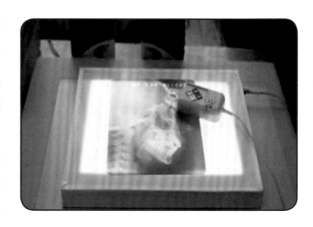

图11-1　图形数字化仪

扫描仪的出现及广泛应用,使头颅侧位片的数字化相对简化。由于X线片属于透明胶片,因此要求扫描仪要有透扫功能。扫描仪按扫描方式可分为转鼓式和平板式。目前广泛使用的以平板式扫描仪为主。图像扫描会生成非常庞大的图像文件,需要计算机有足够大的存贮空间及足够快的速度,或采用图像压缩方式。

数字化的X线机是目前获得数字图像最便捷的方式,数字的感光板可直接生成数字化的X线片,而不再需要胶片的数码转化。生成的数字化X线片可直接进入计算机。数字化的X线机目前在技术上已非常成熟。

2. 软件系统　头影测量软件的种类很多,功能各不相同。这类软件笼统可分为两个功能模块。一个是数据处理功能;另一个是图形处理功能。头影测量对数学运算的要求并不高,大部分数值只是角度计算和线距计算,因此头影测量软件对数据处理功能的要求并不高。相对而言,计算机生成描迹图及其重叠是更为复杂的一个功能模块。各类软件生成图形的原理各不相同,有些采用曲线拟合的办法,这种方法需要输入大量连续的点。另一种方式是采用流式输入方式,计算机可以在很短的时间间隔内记录下鼠标走过的路径,从而将之连成线。目前计算机软件生成的图形还不能完全达到手工描迹图的自然流畅。

预测功能是头影测量软件又一主要功能,实现可视化的治疗目标(VTO)和手术治疗目标(STO)。目前所研究制订的早期矫治计划系统,可以交互实现生长预测和正畸牙移动以及软组织侧貌的分析。医师可以借助于该系统对所计划的矫治过程进行控制,并且通过显示在屏幕上的治疗方案和结果进行评价和修正。

计算机技术在正颌外科应用中可以进行正颌术前诊断、手术设计和预后评估。虽然其前身和原理均来自于正畸领域中的计算机X线头影测量,但又有其自身特点,正颌手术更加注重面部颜貌的变化,医患沟通需要更大。而且正颌对患者颌面结构、形态的改变远远大于单纯利用正畸手段的效果,建立在计算机技术基础上的正颌外科预测系统就更需要准确。

头影测量软件的种类很多,国外的软件开发较成熟,运行较稳定,而且许多软件可以定义标准值及测量项目，但这些软件在国内应用最大的问题可能是语言，英文的界面与诊疗习惯降低了友好性。汉化的国外软件是一个解决办法。国内的头影测量软件还需要加快开发的步伐。

二、锥形束 CT 为基础的三维头影测量

三维头影测量一直是正畸医师追求的梦想。1931 年二维头影测量正式被发明，并且逐渐成为正畸诊断的经典。20 世纪 70 年代出现 CT，但过去 40 多年中，二维头影测量仍然是正畸诊断、研究的重要指标，目前没有真正意义上三维的头影测量方法可以替代传统的二维测量。原因之一可能是医学 CT 并不适用于普通口腔科患者，在口腔外科中应用的医学 CT 并没有直接指导正畸三维头影测量方法的建立。锥形束 CT 的出现及普及，为正畸三维头影测量的发展带来了契机，而且硬件的高速普及，更要求相应的软件提升。三维头影测量的发展已经迫在眉睫。

但什么是真正意义上的三维头影测量，似乎并没有一个科学、权威的定义。二维头影测量基于放射影像，但这是一种特殊的放射方式，要求在一张图像上同时呈现软、硬组织的信息，这一点对投照的要求很高，大部分时候投照结果并不让人满意，医师不得不在黑白的混沌中根据解剖关系猜测标志点的定位。三维头影测量毫无疑问基于锥形束 CT 影像，但软组织成像显然不是锥形束 CT 的强项，面部三维扫描越来越成熟，如果将两种三维数据整合，将会明显减少组织结构解剖识别困难的痛苦。三维数据整合是未来三维技术需要解决的一项关键技术，也是三维头影测量成为一项真正技术的重要步骤。

头颅的再定位是三维头影测量的基础。二维头影测量通过头颅定位架来确定头位，虽然重叠因素是它的缺陷，但似乎有各种方法来克服解决，并没有影响相关的头影测量方法的丰富。但基于锥形束 CT 的三维头影测量，首先一个问题就是头位的不确定性，根据硬件设计的不同，锥形束 CT 在投照时也需要固定头位，但这种固定并不是定位，固定方式可用额部的绷带或者颏托。颏托的方式虽然最稳定，但影响颏部软组织成像，对未来头影测量中颏部形态的分析有很大的干扰。在固定方式解决的前提下，锥形束 CT 的头位确定仍然是需要思考的问题，传统的眶耳平面在三维方式下有四个点，如何确定平面需要有新的定义，而且 CT 上的定点本就非常有争议。有许多的研究在试图寻找头颅的正中矢状面，但人类天然的不对称性让这一工作并不容易。不管怎样，我们还是需要一个头位进行测量，结构重叠法是目前最好的一种方法。人类的不对称由前向后、由上到下被放大，基于人们的观察习惯，颅部的重叠是观察不对称的一个好的方式。

在我们有真正三维头影测量之前，将锥形束 CT 影像转化为临床熟悉的二维影像，是一个过渡的好办法。已有大量的研究指导我们如何转化二维头颅侧位片，以及转化头颅侧位片与传统头颅侧位片之间的差异。总结头颅侧位转化片的优势有以下几个方面：①准确的头颅定位：锥形束 CT 数据开放，借助软件再定位的优势，头位可比传统头颅定位架更加准确；②左右两侧的独立分析：左右图像可单独进行转化，进行独立的分析；③图像丰富的显示效果：借助 CT 软件多种的显示模式，可以在不同显示效果下观察解剖，互相弥补显示不清晰的结构，从而实现定点的精确性；④等比例测量：借助 CT 等比的投照特点，转化后的侧位片同样也是与真实头颅等大，消除了放大率的干扰（图 11-2）。

在锥形束 CT 数据的基础上，如果再融合牙冠扫描数据、面部三维数据，形成真正的三维数据模型，那么头影测量将可以测量每一颗解剖牙齿的位置并比较治疗前后的移动，这将是未来三维头影测量最有魅力的亮点（图 11-3）。

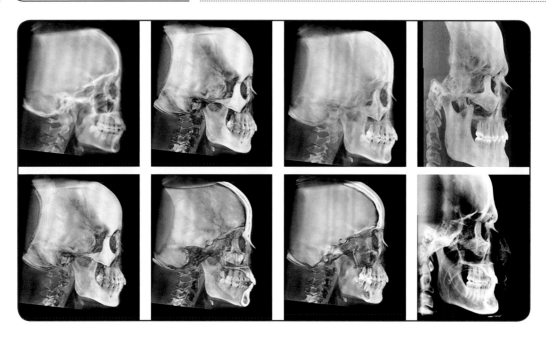

图 11-2 大视野锥形束 CT 转化头颅侧位影像

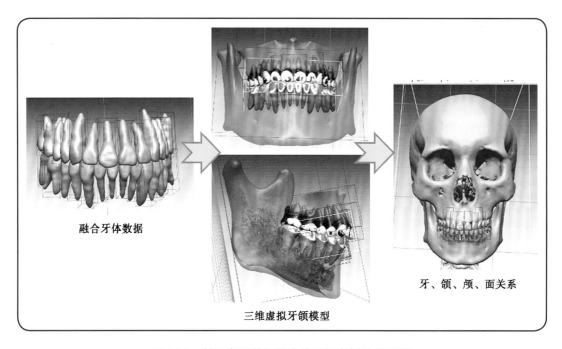

图 11-3 基于多源数据融合的牙颌虚拟诊断模型

除了转化头颅侧位片,还可以转化头颅正位片、全口牙位曲面体层片、关节片等。每一种转化片都要比传统投照方式更精准。例如头颅正位片的可比性更强,全口牙位曲面体层片牙根的平行更有可信度。传统转化以外,更多新的转化方式会使诊断的内容更丰富,例如头颅轴状位,在有标准头位确定的前提下,轴状位更有利于观察牙弓两侧的对称性。

计算机技术和基于锥形束 CT 的三维头影测量必将是未来正畸诊断的发展方向,在这一过程中,不但需要这些三维数字技术的提高与进步,更需要临床医师主动去接受先进的技术,并努力掌握它,让医患双方都享受到新技术带来的福利。

附录

数字化 X 线头影测量——几何画板技术

几何画板是美国一家公司开发的数学图形软件,版权归原著美国 Key Curriculum Press 公司所有。

几何画板是一个通用的数学、物理教学工具,提供丰富的创造功能,使用户可以随心所欲地编写出自己需要的教学课件,是最出色的教学软件之一。它主要以点、线、圆为基本元素,通过对这些基本元素的变换、构造、测算、动画、跟踪轨迹等构造出其他较为复杂的图形,是数学、物理教学中强有力的工具。

我国在 1996 年,经当时的国家教委要求,在中学广泛使用教学辅助工作。其功能在几何、立体几何、三角函数、解析几何和物理的力学分析等均有重要作用。

目前国内外已有比较成熟的专门针对 X 线头影测量的软件,但由于费用昂贵等问题,不利于推广,甚至在一定程度上限制了临床 X 线头影测量的开展。因此,于吉冬、柳胜杰将几何画板的功能与 X 线头影测量技术相结合,研究出一套适用于临床,且操作简便的方法。这样即使没有专业的测量软件,也可以直接用计算机对数字化 X 线头颅侧位片进行测量分析。

一、几何画板的工具介绍

几何画板功能丰富，且可以自由创造。为了方便了解几何画板在头影测量中的应用，便于读者理解，下文在讲解时，将以Tweed分析法为例，主要介绍常用的几个功能。

分别打开几何画板，和预先描绘好的头颅侧位描迹线图所在的文件夹，直接用鼠标拖动描迹线图至几何画板窗口内（附录图1），然后按住【Shift】键，通过鼠标对图片的任何一个角进行拖动来调整图片的大小，使之与画板的大小相适应（附录图2）。

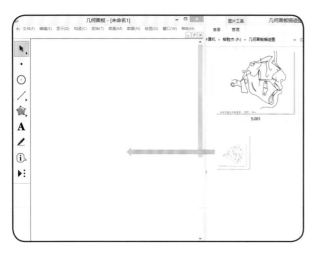

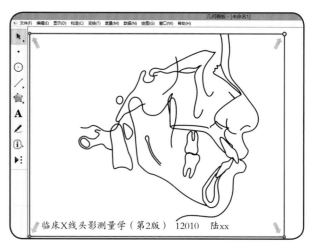

附录图1　分别打开几何画板和描迹线图所在的文件夹，直接用鼠标拖动描迹线图至几何画板窗口内（箭头所示）

附录图2　按住【Shift】键，通过鼠标对图片的任何一个角（箭头所示）进行拖动来调整图片的大小

1. 构成点　在画板的左边工具栏中有一列工具选择项，选择【点工具】，便可以在画板上，根据需要在正确的位置上画点（附录图3）。系统会根据点的先后顺序，自动给这些点命名为A、B、C、D…，依此类推。选择画板左边工具栏中的【文本工具】，单击任何一个点，该点边上就会显示点的编号，双击该点，即可输入文字对点完成新的命名，比如S点、N点、A点等（附录图4），如需隐藏点的名称，只需在该点上单击，名称便可隐藏。

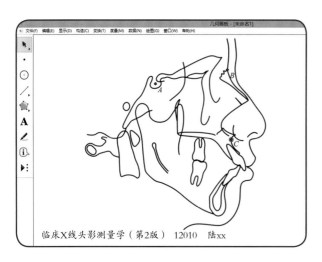

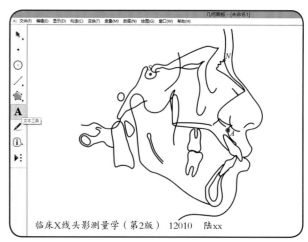

附录图3　选择【点工具】，在画板上定点，系统会按定点的顺序自动将其命名为A、B、C点等

附录图4　选择【文本工具】，双击任意点，即可将其重新命名，如S点、N点、A点等

2. 构成线　可将所画的任意两点连成直线。在画板的左边工具栏中,选择【移动箭头工具】,然后点击想要连接的两个点,比如点击"S 点"与"N 点",再选择画板顶部菜单【构造】—【线段】,这样该两点间的直线便可完成(附录图 5)。也可以选择【构造】—【直线】或【射线】来构造所需的线条(附录图 6)。重复以上的步骤可完成其他线条的构造,比如 FH 平面、MP 平面等。

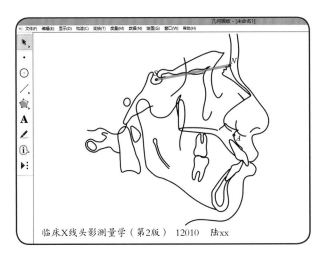

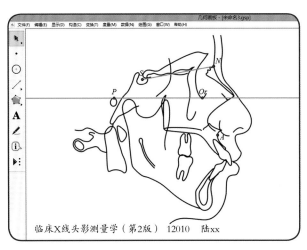

附录图 5　选择【移动箭头工具】,然后点击"S 点"与"N 点",再选择画板顶部菜单【构造】—【线段】,SN 平面构造完成

附录图 6　选择【移动箭头工具】,然后点击"P 点"与"Or 点",再选择画板顶部菜单【构造】—【直线】,FH 平面构造完成

3. 构成平行线　同样利用【构造】菜单可以将任何线段作为参照,构成平行线和垂线。以创建(Me.)点为例:选择【点工具】,在颏部下方任意设置一个点;选择【移动箭头工具】,点击该点与 FH 平面,然后选择【构造】—【平行线】,这样就可以构造出 FH 平面的平行线(附录图 7),用鼠标或键盘上的箭头键移动平行线,相切于颏下部,切点即是(Me.)点,可用【文本工具】对其命名(附录图 8)。

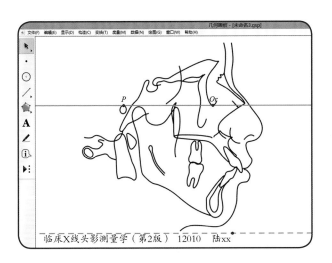

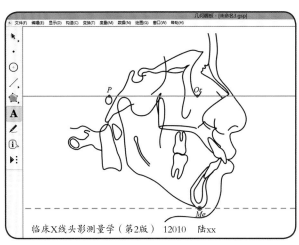

附录图 7　在颏部下方任意设置一个点;选择【移动箭头工具】,点击该点与 FH 平面,然后选择【构造】—【平行线】,来构造出 FH 平面的平行线

附录图 8　移动平行线,使之相切于颏下部,切点即是(Me.)点,可用【文本工具】对其命名

4.构成垂线　以构造前（下）面高（AFH.）为例，点击（Me.）点与 PP 平面，然后选择【构造】—【垂线】，就可以构造出以（Me.）点垂直于 PP 平面的垂线（附录图9）；用同样的方法可以构造垂直于 FH 平面的垂线来创建相关的点，比如（A.）点、（B.）点、（Pog.）点。选择【点工具】，将光标移到垂足的位置，当两条相交的线同时变成红色时，该点即为垂足，单击鼠标，在垂足上设置点（附录图10）。

用以上工具及方法构造各个点及所需的线条，对于所有构成角度的交角，均要选择【点工具】，设置交点，这里不一一阐述。

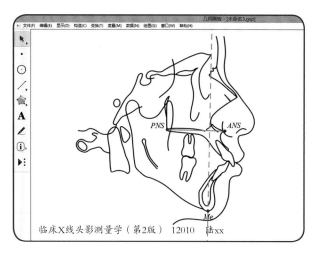

附录图9　点击（Me.）点与 PP 平面，然后选择【构造】—【垂线】，构造出以（Me.）点垂直于 PP 平面的垂线（虚线）

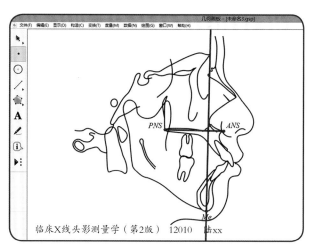

附录图10　选择【点工具】，将光标移到垂足的位置，当两条相交的线同时变成红色时，该点即为垂足

5.测量角　以测量 SNA 角为例，选择【移动箭头工具】，顺时针分别点击形成该角的三个点（附录图11），然后选择【度量】—【角度】，画板的左上角便会显示∠ SNA 的角度（附录图12）。以同样的方法可以测量各个角度。

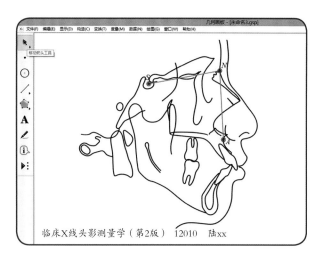

附录图11　选择【移动箭头工具】，顺时针分别点击形成该角的三个点: S-N-A

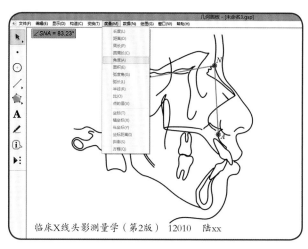

附录图12　选择【度量】—【角度】，点击确认，画板的左上角便会显示"∠SNA"的角度

对于交角不在画板范围内，不能直接测量的角，如 FMA，可以先测量 Tweed 三角里的另外两个角，然后选择【数据】—【计算】（附录图 13）；在弹出的对话框中输入"180"，再输入"−"号，再分别双击已经度量出度数的角，两个角之间需输入"−"号，点击确认，屏幕上会自动生成 FMA 的度数（附录图 14）。

对于单独一个角且交角不在画板范围内的，以𬌗平面为例，可以选择"P"点向𬌗平面构造平行线，该平行线与 FH 平面的交点即是"P"点，在平行线上设置任意辅助点（辅助点应位于 P 点右侧），度量交角即为𬌗平面的角度。

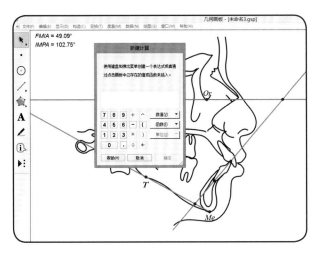

附录图 13 先度量出 FMIA 与 IMPA 的角度，然后选择【数据】—【计算】菜单

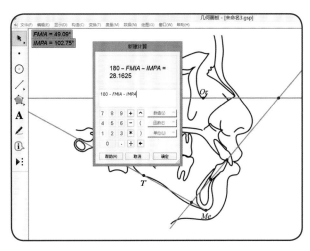

附录图 14 在弹出的对话框中输入"180"，再输入"−"号，再分别双击已经度量出度数的 FMIA 与 IMPA 角，两个角之间需输入"−"号，点击确认，计算完成

6. 更改名称 由于画板上点的名称是自动生成的，因此需要对这些点根据需要重新命名。与更改点的名称步骤相同，选择【文本工具】，双击需要更改的项目，在弹出的文本框中输入更新的名称，点击确认，即可完成更改（附录图 15，附录图 16）。

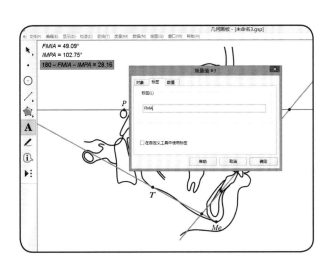

附录图 15 选择【文本工具】，双击需要更改的项目，在弹出的文本框中输入"FMA"

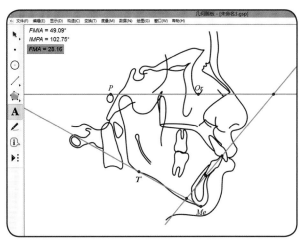

附录图 16 点击确认后，名称即修改完成

7. 测量距离及线段比　以测量后面高、前（下）面高及后 / 前（下）面高比值为例：选择【移动箭头工具】，点击被测量线段两端的点，然后选择【度量】—【距离】，画板上便会显示该被测线段的距离（附录图 17）。分别测出后、前（下）高的值后，选择【数据】—【计算】，分别双击已经度量出距离的后面高与前（下）面高，两次双击中间需点击输入"÷"号，点击确认，屏幕上会自动生成比值，即为后前（下）面高比（附录图 18）。

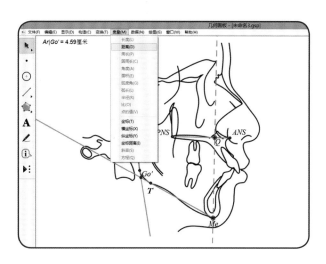

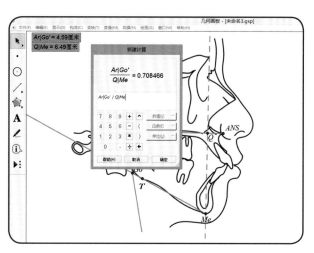

附录图 17　选择【移动箭头工具】，点击"Ar"与"Go'"，然后选择【度量】—【距离】，画板上便会显示该被测线段的距离，即后面高；同理可度量出前（下）面高

附录图 18　选择【数据】—【计算】，双击选中"后面高"，再点击屏幕计算器上的"÷"号，然后双击选中"前（下）面高"，点击确认，计算结果便显示在画板上

8. 隐藏点、线　完成所有项目的测量后，往往线条和点较多，为了简化界面，可以对一些辅助的线条及点进行隐藏，必要时可以隐藏界面上的所有元素。

选择【移动箭头工具】，点击选中需要隐藏的点与线条，然后选择菜单【显示】—【隐藏对象】，点击确定，所选的项目就会被隐藏，而测量所得的所有结果则不受影响。如附录图 19 所示，选中所有线条，进行隐藏后，所有度量所得的数据不受影响（附录图 20）。如果需要查看隐藏的项目，只需选择菜单【显示】—【显示所有隐藏】即可。

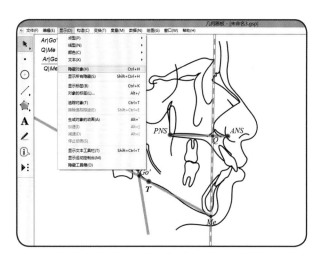

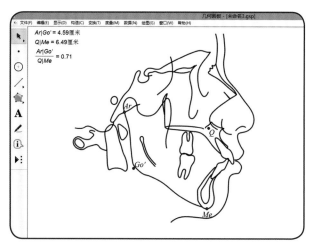

附录图 19　选择【移动箭头工具】，点击选中需要隐藏的点与线条，然后选择菜单【显示】—【隐藏对象】

附录图 20　选中的所有项目将被隐藏，而测量结果不受影响

　　按照前面的介绍,利用几何画板的这些基本功能,就可以对 X 线片进行各种角度及距离的测量,所有测量项目的定义都会被系统记录,拖动任何一条线或某个点,所关联的角度、距离和比值都会自动计算及更新,并显示在画板界面上。

二、制作模板

　　以 Tweed 分析法为例,下面来介绍如何制作 Tweed 分析法的模板。

　　1. 测量描迹图

　　(1) 按照前文所述方法,在几何画板中导入预先描绘好的头颅侧位描迹线图片,并按照 Tweed 分析法的要求对描迹图进行定点,对所定的点重新命名(附录图 21)。

　　(2) 构造线条,度量角度及线距比等,所有度量结果即自动生成,显示在画板的左侧。选择【文本工具】对所得结果进行重命名(附录图 22)。

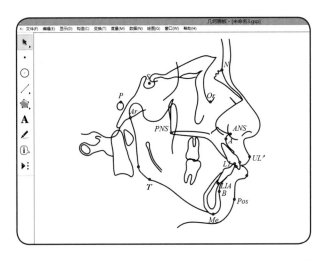

附录图 21　导入头颅侧位描迹线图片,并对描迹图进行定点,对所定的点重新命名

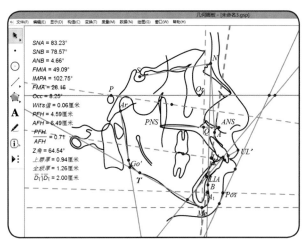

附录图 22　构造线条,度量角度及线距比等,选择【文本工具】对所得结果进行重命名

　　2. 隐藏对象　完成所有项目的测量后,画面上点及线条较多,可以将所有的线条及部分非解剖标志点隐藏,使画面趋于简洁。选择【移动箭头工具】,点击选中需要隐藏的点与线条(附录图 23),选择菜单【显示】—【隐藏对象】,点击确定,所选的项目就会被隐藏。个别点因为构造线条的需要,需予以保留,可以根据个人喜好进行命名,比如图中的"G1"点和"P1"点等(附录图 24)。

　　3. 设置标准度量值　经过上述步骤,模板基本形成,但还不能用于 X 线片的测量,由于几何画板与 X 线片的比例不同,因此,要建一个标准度量值来统一度量标准,步骤如下:

　　(1) 在屏幕上定任意一点,选择菜单【变换】—【平移】,更改【固定距离】为 2.0cm,画板上便会生成两个距离为 2.0cm 的点(附录图 25)。

　　(2) 将生成的两个点选定,选择【构造】—【线段】,线段构造完成;再次点击该两点,选择【度量】—【距离】,画板上便生成标准度量值(附录图 26)。

（3）再次点击该两点，选择【显示】—【隐藏点】，选中的两个点被隐藏，只保留下线段，长度为2.0cm；为了便于区分辨认，可以选择菜单【显示】—【颜色】，更改此线段颜色为蓝色，度量值即设置完成（附录图27）。

（4）最后选择【移动箭头工具】，点击选中之前导入的描迹图，使用键盘上的【Delete】键，将该图片删除，Tweed分析法的模板就制作完成（附录图28），将其保存并命名。

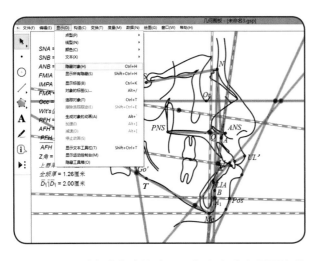

附录图23 选择【移动箭头工具】，点击选中需要隐藏的点与线条，选择菜单【显示】—【隐藏对象】，对所选的项目进行隐藏

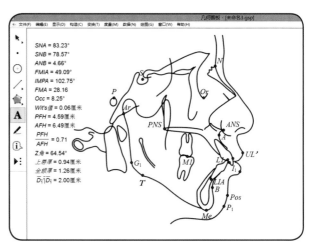

附录图24 个别点因为构造线条的需要，需予以保留，比如"G_1"点和"P_1"点等（非解剖标志点可以根据个人喜好进行命名）

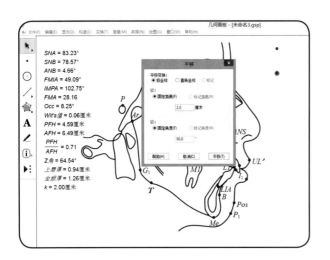

附录图25 在屏幕上定任意一点，选择菜单【变换】—【平移】，更改【固定距离】为2.0cm

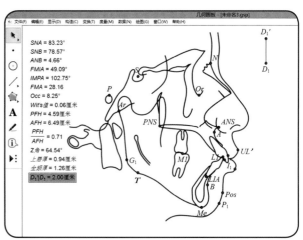

附录图26 选定该两点，选择【构造】—【线段】，线段构造完成；同样可以用【度量】—【距离】，生成标准度量值

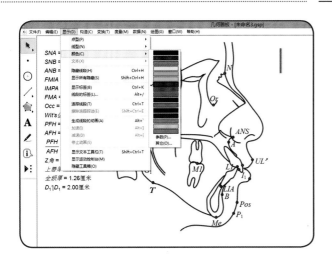

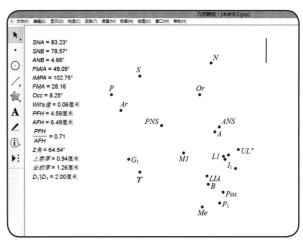

附录图 27　点击该两点,选择【显示】—【隐藏点】,选中的两个点被隐藏,只保留下线段;选择菜单【显示】—【颜色】,更改此线段颜色为蓝色

附录图 28　选择【移动箭头工具】,点击选中之前导入的描迹图,使用【Delete】键,将该图片删除,其余的保留,模板制作即告完成

三、测量的具体应用

1. 在模板中,将需要测量分析的 X 线头颅侧位片导入,调整侧位片的放大率,选中图片,按住【Shift】,通过鼠标来调整图片的放大率,使之前度量好的 2.0cm 线段与 X 线片上标尺的任意 2.0cm(度量值)刚好重叠,放大率即调整完成(附录图 29)。

2. 拖动画板上相应的定位点,对 X 线片上的解剖标志点重新定位,测量值随着点的调整会自动计算更新,定位完成,测量即完成(附录图 30)。

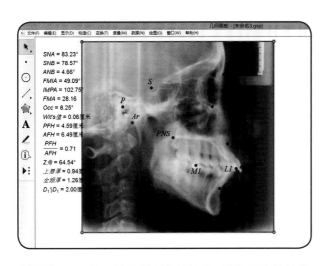

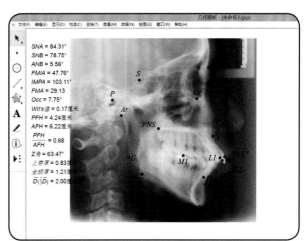

附录图 29　将 X 线头颅侧位片导入,调整侧位片的放大率,使之前度量好的 2.0cm 线段与 X 线片上标尺的任意 2.0cm 刚好重叠

附录图 30　拖动画板上相应的定位点,对 X 线片上的解剖标志点重新定位,测量值随着点的调整会自动计算更新

四、其他分析法的模板制作及应用

根据前文所述方法，同样可以制作其他分析法的模板，比如 Downs 分析法、Steiner 分析法等。模板制作完成后，将模板保存，需要测量时，只要在几何画板中打开保存的模板，便可轻松运用。

参考文献

1. 于晓惠,黄金芳,杨凤鸣,等. 180 例正常𬌗中国人软组织侧貌的 X 线头影测量研究——(二)正常𬌗人侧貌形态的生长发育研究. 临床口腔医学杂志,1986,4:215-221.

2. 王云,许天民. 软组织侧貌的美学指标. 中华口腔正畸学杂志,1994,3:139-141.

3. 王兴,张震康,王洪君,等. 中国美貌人群的侧貌软组织 X 线头影测量研究. 口腔医学研究杂志,1991,2:86-90.

4. 田乃学,黄金芳. 前牙深覆盖畸形颅面结构生长变化的研究. 中华口腔医学杂志,1988,23:40.

5. RAVINDRA N. 临床正畸治疗中的生物力学与美学设计原则. 白玉兴,译. 北京:人民军医出版社,2011.

6. 那宾,许天民. 正畸治疗与软组织侧貌. 口腔医学杂志,2004,24(5):308-310.

7. 林久祥. X 线头影软组织测量的临床价值. 中华口腔科杂志,1984,19:17.

8. 林景榕,毛燮均. 正常𬌗人牙、颌、面生长发育的 X 线头影测量研究. 北京医学院学报,1966,2:101-106.

9. 罗卫红,傅民魁. 对评价侧貌唇的审美线 E 线、B 线、H 线一致性、敏感性的研究. 中华口腔正畸学杂志,1997,2:58-60.

10. 陈杨熙. 哈尔滨市 100 名正常𬌗儿童侧貌的 X 线头影测量研究. 中华口腔科杂志,1985,20:45.

11. 陈扬熙,周力,张江恒. 下颌后缩畸形的矫治体会. 中华口腔正畸学杂志,1995,4:162-164.

12. 陈扬熙. 口腔正畸学——基础、技术与临床. 北京:人民卫生出版社,2012.

13. 胡兴宇. 口腔正畸与体质人类学的研究概况. 四川解剖学杂志,1996,3:155-162.

14. 傅民魁,毛燮均. 144 名正常𬌗中国人的 X 线头影测量研究. 北京医学院学报,1965,4:251-256.

15. 傅民魁. 144 名正常𬌗的 X 线头影测量研究. 中华医学杂志,1975,12:865.

16. 傅民魁. 上颌𬌗垫矫正器矫治前牙反𬌗的 X 线头影测量研究. 中华口腔科杂志,1978,13:23.

17. 傅民魁. 正常𬌗颅面结构的电子计算机头影测量研究 I. Steiner 分析法的正常值. 华西口腔医学杂志,1984,2:109-113.

18. 傅民魁,徐冰农. 电子计算机在口腔正畸的应用. 国外医学. 口腔医学分册,1981,3:134-137.

19. 傅民魁,田乃学. 口腔 X 线头影测量理论与实践. 北京:人民卫生出版社,1991.

20. 曾祥龙. 计算机自动绘图系统在 X 线头影测量分析中的应用. 中华口腔科杂志,1983,18:234.

21. 楼昭华. 上海市 128 名正常儿童 X 线头影测量研究. 中华口腔科杂志,1981,16:100.

22. 谭学莲,甯佳丽,陈河林,等. 拔牙和非拔牙矫治对正面微笑和静态侧貌的美学影响. 国际口腔医学杂志,2015,2:147-151.

23. 榎惠監修. 歯科矯正学. 东京:医歯薬出版,1960.

24. AITSHISON J. Some racial difference in human skull and jaws. Brit Dent J,1964,116:25.

25. ALLEN W. Historical aspects of roentgenographic cephalometry. Am J orthod,1963,49:451.

26. ARNETT G W,BERGMAN R T. Facial keys to orthodontic diagnosis and treatment—part II. American Journal of Orthodontics & Dentofacial Orthopedics,1993,103(5):395-411.

27. BALLARD C. F. Recent work in north America as if effects orthodontic diagnosis and treatment,Dental Record,1951,71:85.

28. BAUMRIND S. The reliability of head film measurements 2:conventional angular and linear measures,Am J Orthod,1971,60:505.

29. BETTS NJ,VANARSDALL RL,BARBER HD,et al. Diagnosis and treatment of transverse maxillary deficiency. Int J Adult Orthod Orthognath Surg,1995,10(2):75-96.

30. BJÖRK A. The face in profile，an anthropolopgical x-ray investigation on Swedish children and conscripts. Am J Orthod，1948，34：691.

31. BJÖRK A. The nature of facial prognathism and teeth. Am J Orthod，1951，37：106.

32. BJÖRK A. Variability and age changes in overjet and overbite. Am J Orthod，1953，39：779.

33. BJÖRK A. Measurements on radiography. J Dent Res，1962，41：672.

34. BROADBENTB H. A new x-ray technique and its application to orthodontics.Angle orthod，1931，1：45.

35. BROADBENTB B H. Bolton standards and technique in orthodontic practice. Angle Orthod，1937，7：209.

36. BRODIE A G. On the growth pattern of the human head from the third month to the eight year of life. Am J Anat，1941，68：209.

37. BURSTONE C J. The integumental profile. Am J orthod，1958，44：1.

38. BURSTONE C J. Lip posture and its significance in treatment planning. American Journal of Orthodontics，1967，53（4）：262-284.

39. BURSTONE C J. Integumental contour and extension patterns. Angle Orthodontist，1959，29（2）：93-104.

40. BURSTONE C J. Lip posture and its significance in treatment planning. American Journal of Orthodontics，1967，53（53）：262-284.

41. COBEN S E. The intergration of facial skeletal variation. A serial cephalometric roentgenographic analysis of craniofacial form and growth. Am J orthod，1955，41：407.

42. CONNOLLY C J. Fundamental principles of a systematic diagnosis of dental anomalies. International Journal of Orthodontia Oral Surgery & Radiography，1927，13（1）：1084-1090.

43. COX N H. Facial harmony. Am. J. orthod，1971，60：175.

44. DOWNS W B. Variation in facial relationship. Their significance in treatment and prognosis. Am J orthod，1948，44：812.

45. DOWNS W B. The role of cephalometrics in orthodontic case analysis and diagnosis. American Journal of Orthodontics，1952，38（3）：162-182.

46. DOWNS W B. The roles of cephalometic in orthodontic case analysis and diagnosis. Angle orthod，1981，51：16238.

47. DOWNS W B. Analysis of the dentofacial profiles. Angle orthod，1956，26：191.

48. GRUMMONS DC，KAPPEYNE van de COPPELLO MA. A frontal asymmetry analysis. J Clin Orthod，1987，21（7）：448-465.

49. ENLOW D H. Hand-book of facial growth. Philadelphia: Saunders Co.，1975.

50. FARROW A L，ZARRINNIA K，AZIZI K. Bimaxillary protrusion in black Americans–an esthetic evaluation and the treatment considerations. American Journal of Orthodontics & Dentofacial Orthopedics，1993，104（3）：240-250.

51. FREEMAN R S. Adjusting A-N-B angles to reflect the efforts of maxillary position. Angle Orthodontist，1981，51：162.

52. FRUSH J P. The dynesthetic interpretation of the dentogenic concept-Journal of Prosthetic Dentistry. Journal of Prosthetic Dentistry，1958，8（4）：558-581.

53. GENECOV J S，SINCLAIR P M，DECHOW P C. Development of the nose and soft tissue profile. Angle Orthodontist，1990，60（3）：191-198.

54. GERON S，ATALIA W. Influence of sex on the perception of oral and smile esthetics with different gingival and incisal plane inclination. Angle Orthodontist，2005，75（5）：778-784.

55. GOLDSMAN S. The variation in skeletal and denture pattern in excellent adult facial types. Angle Orthodontist，1959，29：63.

56. GRABER T M. A critical review of clinical cephalometric analysis in orthodontics. Angle Orthodontist，1954，40：1.

57. GRABER T M. Problems and limitation of cephalometric metric analysis in orthodontic. Angle Orthodontist，1954，40：1.

58. HELLMAN M. A introduction to growth of the human face from infancy to adulthood. Inter J Orthod and Oral Surg. Radio，1932，18：277.

59. HIXON E H. The normal concept cephalometrics. Am concept and cephlametrics. Am J Orthod，1959，842-898.

60. HOLDAWAY R A. Changes in relationship of points A and B during orthodontic treatment. Am J Orthod，1956，42：176.

61. HOLDAWAY R A. A soft-tissue cephalometric analysis and its use in orthodontic treatment planning. Part Ⅰ. American Journal

of Orthodontics，1984，85（4）：279-293.

62. HULSEY C M. An esthetic evaluation of lip-teeth relationships present in the smile. American Journal of Orthodontics，1970，57（2）：132-144.

63. ISMAIL S F H，MOSS J P，HENNESSY R. Three-dimensional assessment of the effects of extraction and nonextraction orthodontic treatment on the face. American Journal of Orthodontics & Dentofacial Orthopedics，2002，121（3）：244-256.

64. JACOBSON A. Application of the "wits" appraisal. Am J Orthod，1976，70：179.

65. JACOBSON A. Radiographic cephalometry：from basics to videoimaging. London：Quintessence Pub Co.，1995.

66. JAMES F MULICK. Clinical Use Of The Frontal Headfilm. Angle Orthodontist，1965，35（4）：299-304.

67. LEGON JAR.The cubit and the Egyption Canon of Art.Discussions in Egyptology，1996，35：62-76.

68. JOHNSON J S. A news approach to cephlametric analysis of the dental base relationship. Angle Orthodontist，1978，45：32.

69. JR J L. A comparative analysis of class Ⅱ treatments：a retrosepctive/prospective alternative. Clinical Orthodontics & Research，1998，1（2）：142-146.

70. JOHNSTON L E，许天民，滕起民. Johnston 头影测量技术图解手册. 北京：北京大学医学出版社，2011.

71. KIM D，YANG H J，HUH K，et al. Three-dimensional natural head position reproduction using a single facial photograph based on the POSIT method. Journal of cranio-maxillo-facial surgery：official publication of the European Association for Cranio-Maxillo-Facial Surgery，2014，42（7）：1315-1321.

72. KUHLBERG A，NANDA R. Biomechanics and esthetic strategies in clinical orthodontics. Oxford UK Elsevier Saunders，2005.

73. LIEBGOTT B. Cephlametric analysis using a template. Angle Orthodontist，1978，348-394.

74. MAH J，HATCHER D. Current status and future needs in craniofacial imaging. OrthodCraniofac Res，2003，6（Suppl 1）：10-16，179-182.

75. MARGOLIS H I. Standarized X-ray cephlametrics. Am J Orthod，1940，26：725.

76. MARSHELL D. Dimensional grows. Am J Orthod，1958，44：99.

77. MCWILLIAM J S. The effect of image quality on the identification of cephlametric landmark. Angle Orthodontist，1978，4：49.

78. MERRIFIELD L L. The profile line as an aid in critically evaluation facial esthetics. Am J Orthod，1966，804-822.

79. MEW J. Suggestions for forecasting and monitoring facial growth. American Journal of Orthodontics and Dento-Facial Orthopedics，1993，104（2）：105-120.

80. MERRIFIELD L L. Differential diagnosis seminars in orthodontics. Seminars in Orthodontics，1996，2（4）：241-253.

81. MIYASHITA K. Contemporary cephlametric radiography. London：Quintessence Publishing. Co.，Inc，1996.

82. MOYERS R E. Hand book of orthodontics，3th ed. Chicago：Year Book Medical Publishers，1973.

83. NANDA R S. The rates of growth of several facial components measured from serial cephalomtric roentgenograms. Am J Orthod，1955，41：658.

84. OKA S W. Digital image enhancement of cephalograms. Angle Orthodontics，1978，48：80.

85. PAUL W M，DONALD E J，KAREN L H，et al. Landmark identification error in posterior anterior cephalometrics. Angle Orthodontist，1994，64（6）：447-454.

86. PECK H，PECK S. A concept of facial esthetics. Angle Orthodontist，1970，40（4）：284-318.

87. PITTAYAPAT P，LIMCHAICHANA-BOLSTAD N，WILLEMS G，et al. Three-dimensional cephalometric analysis in orthodontics：a systematic review. OrthodCraniofac Res，2014，17（2）：69-91.

88. RICKETTS R M. Esthetics，environment，and the law of lip relation. American Journal of Orthodontics，1968，54（4）：272-289.

89. RICKETTS R M. New perspectives on orientation and their benefits to clinical orthodontics-part Ⅰ. Angle Orthodontics，1975，45：238.

90. RICKETTS R M. The keystone trial I. Anatomy，phylogentics and clinical preverance. Am J Orthod，1964，50：244.

91. RICKETTS R M. Perspectives in the clinical application of cephelometrics. Angle Orthodontics，1981，51：115.

92. RAKOSI T. An atlas and manual of cephalometric radiography. Wolfe Med. London：Publications Ltd.，1982.

93. RIEDEL R A. A cephalometric roentgenographic study of the relation of the maxilla and associated parts to the clinical base in normal and malocclusion of the teeth. Chicago: Illinois Northwestern University Dental School, 1948.

94. RIEDEL R A. Relation of maxillary structure to cranium in malocclusion and in normal occlusion. Angle Orthodontics, 1952, 22: 142.

95. RIEDEL R A. Analysis of dentofacial relationships. Am J Orthod, 1957, 43: 103.

96. SALZMANN J A. Limitation of roentgenographic cephalometrics. Am J Orthod, 1964, 50: 169.

97. SASSOUNI V. A roentgenographic cephalometric analysis of cephalofacio-dental relationship. Am J Orthod, 1955, 41: 735.

98. SASSOUNI V. Diagnosis and treatment planning Via roentgenographic cephalometry. Am J Orthod, 1958, 44: 433.

99. SCHWARZ A M. Roentgenostatics: a practical evaluation of the x-ray headplate. American Journal of Orthodontics, 1961, 47(8): 561-585.

100. SEWARD S. Relation of base to articulare. Angle Orthodontics, 1981, 51: 151.

101. SHARAD M S. An assessment of asymmetry in the normal craniofacial complex. Angle Orthodontics, 1978, 48: 141.

102. SPRADLEY F L. Assessment of the anteroposterior soft tissue contour of the cover facial third in the ideal young adult. Am J Orthod, 1981, 79: 316-325.

103. STEINER C C. Cephalometrics for you and me. Am J Orthod, 1953, 39: 729.

104. STEINER C C. Cephalometrics in clinical practice. Angle Orthod, 1959, 29: 8.

105. STEINER C C. The use of cephalometrics as an aid to planning and assessing orthodontic treatment: Report of a case. American Journal of Orthodontics, 1960, 46(10): 721-735.

106. SUBLETNY J D. A longitudinal study of soft tissue facial structures and their profile characteristic defined in relation to underlying skeletal structure. Am J Orthod, 1959, 45: 481.

107. SUBLETNY J D. The soft tissue profile, growth and treatment changes. The Angle Orthodontist, 1961, 31(2): 105-122.

108. CBILANDER B. Introduction to orthodontics. Tandlakäförlaget, 1985.

109. THUROW R C. Atlas of orthodontic principles. Saint Louis: The C. V. Mosby Co., 1970.

110. TJAN A H L, Miller G D, The J G P. Some esthetic factors in a smile. Journal of Prosthetic Dentistry, 1984, 51(1): 24-28.

111. TWEED C H. Indications for the extraction of tooth in orthodontic practice. Am J Orthod, 1944, 30: 405.

112. TWEED C H. The Frankfort-mandibular plane angle in orthodontic diagnosis, classification, treatment planning and progniosis. Am J Orthod, 1946, 32: 175.

113. TWEED C H. Evolutionary trends in orthodontic: past, present and future. Am J Orthod, 1953, 39: 81.

114. VAN D G P, OOSTERVELD P, VAN H G, et al. Smile attractiveness. Self-perception and influence on personality. Angle Orthodontist, 2007, 77(5): 759-765.

115. VORHIES J M. Polygonic interpretation of cephalometric findings. Angle Orthodontics, 1951, 21: 194.

116. WALKER G F. A new approach to the analysis of craniofacial morphology and growth. Am J Orthod, 1972, 61: 221.

117. WISTH J. Soft tissue response to upper incisor retraction in boys. British Journal of Orthodontics, 1974, 1(5): 199-204.

118. WYLIE W L. The assessment of anteroposterior dysplasia. Angle Orthod, 1947, 17: 97.

119. WYLIE W L. Rapid evolution of facial dysplasia in the vertical plane. Year Book of Den, 1953-1954, 180.

120. XIA J J, GATENO J, TEICHGRAEBER J F. New clinical protocol to evaluate craniomaxillofacial deformity and plan surgical correction. Journal of Oral and Maxillofacial Surgery, 2009, 67(10): 2093-2106.

121. ZAMORA N, CIBRIÁN R, GANDIA J, et al. A new 3D method for measuring cranio-facial relationships with cone beam computed tomography(CBCT). Med Oral Patol Oral Cir Bucal, 2013, 18(4): e706-e713.

52检